Isabel Haider-Strutz

Allgemeine Pathologie

3., überarbeitete Auflage

Isabel Haider-Strutz

Allgemeine Pathologie

Ein Lehrbuch für Pflege- und andere Gesundheitsberufe

3., überarbeitete Auflage

facultas

Dr.^{in} Isabel Haider-Strutz

Medizinstudium in Graz, Ausbildung zur Ärztin für Allgemeinmedizin an der Klinik Favoriten und Campus Ottakring in Wien. Langjährige Lehrtätigkeit an der Schule für allgemeine Gesundheits- und Krankenpflege an der Klinik Favoriten, FH-Lektorin an der FH Campus Wien.

Eine geschlechtergerechte Schreibweise wird in diesem Buch vorwiegend durch die abwechselnde Verwendung der weiblichen und männlichen Form erzielt. Es sind dabei stets alle Geschlechter gemeint.

Trotz großer Bemühungen ist es nicht gelungen, alle Rechteinhaber der in diesem Buch dargestellten Abbildungen zu eruieren. Sollten Ansprüche gestellt werden, bitten wir Sie, diese dem Verlag mitzuteilen.

Bibliografische Information der Deutschen Nationalbibliothek

Die Deutsche Nationalbibliothek verzeichnet diese Publikation in der Deutschen Nationalbibliografie; detaillierte bibliografischc Daten sind im Internet über http://dnb.d-nb.de abrufbar.

3. Auflage 2022

facultas Verlag, 1050 Wien, Österreich

Umschlagbild: © luchschen, istockphoto.com
Satz und Symbole: Florian Spielauer, Wien
Abbildungen: Marianne Pataki
Lektorat: Laura Hödl, Wien
Druck: finidr
Printed in the EU
ISBN 978-3-7089-2170-9
e-ISBN 978-3-99111-484-0

Inhalt

Vorwort

Der Begriff Pathologie, sei es nun die medizinische Wissenschaft selbst oder aber die entsprechende Abteilung in medizinischen Einrichtungen, erzeugt in den meisten von uns unangenehme Gefühle. Bei der Pathologin bzw. beim Pathologen sind wir an der letzten Station unseres Lebens angelangt, so meinen wir.

Bei der Lektüre dieses Lehrbuches wird den Leserinnen und Lesern jedoch hoffentlich klar, dass pathologisch tätige Ärztinnen und Ärzte bereits viel früher in unser Leben eingreifen: Sie stellen die Diagnose, wenn die Hautärztin oder der Hautarzt ein Muttermal entfernt, wenn die Gynäkologin oder der Gynäkologe einen Krebsabstrich macht oder wenn Erreger, die es zu bekämpfen gilt, identifiziert werden sollen.

Die Tätigkeiten am lebenden Menschen überwiegen bei weitem die Arbeit in der Prosektur. Die Kenntnisse der allgemeinen Pathologie sind Grundlage für das Verständnis aller fachspezifischen Krankheitsbilder und unbedingte Voraussetzung für die weitere Ausbildung in der Krankenpflege.

Isabel Haider-Strutz

Hinweise zum Gebrauch des Buches

Am Beginn jedes Kapitels finden Sie die **Lernziele**.

Wichtige Worte im Text sind **fett** gedruckt.

Fremdworte und Fachbegriffe
werden in der Randspalte erklärt.

Im Text verwendete und eventuell unbekannte Begriffe sind blau gesetzt und in der Randspalte erklärt.

Kernaussagen sowie **Beispiele** sind orange hinterlegt.

Am Ende jedes Abschnitts finden sich die wichtigsten Inhalte des vorangegangenen Abschnitts „zum Wiederholen“.

Fragen zum jeweiligen Kapitel ermöglichen eine selbstständige Wissensüberprüfung. Viele weitere Fragen finden Sie in unserer App zum Buch und im ergänzenden Übungsbuch.

Literaturempfehlungen und Internetseiten mit weiterführenden Informationen finden Sie am Ende jedes Kapitels.

1 Medizinische Terminologie

Nach dem Studium dieses Kapitels sollten Sie ...

... die richtige Aussprache und Schreibweise medizinischer Fachtermini beherrschen.

... häufig verwendete Vorsilben (Präfixe) und Nachsilben (Suffixe) zuordnen können.

... die Körperachsen und -ebenen, Bewegungsrichtungen und Bezeichnungen am menschlichen Körper beherrschen.

... die wichtigsten Organe und Körperteile benennen können.

Um Fachliteratur verstehen zu können, ist es unbedingte Voraussetzung, die verwendeten fachspezifischen Ausdrücke zu kennen. Das Kapitel „Medizinische Terminologie" ist deshalb an den Anfang dieses Buches gestellt, um die Basis für das Verständnis der nachfolgenden Kapitel zu bilden. Der Schwerpunkt liegt auf der Vermittlung der wichtigsten Grundlagen, unbekannte Fachbegriffe im Text werden jeweils in der Randspalte erklärt.

Was bedeutet der Begriff „Terminologie"? „Terminus" stammt aus dem Lateinischen und bedeutet eigentlich „Grenzstein oder Grenzpfahl", im übertragenen Sinn „Begriff, Wort oder Ausdruck". Logos entstammt hingegen dem Altgriechischen und heißt wörtlich „Rede oder Wort", frei übersetzt bedeutet es „Lehre oder Wissenschaft". Terminologie ist demnach die Lehre von den Fachausdrücken, die medizinische Terminologie ist also die Fachsprache aller medizinisch tätigen Berufsgruppen. Durch das Erlernen dieser einheitlichen Sprache wird die Verständigung unter Medizinerinnen und Pflegekräften erleichtert, medizinische Fachliteratur wird verständlich, Krankheiten und Begriffe werden klar definiert.

Klinische Fachausdrücke, wie etwa die Bezeichnungen von Krankheiten, sind meist aus dem **Altgriechischen** abgeleitet. Für viele moderne Fachausdrücke verwendet man heute allerdings häufig die englische Sprache, welche auch bei Kongressen und in der Fachliteratur vorherrschend ist.

Anatomische Ausdrücke sind in einer **anatomischen** Nomenklatur zusammengefasst. Man verwendet hierbei **lateinische** Bezeichnungen, die mitunter aus dem Griechischen ins Lateinische übertragen wurden.

Nomenklatur
Namensverzeichnis, Auflistung von Fachtermini

Im medizinischen Alltag werden lateinische und griechische Fachbegriffe oft eingedeutscht, der Ursprung ist aber meist noch klar erkennbar.

- Homonyme sind Wörter, die zwar gleich geschrieben werden, aber unterschiedliche Bedeutungen haben: z. B. Os, Oris (Mund), Os, Ossis (Knochen).
- Synonyme sind verschiedene Wörter mit gleicher Bedeutung: z. B. Gaster, Ventriculus (Magen).

- Eponyme sind Bezeichnungen mit einem Eigennamen, meist dem des Entdeckers bzw. der Entdeckerin beispielsweise einer Krankheit: z. B. Morbus Basedow, Morbus Parkinson.
- Akronyme werden aus den Anfangsbuchstaben mehrerer Begriffe gebildet: z. B. HIV (Human Immunodeficiency Virus), LDL (Low Density Lipoprotein).

1.1 Bildung medizinischer Termini

1.1.1 Einwortbegriffe, Mehrwortbegriffe

Viele anatomische Termini sind Begriffe, die aus **einem** Wort bestehen, wie *Os* (Knochen), *Musculus* (Muskel) oder *Ventriculus* (Magen). Andere Termini bestehen aus **mehreren** Wörtern, die aneinandergereiht werden, wie *Arteria brachialis* (Oberarmarterie) oder *Musculus pectoralis major* (größerer Brustmuskel). Dabei werden ein oder mehrere Substantive (Hauptwörter) und/oder Adjektive (Eigenschaftswörter), aber auch das Partizip von Verben (eine Verbform, die wie ein Adjektiv verwendet wird, z. B. gehend, stehend) oder Zahlwörter aneinandergereiht und ergeben eine logische Namenskombination. So kann man bereits im Namen die Struktur, um die es sich handelt, die Lage und vielleicht das Aussehen und die Form des beschriebenen Körperteils erfahren.

1.1.2 Zusammengesetzte Begriffe

Viele medizinische Termini bestehen aus einem Wortstamm, der mit einer oder mehreren Vor- und/oder Nachsilben verknüpft wird.

Vorsilben sind **Präfixe**, Nachsilben heißen **Suffixe**.

Beispiel

Präfix	Wortstamm	Suffix	Bedeutung
–	-kard-	-ial	zum Herzen gehörig
Endo-	-kard-	–	Herzinnenhaut
Endo-	-kard-	-itis	Entzündung der Herzinnenhaut

Häufig werden zudem Bindevokale wie *o-* oder *i-* verwendet, wie z. B. bei Elektr**o**kardi**o**grafie.

Elektrokardiografie
Methode zur Untersuchung der Herzfunktion

Musculus pectoralis major
größerer Brustmuskel

1.2 Schreibweise und Aussprache

Im Lateinischen wird nur der erste Buchstabe eines Wortes oder einer Wortfolge großgeschrieben, wie zum Beispiel **Musculus pectoralis major**.

Als Ausnahme gelten **Eigennamen**, die immer vollständig großgeschrieben werden, wie zum Beispiel Morbus Basedow.

Die Zahl, das Geschlecht und der Fall eines Substantivs finden sich im Lateinischen in der Endung wieder, die Endungen der dazugehörigen Adjektive werden an das Hauptwort angepasst.

Morbus Basedow
Autoimmunerkrankung der Schilddrüse mit Augenbeteiligung

Beispiele

Nucle**us** rub**er**: der rote Kern (maskulin)
Substanti**a** nigr**a**: die schwarze Substanz (feminin)
Ligament**um** flav**um**: das gelbe Band (neutral)

Nucleus ruber, Substantia nigra
Kerne im Zwischenhirn

Ligamentum flavum
Band zwischen zwei Wirbeln

„**c**" wird vor „e", „i", „y", „ae" und „oe" wie „**z**" gesprochen und in der Trivialschreibweise auch durch „**z**" ersetzt. „**ae**" wird wie „**ä**" und „**oe**" wie „**ö**" gesprochen.

Beispiele

Cyste: Zyste
Coecum: Zökum
Encephalitis: Enzephalitis

Zyste
flüssigkeitsgefüllter Hohlraum

Zökum
Blinddarm

Enzephalitis
Gehirnentzündung

„**c**" wird vor „a", „o", „u", vor dunklen Diphthongen wie „au" und Mitlauten (Konsonanten) wie „**k**" gesprochen und in der Trivialschreibweise auch durch „**k**" ersetzt.

Beispiele

Colon: Kolon
Cuspis: Kuspis
Cataracta: Katarakt

Kolon
Grimmdarm, Teil des Dickdarms

Kuspis
Segel einer Herzklappe

Katarakt
Linsentrübung

„**ch**" wird vor den Selbstlauten (Vokalen) „o" und „u" sowie vor Mitlauten wie „**k**" gesprochen, aber nicht geschrieben.

Beispiele

chronisch
Cholera
Chromosom

chronisch
lang anhaltend (Krankheitsverlauf)

Cholera
infektiöse Darmerkrankung

Chromosom
Erbsubstanz im Zellkern

Valva
Herzklappe

Vena
Vene, Blutgefäß

Articulatio
Gelenk

Pharynx
Rachen

„v“ wird wie „**w**“ gesprochen, „**ti**“ wie „**zi**“ und „**ph**“ wie „**f**“.

Beispiele

Valva, Vena
Articulatio
Pharynx

Betonung

Bei lateinischen Termini wird so gut wie **nie** die letzte Silbe betont. Besteht das Wort nur aus zwei Silben, liegt die Betonung auf der ersten Silbe, wie bei *Valva, Cuspis, Colon*.

Besteht der Ausdruck aus mehreren Silben, dann wird bei einem kurzen Vokal in der vorletzten Silbe die drittletzte Silbe betont (***Ka**tarakt*),
kurz

bei langem Vokal in der vorletzten Silbe wird die vorletzte Silbe betont (*Encepha**li**tis, Articu**la**tio*).
lang

1.3 Wichtige Vorsilben – Präfixe

Ein Präfix steht vor dem Wortstamm und gibt ihm eine spezielle Bedeutung.

Tabelle 1
Wichtige Präfixe und ihre Bedeutungen

Vorsilbe	Bedeutung	Vorsilbe	Bedeutung
ab-	weg	hypo-	unter
ad-	heran	super-	über
circum-	ringsum	infra-	unter
con-	zusammen	para-	neben
dis-, di-	auseinander	peri-	herum
contra-	gegen	inter-	zwischen
infra-	unterhalb	sub-	unter
supra-	oberhalb	mega-	groß
trans-	durch, jenseits	mikro-	klein
in-	hinein	homo-	gleich
ex-	hinaus	hetero-	verschieden
intra-	innen, innerhalb	poly-	viele
extra-	außen, außerhalb	anti-	gegen
endo-	innen	pro-	für
ekto-	außen	syn-	zusammen
hyper-	über		

Beispiele

Ab*duktion:* Bewegung einer Extremität vom Körper weg
Endo*kard:* Herzinnenhaut
Hypo*plasie:* Unterentwicklung

Zahlenpräfixe

Zahlenvorsilben finden in der Medizin mannigfaltige Anwendung, sie können lateinischen oder griechischen Ursprungs sein.

Tabelle 2
Wichtige Zahlenpräfixe

Deutsch	Lateinisch	Griechisch	Römische Ziffer
eins	uni-	mon-	I
zwei	bi-	di-	II
drei	tri-	tri-	III
vier	quadr-	tetra-	IV
fünf	quint-	pent-	V
sechs	sex-	hexa-	VI
sieben	septem-	hept-	VII
acht	octem-	okt-	VIII
neun	novem-	non-	IX
zehn	deci-	deka-	X

Beispiele

Mono*plegie:* Lähmung **einer** Extremität
Tetra*plegie:* Lähmung aller **vier** Extremitäten
*Musculus **bi**ceps brachii:* **zwei**köpfiger Oberarmmuskel
*Musculus **quadr**iceps femoris:* **vier**köpfiger Oberschenkelmuskel

Römische Ziffern finden in der Medizin vielerlei Anwendung; so werden die zwölf Hirnnerven, die Finger oder die Rippen mit römischen Ziffern bezeichnet (Beispiele: „I“ für *Nervus olfactorius*, „II“ für *Nervus opticus*).

1.4 Wichtige Nachsilben – Suffixe

Suffixe werden an den Wortstamm angehängt, es handelt sich demnach um Nachsilben.

Tabelle 3
Wichtige Suffixe

Nachsilbe	Bedeutung
-rhoe	Fluss
-itis	Entzündung
-lithiasis	Steinleiden
-parese	Lähmung
-plegie	Lähmung
-om	Geschwulst
-pnoe	Atmung
-stenose	Verengung
-rhagie	Riss
-malazie	Erweichung
-algie	Schmerz

Beispiele

*Diar**rhoe:*** Durchfall
*Gastr**itis:*** Entzündung der Magenschleimhaut
*A**pnoe:*** Atemstillstand

1.5 Wichtige Abkürzungen

Arterien, Venen und andere Strukturen werden in der Nomenklatur abgekürzt. Einzelne Gebilde werden durch den großgeschriebenen Anfangsbuchstaben verkürzt. Verwendet man die Mehrzahl, wird der Anfangsbuchstabe verdoppelt.

Tabelle 4
Wichtige Abkürzungen

Abkürzung	Lateinisch	Deutsch
A., Aa.	Arteria, Arteriae	Arterie/n
V., Vv.	Vena, Venae	Vene/n
M., Mm.	Musculus, Musculi	Muskel/n
Nl., Nll.	Nodulus lymphaticus, Noduli lymphatici	Lymphknoten
N., Nn.	Nervus, Nervi	Nerv/en

1.6 Farbbezeichnungen

Farbbezeichnungen können sowohl aus dem Griechischen als auch aus dem Lateinischen stammen. Auch der Begriff für Farbe (lat. *color*, griech. *chroma*) hat in der medizinischen Nomenklatur seinen Platz.

Tabelle 5 **Wichtige Farbbezeichnungen**

Lateinisches Synonym	Griechischer Wortstamm	Bedeutung	Beispiele
albus, -a, -um	leuk-, leuc-	weiß	Albinismus **Leukozyt**
niger, nigra, -um	melan-	schwarz	**Melanozyt**
ruber, rubra, -um	erythr-	rot	**Nucleus ruber** **Erythrozyt**
pallidus, -a, -um	–	bleich, blass	**Globus pallidus**
flavus, -a, -um luteus, -a, -um	xanth-, zirrh-	gelb	**Corpus luteum** **Xanthom**
griseus, -a, -um cinereus, -a, -um	poli-	grau	**Streptomyces griseus** **Poliomyelitis**
caeruleus, -a, -um	zyan-	blau	**Locus caeruleus** (himmelblauer Ort) **Zyanose**
viridis, -e	chlor-, glauk-	grün	**Streptokokkus viridans** **Glaukom**
lividus, -a, -um	–	bleich, blass, bläulich	livide Verfärbung der Haut

Leukozyt
weiße Blutzelle

Melanozyt
Pigmentzelle

Nucleus ruber
roter Kern im Gehirn

Erythrozyt
rote Blutzelle

Globus pallidus
Kerngebiet im Gehirn

Corpus luteum
Gelbkörper im Eierstock

Xanthom
Fettablagerung in der Haut

Streptomyces griseus
grampositives Bakterium

Poliomyelitis
Entzündung der grauen Substanz

Locus caeruleus
Struktur im Gehirn

Zyanose
Blaufärbung von Haut/Schleimhaut

Streptokokkus viridans
vergrünendes Bakterium

Glaukom
grüner Star

1.7 Steigerungen

Wir unterscheiden drei Steigerungsformen: die Grundstufe (Positiv), die Mehrstufe (Komparativ) und die Höchststufe (Superlativ).

Beispiele

Positiv	Komparativ	Superlativ
lang *longus, -a, -um*	länger *longior, -us*	längster, -e, -es *longissimus, -a, -um*
kurz *brevis*	kürzer *brevior, -us*	kürzester, -e, -es *brevissimus, -a, -um*
groß *magnus*	größer *major, -us*	größter, -e, -es *maximus, -a, -um*
klein *parvus*	kleiner *minor, -us*	kleinster, -e, -es *minimus, -a, -um*

1.8 Orientierung im Körper

1.8.1 Achsen durch den Körper

Um die Lage anatomischer Strukturen im Körper beschreiben zu können, bedient man sich bestimmter definierter Linien durch den Körper:

- Die Longitudinalachse/Längsachse verläuft von oben nach unten.
- Die Sagittalachse/Pfeilachse verläuft von vorne nach hinten.
- Die Transversalachse/Querachse verläuft von rechts nach links.

1.8.2 Ebenen durch den Körper

Ebenen werden immer zwischen zwei Achsen aufgespannt:

- Die Frontalebene liegt zwischen Longitudinalachse und Transversalachse; alle Frontalebenen sind parallel zum Os frontale, dem Stirnbein.
- Die Sagittalebene liegt zwischen Longitudinalachse und Sagittalachse. Eine besondere Sagittalebene ist die Medianebene durch die Körpermitte, die den Körper in zwei spiegelgleiche Hälften teilt.
- Die Transversalebene oder Horizontalebene liegt zwischen Transversalachse und Sagittalachse.

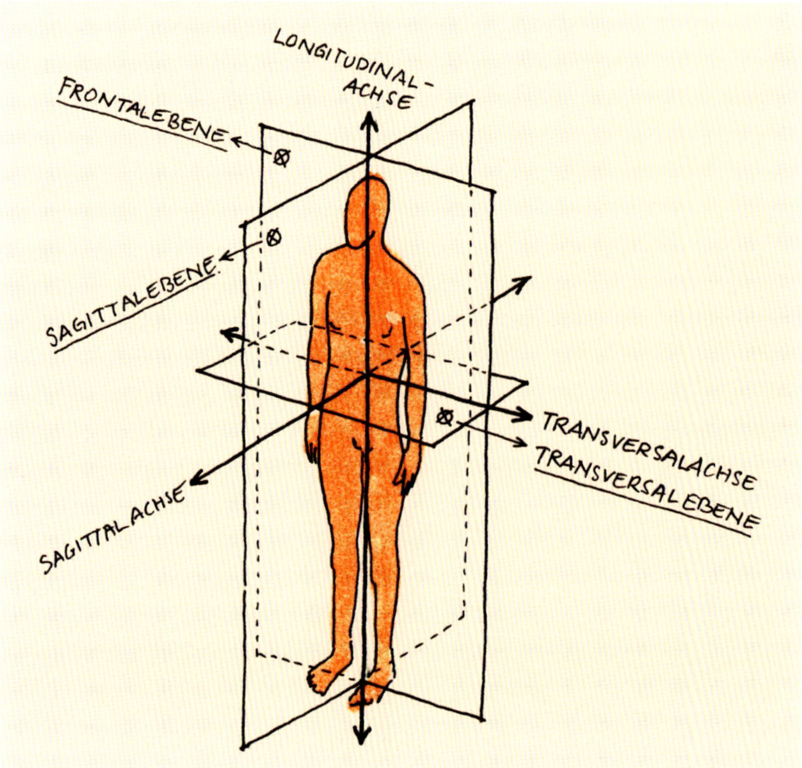

Abbildung 1
Ebenen und Achsen durch den Körper

1.8.3 Bewegungsrichtungen der Extremitäten

Arme und Beine sind gelenkig mit dem Körper verbunden; unterschiedliche Gelenke können durch Muskelkraft bestimmte Bewegungen ausführen.

- Abduktion: Bewegung vom Körper weg, Wegführung
- Adduktion: Bewegung zum Körper hin, Heranführung
- Flexion: Beugung
- Extension: Streckung
- Palmarflexion: Beugung im Handgelenk in Richtung Handfläche
- Plantarflexion: Beugung im Sprunggelenk in Richtung Fußsohle
- Dorsalextension: Strecken im Handgelenk oder Sprunggelenk in Richtung Handrücken/Fußrücken
- Innenrotation: Einwärtsdrehung
- Außenrotation: Auswärtsdrehung
- Supination: Auswärtsdrehen der Handfläche oder der Fußschaufel
- Pronation: Einwärtsdrehen der Handfläche oder der Fußschaufel

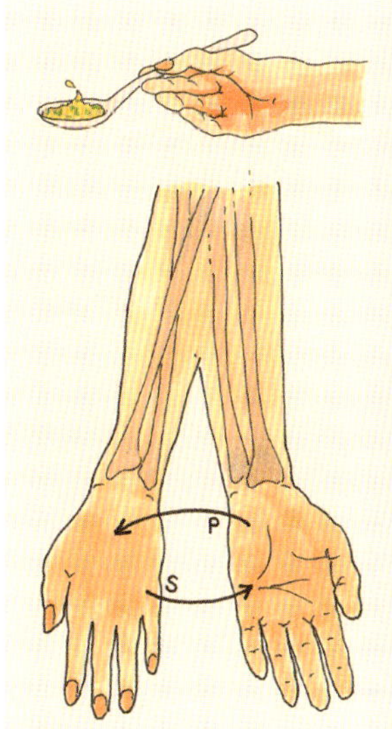

Abbildung 2
Supination und Pronation

1.9 Bezeichnungen am Körper

Die Bezeichnungen am Körper richten sich immer nach den jeweils Betroffenen. So ist „rechts“ die rechte Seite des Patienten und nicht die rechte Seite der Ärztin.

Deutsch	Latein	↔	Latein	Deutsch
vorne	anterior	↔	posterior	hinten
oben	superior	↔	inferior	unten
kopfwärts	cranial	↔	caudal	steißwärts
zur Mitte hin	medial	↔	lateral	seitwärts, von der Mitte weg
nach vorne, bauchwärts	ventral	↔	dorsal	nach hinten, rückenwärts
vorne am Kopf, zur Stirn	frontal	↔	occipital	hinten am Kopf, zum Hinterhaupt
bei Gliedmaßen zum Rumpf hin	proximal	↔	distal	bei Gliedmaßen vom Rumpf weg
zur Speiche	radial	↔	ulnar	zur Elle
zur Handfläche	palmar	↔	dorsal	zum Handrücken
zum Schienbein	tibial	↔	fibular	zum Wadenbein
zur Fußsohle	plantar	↔	dorsal	zum Fußrücken

Tabelle 6
Bezeichnungen am Körper

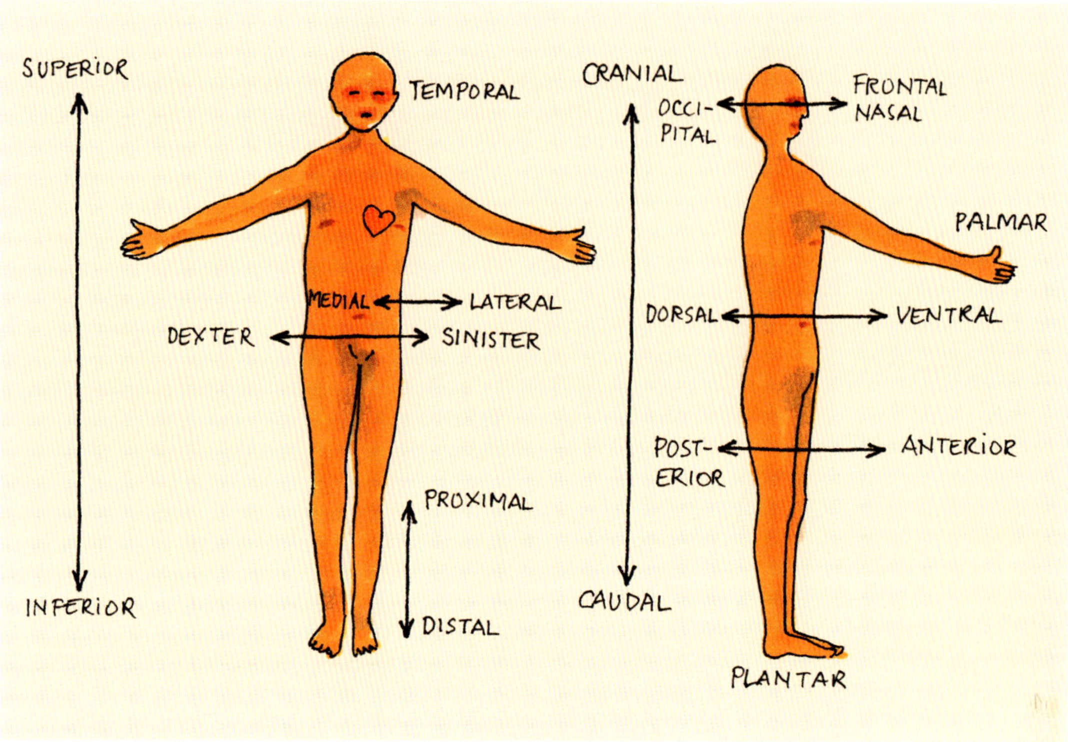

Abbildung 3
Bezeichnungen am Körper

1.10 Bezeichnungen von Körperteilen und Organen

Lateinische Synonyme werden vor allem für **anatomische Begriffe** verwendet, damit werden gesunde Organe bezeichnet. Für einige Körperteile stehen allerdings nur griechische Bezeichnungen zur Verfügung, die ins Lateinische übertragen wurden, z. B. *Larynx* für „Kehlkopf".

Für **krankhafte** Veränderungen oder medizinische **Fachdisziplinen** verwendet man **griechische** Bezeichnungen.

1.10.1 Zelle

Es wird unterschieden zwischen **Prokaryoten**, das sind Zellen ohne echten Zellkern, und **Eukaryoten**, das sind Zellen mit Zellkern.

Tabelle 7
Aufbau von Zellen

Deutsche Bezeichnung	Lateinisches Synonym	Griechischer Wortstamm
Zelle	Cella, Cellula	cyt-
Membran	Membrana	-lemma
Kern	Nucleus	kary-
Kernkörperchen	Nucleolus	–

1.10.2 Gewebe

Zellen sind die kleinsten lebenden Einheiten (z. B. Epithelzelle).

Gewebe sind Verbände von Zellen gleicher Funktion (z. B. Epithelgewebe). **Organe** sind Zusammenschlüsse mehrerer Gewebe (z. B. besteht die Leber aus Epithel- und Bindegewebe).

Organsysteme sind funktionell zusammengehörige Organe (z. B. das Verdauungssystem).

Wir unterscheiden **vier Gewebearten**, aus denen der Körper aufgebaut ist:

- Epithelgewebe
- Binde- und Stützgewebe
- Muskelgewebe
- Nervengewebe

Tabelle 8
Teile des Gewebes

Deutsche Bezeichnung	Lateinisches Synonym	Griechischer Wortstamm
Haut	cutis, -is	derm(at)-
Knochen	os, ossis	oste-
Knorpel	cartilago, -inis	chondr-
Muskel	musculus, -i	my(s)-
Nerv	nervus, -i	neur-
Drüse	glandula, -ae	adren-

1.10.3 Skelett

Das Skelett lässt sich grob in folgende Abschnitte unterteilen:

Tabelle 9
Teile eines Skeletts

Deutsche Bezeichnung	Lateinisches Synonym	Griechischer Wortstamm
Kopf	caput, capitis	kephal-
Wirbel	vertebra, -ae	spondyl-
Rippe	costa, -ae	pleura-
Hüfte	coxa, -ae	ischi-
Hand	manus, -us	cheir-, chir-
Fuß	pes, pedis	pod-
Knie	genu, -us	gon-
Knöchel	malleolus, -i	kondyl-
Finger	digitus, -i	dactyl-
Nagel	unguis, -is	onych-
Gelenk	articulatio, -ionis	arthr-
Sehne	tendo, -inis	ten-

1.10.4 Kopf

Am Kopf wird eine Vielzahl knöcherner und nicht knöcherner Strukturen unterschieden:

Tabelle 10
Strukturen am Kopf

Deutsche Bezeichnung	Lateinisches Synonym	Griechischer Wortstamm
Kopf	caput, capitis	kephal-
Schädel	cranium, -i	krani-
Gehirn	cerebrum, -i	encephal-
Hirnhaut	–	meninx, meningis
Auge	oculus, -i	ophthalm-
Ohr	auris, -is	ot-
Nase	nasus, -i	rhin-
Mund	os, oris	stom(at)-
Lippe	labium, -i	cheil-
Zunge	lingua, -ae	gloss-
Gaumen	palatum, -i	uran-
Zahn	dens, dentis	odont-
Hals	collum, -i	–

1.10.5 Brustkorb

Folgende Bezeichnungen lassen sich an der Oberfläche des Brustkorbs, aber auch im Inneren der Brusthöhle unterscheiden:

Tabelle 11
Teile des Brustkorbs

Deutsche Bezeichnung	Lateinisches (oder griechisches) Synonym	Griechischer Wortstamm
Brustkorb	pectus, -oris	thorak-
Brust	mamma, -ae	mast-
Brustwarze	mamilla, -ae	thel-
Rippenfell	pleura, -ae	–
Lunge	pulmo, -onis	pneum-
Luftröhre	trachea (griech.!)	trache-
Lungenbläschen	alveolus, -i	–
Einatmen	inspiratio, -onis	–
Ausatmen	exspiratio, -onis	–
Kehlkopf	larynx (griech.!)	–
Mittelfell	mediastinum, mediastini	–
Herz	cor, cordis	kard(i)-

Tabelle 11
Teile des Brustkorbs
(Fortsetzung)

Deutsche Bezeichnung	Lateinisches (oder griechisches) Synonym	Griechischer Wortstamm
Herzinnenhaut	endokard (griech.!)	–
Herzmuskelschicht	myokard (griech.!)	my(s)-
Herzaußenhaut	epikard (griech.!)	–
Herzbeutel	perikard (griech.!)	–
Herzvorhof	atrium, -i	–
Herzkammer	ventriculus, -i	–
Herzklappe	valva, -ae	–
Zusammenziehen des Herzmuskels	systole (griech.!)	–
Ausdehnen des Herzmuskels	diastole (griech.!)	–
Zwerchfell	diaphragma (griech.!)	–
Speiseröhre	oesophagus (griech.!)	–

1.10.6 Bauchraum

Der Bauchraum beinhaltet eine Vielzahl lebenswichtiger Organe und Strukturen:

Tabelle 12
Teile des Bauchraums

Deutsche Bezeichnung	Lateinisches (oder griechisches) Synonym	Griechischer Wortstamm
Eingeweide	viscera, -um	splanchn-
Magen	ventriculus, -i	gastr-
Darm	intestinum, -i	enter-
Leber	hepar (griech.!)	hepat-
Gallenblase	vesica, -ae/fellea, -ae	chol-
Milz	lien, lienis	splen-
Bauchspeicheldrüse	pankreas (griech.!)	–
Bauchfell	peritoneum (griech.!)	–
After	anus, -i	proct-

1.10.7 Harn- und Geschlechtsorgane

In der Anatomie werden Harn- und Geschlechtsorgane zusammenfassend behandelt. Klinisch unterscheidet man die Fachgebiete Gynäkologie, Urologie und Nephrologie.

Tabelle 13
Harn- und Geschlechtsorgane

Deutsche Bezeichnung	Lateinisches (oder griechisches) Synonym	Griechischer Wortstamm
Niere	ren, renis	nephr-
Harnleiter	ureter, -eris	ur-
Harnblase	vesica urinaria	–
Harnröhre	urethra, -ae	–
Scheide	vagina, -ae	kolp-
Gebärmutter	uterus, -i	metr-
Eileiter	tuba uterina	salping-
Eierstock	ovarium, -i	oophor-
Männliches Glied	penis, -is	phall-
Hoden	testis, -is	orch-
Nebenhoden	epididymis (griech.!)	–
Samenleiter	ductus deferens	–
Vorsteherdrüse	prostata, -ae	–

1.10.8 Drüsen

Im Folgenden werden die Bezeichnungen für exogene Drüsen wie auch für endogene Drüsen, also Hormondrüsen, aufgelistet.

Tabelle 14
Drüsen

Deutsche Bezeichnung	Lateinisches (oder griechisches) Synonym
Hirnanhangdrüse	hypophyse (griech.!)
Tränendrüse	glandula lacrimalis
Ohrspeicheldrüse	glandula parotis
Unterzungenspeicheldrüse	glandula sublingualis
Unterkieferspeicheldrüse	glandula submandibularis
Bries	thymus (griech.!)
Schilddrüse	glandula thyreoidea
Bauchspeicheldrüse	pankreas (griech.!)
Nebenniere	glandula suprarenalis

1.11 Bezeichnungen wichtiger Untersuchungsverfahren

Unterschiedliche Untersuchungsmethoden werden durch folgende Endungen definiert:

- -gramm: Ergebnis einer Aufzeichnung (Elektrokardiogramm/EKG)
- -grafie: Aufzeichnung, Darstellung (Angiografie)
- -metrie: Messung (Audiometrie)
- -meter: Messgerät (Spirometer)
- -skopie: Betrachtung, Spiegelung (Arthroskopie)
- -skop: Betrachtungsgerät (Gastroskop)

1.12 Wichtige Deklinationen

Am Substantiv (Hauptwort) werden Geschlecht (Maskulinum, Femininum, Neutrum), Zahl (Singular, Plural) und Fall unterschieden.

Während im Lateinischen allerdings sechs Fälle (Nominativ, Genitiv, Dativ, Akkusativ, Vokativ und Ablativ) unterschieden werden, interessieren wir uns nur für den ersten und zweiten Fall Singular und Plural.

Tabelle 15 **Deklinationen: a- und o-Deklination**

	a-Deklination		**o-Deklination**	
	Singular	Plural	Singular	Plural
Nominativ	-a	-ae	-us/-um	-i/-a
Genitiv	-ae	-arum	-i	-orum

Tabelle 16 **Deklinationen: konsonantische Deklination, Mischdeklination, i-Deklination**

	Konsonantische Deklination		**Mischdeklination**		**i-Deklination**	
	Singular	Plural	Singular	Plural	Singular	Plural
Nominativ	-or, -os, -er (m.) -o, -s, -x (f.) -us, -men (n.)	-es/-a	-is	-is	-is/-e	-es/-ia
Genitiv	-is, -um		-is	-ium	-is	-ium

Beispiele

*vesic**a/-ae:*** Blase
*trigonum vesic**ae:*** das Dreieck der Blase, Blasendreieck

*uter**us/-i:*** Gebärmutter
*cervix uter**i:*** Hals der Gebärmutter, Gebärmutterhals

*col**lum/-i:*** Hals
Pterygium colli: Flügelfell des Halses

Pterygium colli
flügelförmige seitliche Halsfalte

*dol**or/-oris:*** Schmerz

*den**s/**dent**is:*** Zahn
*collum dent**is:*** Hals des Zahnes, Zahnhals

*pe**s/**ped**is:*** Fuß
*dorsum ped**is:*** Rücken des Fußes/Fußrücken

*cut**is**/-**is**:* Haut
*retinaculum cut**is**:* Bindegewebszüge der Haut

Tabelle 17
Deklinationen: u- und e-Deklination

	u-Deklination		e-Deklination	
	Singular	Plural	Singular	Plural
Nominativ	-us	-us/-ua	-es	-es
Genitiv	-us	-uum	-ei	-erum

Beispiele

*plex**us/-us:*** Geflecht

*radix sensoria plex**us** cervicalis:* die sensible Wurzel des Halsgeflechtes

*car**ies/-ei:*** Zahnfäule

Vertiefung des Lernstoffes

Das Kapitel „Terminologie" wurde an den Anfang dieses Buches gestellt, um einen Einstieg in die Sprache der in medizinischen Berufen Tätigen zu ermöglichen und eine Grundlage für das Verständnis der folgenden Kapitel zu schaffen. Viele Begriffe haben ihren Ursprung im Lateinischen und Griechischen und sind für Kundige dieser Sprachen leicht abzuleiten; einige Begriffe gehören in eingedeutschter Form bereits zu unserer Alltagssprache. Das frühe Erlernen der Fachtermini erleichtert das Lesen und Verstehen aller Lehrbücher in der Pflegeausbildung.

1. Welche Bedeutungen haben folgende Vorsilben?
   ab-, ad-, infra-, trans-, in-, ex-, endo-, hyper-, hypo-, inter-, mikro-, makro-.
2. Zählen Sie die lateinischen und griechischen Zahlenpräfixe von 1 bis 10 auf.
3. Was bedeuten die folgenden Suffixe?
   -rhoe, -itis, -plegie, -stenose, -malazie, -algie.
4. Übersetzen Sie folgende lateinische Farbbezeichnungen ins Deutsche:
   albus, ruber, flavus, caeruleus, lividus.
5. Beschreiben Sie den Verlauf der Longitudinalachse, Transversalachse und Sagittalachse durch den Körper.
6. Wie lautet der Fachterminus der Ebene, die den Körper in zwei spiegelgleiche Hälften teilt?
7. Wohin bewegt sich eine Extremität bei der Abduktion, der Adduktion, der Flexion und der Extension?
8. Benennen Sie die Gegenteile folgender Bezeichnungen am Körper:
   anterior, inferior, caudal, medial, sinister, tibial, plantar.
9. Wie lauten die lateinischen Synonyme für Haut, Knochen, Knorpel und Drüse?
10. Wie lauten die lateinischen Synonyme und die griechischen Wortstämme für Kopf, Wirbel, Hand, Fuß, Finger, Gelenk und Sehne?
11. Übersetzen Sie folgende lateinische Termini ins Deutsche:
    caput, cranium, cerebrum, oculus, auris, os, lingua, hepar, lien, ren, ovarium, prostata.
12. Finden Sie den griechischen Wortstamm zu folgenden lateinischen Synonymen: pectus, pulmo, ventriculus, lien, ren, vagina.
13. Wie heißen die folgenden Drüsen auf Deutsch? Hypophyse, Glandula parotis, Thymus, Pankreas.

Caspar, Wolfgang (2020): Medizinische Terminologie. Lehr- und Arbeitsbuch. Thieme.

Hansson, Nils/Griemmert, Maria/Krischel, Matthis/Marazia, Chantal/Moll, Friedrich (2021): Medizinische Terminologie. Geschichte. Struktur. Praxis. Lehmanns Media Verlag.

2 Geschichte der Medizin

Nach dem Studium dieses Kapitels sollten Sie ...

... die Grundzüge des medizinischen Denkens in der Antike kennen.

... die Entwicklung der Medizinausbildung im Mittelalter und die Anfänge der anatomischen Forschung an Leichen kennen.

... die Bedeutung Josephs II. für medizinische Fortschritte in Österreich erklären können.

Für das Verständnis der modernen Medizin ist ein historischer Überblick über die verschiedenen Schulen und Entwicklungen der Medizin unabdingbar. Die vielen Sichtweisen über die Krankheitsentstehung und deren Behandlung sind auch heute noch aus den Methoden unterschiedlicher Kulturkreise ersichtlich.

2.1 Die Medizin der Antike

2.1.1 Ägypten und Mesopotamien

Die ältesten erhaltenen medizinischen Aufzeichnungen stammen aus dem zweiten Jahrtausend vor Christus und wurden von den Ägyptern, die zu dieser Zeit ihre Hochkultur erlebten, niedergeschrieben. Verantwortlich für die Entstehung von Krankheiten wurden Dämonen gemacht, die es zu bekämpfen galt. Weitverbreitet war auch die Ansicht, dass ein gestörter Abfluss der **Körpersäfte** die Ursache allen körperlichen Leidens sei; so ist es nur verständlich, dass ein gestörter Sekretfluss durch abführende Heilmittel aus der Natur wieder in Gang gebracht werden sollte. Überraschend mag die Tatsache sein, dass ägyptische Ärzte, trotz der üblichen Leichenöffnungen zum Zwecke der Mumifizierung, keine anatomischen Studien betrieben und nicht versuchten, den Krankheiten wissenschaftlich auf den Grund zu gehen. Diese vermeintliche Diskrepanz liegt daran, dass nicht die Ärzte, sondern speziell ausgebildete Balsamierer das Einbalsamieren der Verstorbenen vornahmen.

Ungefähr zur gleichen Zeit entwickelte sich die mesopotamische Heilkunst, die etwa den Erkenntnissen Ägyptens entsprach; es sind aber auch Zeugnisse **chirurgischer Eingriffe**, wie die Versorgung von Knochenbrüchen und sogar Trepanationen, in bildlichen Darstellungen überliefert.

Mesopotamien
Zweistromland zwischen Euphrat und Tigris, Vorderasien

Trepanation
chirurgische Öffnung des knöchernen Schädels

2.1.2 Antikes Griechenland

In den frühen griechischen Schriften von Homer, die aus dem achten Jahrhundert vor Christus stammen, wird der Glaube an einen Zusammenhang zwischen **Religion** und dem Ausbrechen von Krankheiten deutlich. Krankheit wurde als Strafe der Götter und Göttinen gesehen; ihre Behandlung fiel daher eher in das Wirkspektrum von Sehern und Priesterinnen als in das von Ärzten.

Einen Wandel vollzog die griechische Heilkunst ungefähr im fünften Jahrhundert vor Christus – mit dem Aufkommen der **griechischen Naturphilosophie**. Zunehmend wurden Zusammenhänge zwischen Krankheit und natürlichen Ursachen gesucht und hinterfragt. Der wohl bekannteste Vertreter dieser Zeit war Hippokrates, ein griechischer Arzt von der Insel Kos. Wie weit die überlieferten Schriften, die Hippokrates zugeschrieben werden, tatsächlich von ihm stammen oder von Vertretern seiner medizinischen Schule niedergeschrieben wurden, lässt sich heute schwer nachvollziehen. Sicher ist, dass auch die Griechen aus religiösen Gründen keine Leichenöffnungen und anatomischen Studien durchgeführt haben.

Hippokrates hat nicht zuletzt auch deshalb in der modernen Medizin einen besonderen Stellenwert, weil der **hippokratische Eid** noch immer die Grundlage ethischen medizinischen Handelns darstellt.

So steht schon im Eid des Hippokrates zu lesen, dass sich die Ärztin immer zum Nutzen des Patienten verhalten muss, dass sie keine Abtreibungen vornehmen darf und dass sie über das Wissen, das sie über ihre Patienten hat, Stillschweigen bewahren muss. Erwähnt wird der Eid allerdings erst im 1. Jahrhundert nach Christus vom römischen Arzt Scribonius Lagus und bezieht sich demnach wahrscheinlich nur auf den Namen des großen Griechen.

2.1.3 Römisches Reich

Galenos von Pergamon
siehe auch Kapitel 11.4.1 „lokale Entzündungszeichen“

Ein Verfechter der hippokratischen Lehre war auch Galenos von Pergamon, der etwa im 2. Jahrhundert nach Christus lebte. Obwohl er Grieche war, wirkte er in Rom und beeinflusste die römische Medizin wie kein anderer.

Er war ein Vertreter der **„Viersäftemedizin“**, dieda wären Blut, gelbe und schwarze Galle und Schleim. So wurden dem Blut die Eigenschaften „warm und feucht“, der gelben Galle „warm und trocken“, der schwarzen Galle „kalt und trocken“ und dem Schleim „kalt und feucht“ zugeordnet. Diese Säfte galt es im Gleichgewicht zu halten; die verabreichten Arzneien hatten demnach wärmende oder kühlende Wirkungen.

Galen schloss aus dem Überwiegen dieser Körpersäfte auch auf das **Temperament** eines Menschen und unterschied den Sanguiniker (froher, leichtlebiger Optimist) vom Choleriker (aufbrausender Affektmensch), von dem Melancholiker (empfindsamer, schwermütiger Verstandesmensch) und dem Phlegmatiker (ausgeglichener Gemütsmensch).

2.2 Das Abendland im Mittelalter

Das Mittelalter lässt sich in der Medizingeschichte schwer abgrenzen, nicht zuletzt deshalb, weil diese Epoche nur lokale Bedeutung hat, die Medizin sich aber auf dem asiatischen und amerikanischen Kontinent weiterentwickelte. Diese Zeit wurde in Europa durch Armut, Unterdrückung und das Wüten von Seuchen wie der Pest bestimmt.

Klöster entwickelten sich im frühen Mittelalter zu Orten, an denen Heilkunst betrieben und stark mit dem christlichen Glauben verwoben wurde. Auch heute ist Hildegard von Bingen, die von 1098 bis 1179 lebte und als Äbtissin ihrem Kloster vorstand, in der Alternativmedizin ein Begriff.

Im Hochmittelalter entwickelte sich zunehmend eine universitäre Medizinausbildung, die allerdings zur Gänze theoretisch ausgerichtet war. Das Wissen der derart geschulten **„Medici"** stand ausschließlich den Mitgliedern des Klerus und des Adels zur Verfügung.

Das gemeine Volk musste auf die Dienste **medizinisch ausgebildeter Handwerker**, die kleine chirurgische Eingriffe vornahmen oder Zähne zogen, zurückgreifen. **Bader** ließen die Menschen zur Ader, um sie von schlechten Säften zu befreien, und verabreichten Heilmittel. **Hebammen** waren schon damals bei Geburten zu Diensten.

2.3 Aufbruch in eine neue Zeit – Die Renaissance

Die Epoche der Renaissance nahm ihren Ausgang in Italien und führte zu ersten wissenschaftlichen Erkenntnissen in der Anatomie und Physiologie. Durch die Einführung des Buchdrucks im 15. Jahrhundert konnten medizinische Schriften vervielfältigt und verbreitet werden, wodurch vermehrt Mediziner ausgebildet werden konnten, denen es jedoch immer noch an praktischer Erfahrung mangelte.

Eine Gruppe von Ärzten begann sich jedoch für den **anatomischen Aufbau des menschlichen Körpers** und seine Vorgänge zu interessieren und forcierte das Forschen und Experimentieren am toten Menschen und auch an lebenden Tieren.

Ein Vorreiter in der Vermittlung anatomischen Wissens war Andreas Versal (1514–1564), der an der Universität von Padua Leichen hingerichteter Verurteilter öffentlich sezierte und sein großes anatomisches Werk „De humani corporis fabrica libri septem" veröffentlichte.

„De humani corporis fabrica libri septem"
„Die sieben Bücher über den Bau des menschlichen Körpers"

Diese Idee griff Mitte des 17. Jahrhunderts der Hamburger Arzt Werner Rolfinck in Jena erneut auf: In seinem „theatrum anatomicum" sezierte er die Leichen Hingerichteter öffentlich vor Publikum. Angeblich führte diese Gepflogenheit zu einem deutlichen Rückgang der Kriminalität.

Eine bahnbrechende Entdeckung in der Physiologie machte der Londoner Professor William Harvey (1578–1657). Er war der Erste, der erkannte, dass das **Blut im Kreislauf** durch den Körper gepumpt wird, und er konnte auch die Menge des zirkulierenden Blutes berechnen. Durch diese revolutionäre Erkenntnis begann man sich endlich auch Gedanken darüber zu machen, wie sehr man einen Menschen zur Ader lassen konnte. Die verfügbare Blutmenge wurde nämlich vor Harveys Berechnungen bei Weitem überschätzt.

Erst 1661 konnte Marcello Malphigi in Bologna erstmals die Existenz der Blutkapillaren mit dem Mikroskop nachweisen und letzte Unklarheiten in der Theorie von Harveys Blutkreislauf beseitigen.

2.4 Österreich unter Kaiser Joseph II.

Kaiser Joseph II.
*13. März 1741 in Wien;
†20. Februar 1790; Sohn Maria Theresias und ihres Gemahls Franz I.

Kaiser Joseph II. gründete in Wien 1785 die medizinisch-chirurgische Akademie als Ausbildungsstätte für Militärärzte. Die zuvor nur handwerklich ausgebildeten Feldchirurgen erhielten eine solide akademische Ausbildung zum Wundarzt. Diese Ausbildungsstätte, das **Josephinum**, liegt heute noch am Rande des Areals des alten allgemeinen Krankenhauses der Stadt Wien, das Kaiser Joseph II. 1784 unter Einbeziehung des Irrenhauses (wie es damals hieß) und der Gebärklinik eröffnete.

Unter der Anleitung von Anatomen ließ er zu Studienzwecken Wachsmodelle in Florenz anfertigen, die noch heute im Museum des Josephinums zu bestaunen sind.

2.5 Begründer der Pathologie

Giovanni Battista Morgagni
*25. Februar 1682 in Forlì;
†5. Dezember 1771 in Padua

„De sedibus et causis morborum per anatomen indagatis“
„Über den Sitz und die Ursachen der Krankheiten, aufgespürt durch die Anatomie“

Karl Freiherr von Rokitansky
*19. Februar 1804 in Königgrätz;
†23. Juli 1878 in Wien

Etwa zur Zeit Josephs II. verfasste Giovanni Battista Morgagni seine fünf Bücher „De sedibus et causis morborum per anatomen indagatis“, in denen er die Ergebnisse zahlreicher Sektionen zum Zwecke der Erforschung von Krankheitsursachen beschrieb. Seine Lehre wurde ins Deutsche, Französische und Englische übersetzt und er begründete damit die moderne Pathologie.

Karl Freiherr von Rokitansky, Mitbegründer der Zweiten Wiener Medizinischen Schule, veröffentlichte um 1840 sein dreibändiges Werk „Handbuch der pathologischen Anatomie“, ein Lehrbuch, das lange Zeit als Standardwerk in der medizinischen Ausbildung galt.

Vertiefung des Lernstoffes

Die Vorstellungen krankmachender Ursachen haben sich von der Antike bis zur heutigen Zeit grundlegend gewandelt. Wurden früher Dämonen und gestörte Abflüsse der Körpersäfte als Krankheitsauslöser angenommen, änderte sich das Bild vom Menschen und seinen Leiden mit der Erforschung des anatomischen Aufbaus und der physiologischen Vorgänge des Körpers. Bis zur flächendeckenden und vernünftigen Gesundheitsversorgung aller Bevölkerungsgruppen war es jedoch ein langer und schmerzvoller Weg.

1. Wie lässt sich die scheinbar widersprüchliche Tatsache erklären, dass ägyptische Ärzte keine anatomischen Studien betrieben, obwohl zahlreiche Verstorbene mumifiziert wurden?
2. Welcher Arzt war der bekannteste Vertreter der antiken griechischen Heilkunst?
3. Welche Bedeutung hat der Name Hippokrates nach wie vor in der modernen Heilkunst?
4. Welche vier Temperamente unterschied bereits Galen?
5. Welche Funktion hatten Medici im Hochmittelalter und wer behandelte zu dieser Zeit das gemeine Volk?
6. Welche bahnbrechende Erfindung ermöglichte im Zeitalter der Renaissance eine breitere Ausbildung angehender Mediziner?
7. Welche befremdliche Idee haben Andreas Versal und Werner Rolfinck in die Tat umgesetzt?
8. Welche bedeutsame Entdeckung in der Physiologie machte der Londoner Professor William Harvey?
9. Erläutern Sie die Errungenschaften von Kaiser Joseph II. für die medizinische Entwicklung in Österreich.
10. Wer gilt als der Begründer der modernen Pathologie?
11. Welches Standardwerk der medizinischen Ausbildung schuf Karl Freiherr von Rokitansky?

Leven, Karl-Heinz (2019): Geschichte der Medizin. Von der Antike bis zur Gegenwart. C. H. Beck Wissen.

Rooney, Anne (2018): Geschichte der Medizin. Von den Anfängen der Heilkunst bis zu den Wundern der modernen Medizin. Tosa Verlag.

3 Begriffsdefinitionen der allgemeinen Pathologie

Nach dem Studium dieses Kapitels sollten Sie ...

... die Begriffe Gesundheit und Krankheit mit eigenen Worten definieren können.

... statistische Größen wie Morbidität, Mortalität und Letalität unterscheiden können.

... Seuchen nach ihrer zeitlichen und örtlichen Ausdehnung zuordnen können.

Dass Krankheit Leid verursacht, ist uns aus „leidvoller" Erfahrung bewusst. Dieser Umstand wird umso deutlicher, da selbst die Lehre von den Krankheiten, die Pathologie, wörtlich übersetzt die „Lehre vom Leiden" heißt.

Pathologie
„Lehre vom Leiden", Krankheitslehre

Um den Begriff Krankheit zu erklären, muss zunächst eine Definition für **Gesundheit** festgelegt werden. Für die WHO ist Gesundheit weit mehr als ein Zustand ohne Krankheit und wird folgendermaßen definiert:

WHO
World Health Organization, Weltgesundheitsorganisation; gegründet 1948, Sitz in Genf (Schweiz)

> *„Gesundheit ist ein Zustand völligen psychischen, physischen und sozialen Wohlbefindens und nicht nur das Freisein von Krankheit und Gebrechen. Sich des bestmöglichen Gesundheitszustandes zu erfreuen, ist ein Grundrecht jedes Menschen, ohne Unterschied der Rasse, der Religion, der politischen Überzeugung, der wirtschaftlichen oder sozialen Stellung."* (WHO)

Diese Definition beschreibt einen Idealzustand, der den Kreis der „Gesunden" ziemlich klein erscheinen lässt. Die WHO definiert diesen Begriff viel breiter, als wir ihn zu verstehen lernen, da sie ihn nicht nur auf das rein körperliche Wohlbefinden beschränkt.

Friedrich Nietzsche war da ein wenig bescheidener und vertrat folgende Ansicht: *„Gesundheit ist dasjenige Maß an Krankheit, das es mir noch erlaubt, meinen wesentlichen Beschäftigungen nachzugehen."*

Friedrich Wilhelm Nietzsche
deutscher Philosoph, *15. Oktober 1844 in Röcken; †25. August 1900 in Weimar

In den folgenden Kapiteln wenden wir uns der Pathologie, der Lehre über die Entstehung, den Verlauf und die Folgen von Erkrankungen und deren Protagonisten, den Pathologen, zu.

In der Vorstellung der meisten Menschen üben Pathologinnen ihre Tätigkeit in der Prosektur an Leichen aus, um posthum die Ursachen ihres Ablebens zu erforschen. Es stimmt zwar, dass Pathologen so gut wie nie am Krankenbett stehen, aber ihre Tätigkeit kommt doch in erster Linie den Lebenden zugute. Viele Mediziner sind tagtäglich auf das Urteil von Pathologinnen angewiesen, um richtige Entscheidungen treffen zu können. Das Betätigungsfeld von Pathologen reicht von der Beurteilung von Zellen **(Zytologie)** oder von Geweben **(Histologie)**, der Klassifikation von

Tumoren über die Identifikation von Erregern **(Bakteriologie, Virologie, Parasitologie)** bis hin zur posthumen Diagnosestellung oder -sicherung **(Obduktion)**.

Die Klärung von Todesfällen, hinter denen ein Verbrechen vermutet wird, unterliegt hingegen Rechtsmedizinerinnen und ist somit Aufgabe der forensischen Medizin.

forensische Medizin, Forensik
Gerichtsmedizin

Dieses Buch wird sich eingehend mit der allgemeinen Pathologie, also der Ursache, der Entstehung und dem Verlauf von Krankheiten sowie ihrem morphologischen Bild, befassen. Es soll uns die Grundlagen pathologischer Prozesse näherbringen. Im Gegensatz zur allgemeinen Pathologie beschäftigt sich die spezielle Pathologie mit den pathologischen Veränderungen einzelner Organe und Organsysteme, für deren Verständnis aber das Wissen der allgemeinen Pathologie unabdingbar ist.

morphé
(griech.) Gestalt, Form

Die Pathologie gliedert sich in die **pathologische Anatomie** oder morphologische **Pathologie** und in die **Pathophysiologie**, die der **funktionellen Pathologie** entspricht.

Unter **Anatomie** versteht man die Lehre vom Bau des Körpers und seiner Organe. Die pathologische Anatomie beschäftigt sich dementsprechend mit den krankhaften Veränderungen in Form und Gestalt. Diese Veränderungen sind sichtbar und beschreibbar.

Die morphologische Pathologie lässt sich noch weiter in die **allgemeine Pathologie**, die die Veränderungen an Zellen, Geweben und Organen im Verlauf von Erkrankungen beschreibt (z. B. Entzündungsvorgänge oder Abläufe beim Untergang von Zellen und Geweben), und in die **spezielle Pathologie** unterteilen. Die spezielle Pathologie ist die Organpathologie, die sich mit den krankhaften Veränderungen einzelner Organsysteme beschäftigt; sie sollte auf den gewonnenen Erkenntnissen nach der Lektüre dieses Buches aufbauen. Die festgestellten Veränderungen lassen Rückschlüsse auf die krankhafte Ursache zu.

Die **Physiologie** befasst sich mit den normalen Lebensvorgängen des gesunden Menschen, etwa den Abläufen während der Systole des Herzens oder den Vorgängen während der Verdauung.

Systole
Austreibungsphase des Herzens

Die **Pathophysiologie** oder funktionelle Pathologie ist demnach die Lehre von den krankhaften, funktionellen Veränderungen. Ein krankes Organ ist auch in seiner Funktion beeinträchtigt.

3.1 Epidemiologie

Die Epidemiologie setzt sich mit den **Ursachen**, den **Folgen** und der **Verbreitung von Krankheiten** in bestimmten Bevölkerungsgruppen auseinander. Sie arbeitet mit einer Vielzahl statistischer Größen, die Rückschlüsse auf das Entstehen von Krankheiten im Zusammenhang mit Lebensgewohnheiten, der geografischen Lage, dem sozialen Status oder der Geschlechtszugehörigkeit zulassen. Aus den Ergebnissen können Modelle für Maßnahmen erarbeitet werden, die einen positiven Einfluss auf die Volksgesundheit haben. Es lassen sich Zusammenhänge zwischen Krankheiten und ihren auslösenden Ursachen erkennen, auch Veränderungen der Lebenssituation und ihre Auswirkungen werden sichtbar.

3.1.1 Statistische Größen

Unter Morbidität versteht man die Anzahl an Personen eines definierten Bevölkerungskollektivs, die während eines festgelegten Zeitraums an einer bestimmten Krankheit leiden. Kurz gesagt handelt es sich um die Anzahl der an einer bestimmten Krankheit Erkrankten pro Bevölkerungskollektiv. Im Allgemeinen zieht man die Gesamtbevölkerung oder eine Zahl von 10 000 oder 100 000 Einwohnern und Einwohnerinnen als Kollektiv heran. Eine genormte Anzahl von 100 000 als Kollektiv macht Ergebnisse statistisch vergleichbar.

morbus
(lat.) Krankheit

In diesem Zusammenhang sind zwei weitere Größen von Bedeutung:

Die **Inzidenz** sagt aus, wie viele **Neuerkrankungen** es **während** eines bestimmten Zeitraums, üblicherweise während eines Jahres, in einem Bevölkerungskollektiv gegeben hat. Nach Bedarf werden jedoch auch viel kürzere Zeiträume angewandt. So wurde die 7-Tagesinzidenz während der SARS-CoV-2-Pandemie zu einem wichtigen Parameter für Einschränkungen oder Lockerungen des öffentlichen Lebens. Sie bildet die laborbestätigten Fälle pro 100 000 Einwohner innerhalb der letzten 7 Tage ab.

Die **Prävalenz** definiert die Anzahl an Erkrankten **zu** einem **bestimmten** Zeitpunkt.

Die Mortalität ist hingegen die Zahl der an einer bestimmten Erkrankung Verstorbenen in einem Bevölkerungskollektiv während eines bestimmten Zeitraums. Auch hier wird meist die Gesamtbevölkerung oder die Anzahl von 10 000 oder 100 000 Einwohnern und Einwohnerinnen als Kollektiv herangezogen.

Mortalität
(lat.) Sterblichkeit, Sterblichkeitsziffer; von lat. „mors" für „Tod"

Eine besondere Bedeutung kommt der Sterblichkeit von Kindern während der Geburt und bis zum ersten Lebensjahr zu: Als Kollektiv werden 1 000 Lebend- und Totgeborene mit einem Gewicht von mindestens 500 Gramm gewählt. So versteht man unter **perinataler Mortalität** die Anzahl totgeborener und bis zum siebten Tag nach der Geburt verstorbener Kinder, unter **Säuglingssterblichkeit** die Zahl der im ersten Lebensjahr verstorbenen Kinder.

Liegt das Geburtsgewicht unter 500 g, dann handelt es sich um eine Fehlgeburt.

Als Letalität bezeichnet man die Zahl der an einer bestimmten Erkrankung Verstorbenen im Verhältnis zur Anzahl der Erkrankten. Es ist die Messung der Wahrscheinlichkeit zu versterben, wenn man an einer bestimmten Krankheit leidet.

Letalität, letal
(lat.) Tödlichkeit, tödlich

Tabelle 18
Statistische Größen im Überblick

Morbidität	Anzahl der an einer Krankheit Erkrankten pro Gesamtbevölkerung oder eines genormten Bevölkerungskollektivs
Inzidenz	Neuerkrankungen in einem bestimmten Zeitraum
Prävalenz	Erkrankungen zu einem bestimmten Zeitpunkt
Mortalität	Anzahl der an einer Krankheit Verstorbenen pro Gesamtbevölkerung oder eines genormten Bevölkerungskollektivs
Perinatale Mortalität	Anzahl der totgeborenen und bis zum siebten Tag nach der Geburt verstorbenen Kinder
Säuglingssterblichkeit	Anzahl der im ersten Lebensjahr verstorbenen Kinder
Letalität	Prozentsatz der Toten bei einer bestimmten Erkrankung

Abbildung 4
Unterschied von Morbidität, Mortalität und Letalität

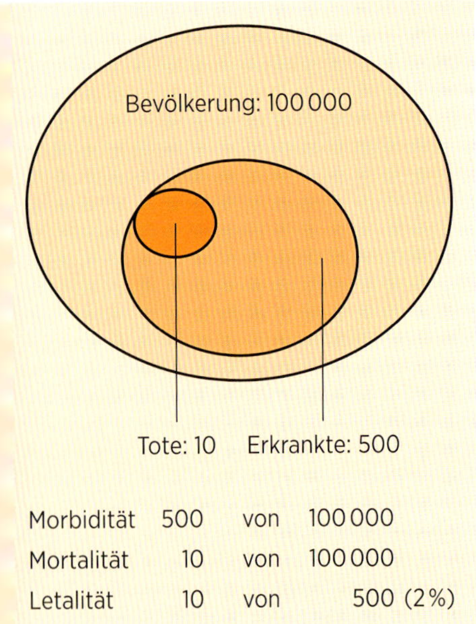

Unter **mittlerer Lebenserwartung** versteht man die wahrscheinliche Lebenserwartung, errechnet aus der Sterbetafel.

Die **mediane Lebenserwartung** beschreibt hingegen jenes Lebensalter, welches die Hälfte der Bevölkerung erreicht. Sie ist höher anzusetzen als die mittlere Lebenserwartung.

3.1.2 Seuchen

Seuchen sind Erkrankungen, die durch **Erreger** (Mikroorganismen) hervorgerufen werden und die sich in der Bevölkerung ausbreiten.

Erreger sind überall in der Umwelt anzutreffen, sie besiedeln sogar unsere Haut und unsere Schleimhäute. Mikroorganismen sind nicht immer gefährlich, sondern häufig auch nützlich, wenn sie ihre Umgebung nicht verlassen. So ist zum Beispiel das Bakterium Escherichia coli im Darm wichtig für die Verdauung, in der Harnblase ruft es Entzündungen hervor. Erreger stellen auch nicht für jeden Menschen die gleiche Gefahr dar. Kranke Menschen, Menschen, die mangelernährt sind oder unter schlechten hygienischen Bedingungen leben, und Menschen, die zum ersten Mal mit einem Erreger in Kontakt treten, sind besonders gefährdet, eine Infektionskrankheit zu erwerben. Ob aus einer **Infektion** eine **Infektionskrankheit** entsteht, entscheiden im Wesentlichen unser Immunsystem und die krankmachenden Eigenschaften des Erregers.

Seuchen, die durch unterschiedliche Erreger hervorgerufen werden, zeigen ein typisches Verhalten bezüglich der geografischen Ausbreitung und der zeitlichen Ausdehnung:

Unter Endemie versteht man ein örtlich begrenztes, aber zeitlich unbegrenztes Auftreten von Erkrankungen. Es handelt sich um (Infektions-) Krankheiten, die für bestimmte Gebiete typisch sind, die aber während des

Mikroorganismus
Kleinstlebewesen, hier Krankheitserreger wie Bakterien, Viren, Pilze oder Protozoen

Escherichia coli (E. coli)
gramnegatives Bakterium im Darm des Menschen

Endemie
zeitlich unbegrenzt, örtlich begrenzt

ganzen Jahres auftreten können, wenn die Bedingungen dafür gegeben sind, und die sich geografisch nicht weiter ausdehnen.

Beispiele: **FSME** *ist in weiten Teilen Europas endemisch und hängt mit der Verbreitung der Zecke zusammen, welche das FSME-Virus überträgt.*

Entsprechend der Aktivität der Zecken tritt die Erkrankung vorwiegend vom Frühling bis in den Herbst, durch die Klimaerwärmung aber durchaus in manchen Gegenden auch im Winter, also zeitlich unbegrenzt, auf. Malaria kann ständig in jenen warmen und feuchten Gebieten der Erde auftreten, die die Vermehrung der Anophelesmücke, welche Malariaplasmodien durch Ihren Stich überträgt, ermöglicht.

FSME
Frühsommer-Meningoenzephalitis; übertragen durch Zecken

Unter **Epidemie** versteht man ein zeitlich und örtlich begrenztes Auftreten von Erkrankungen. Es kommt zu einem plötzlichen gehäuften Auftreten von Erkrankungen in einer bestimmten Region, die aber nach einer gewissen Zeit wieder abklingen.

Beispiele: Röteln, Masern und Mumps sind typische Kinderkrankheiten, die in ungeimpften Populationen schnell verbreitet werden.

Epidemie
zeitlich und örtlich begrenzt

Unter **Pandemie** versteht man ein zeitlich begrenztes, aber örtlich unbegrenztes Auftreten von Erkrankungen. Solche Erkrankungen treten häufig jahreszeitlich begrenzt auf, sie verbreiten sich jedoch schnell über Ländergrenzen und Kontinente hinweg, unter Umständen auch weltweit. Heute können diese Erkrankungen durch die massive Reisetätigkeit in kurzer Zeit über weite Teile der Erde verbreitet werden.

Beispiele: echte Grippe, besonders durch Influenza-A-Viren hervorgerufene Pandemien wie die spanische Grippe oder die Hongkong-Grippe. COVID-19 wurde zuerst als Epidemie, mehrere Länder betreffend, bewertet. Als sich die Anzeichen einer globalen Ausbreitung der Erkrankung abzeichneten, wurde die Erkrankung am 11. März 2020 von der WHO als Pandemie eingestuft.

Pandemie
zeitlich begrenzt, örtlich unbegrenzt

Ein **sporadisches Auftreten** von Erkrankungen beschreibt das Auftreten von Einzelfällen von Infektionskrankheiten.

Beispiel: Harnwegsinfekte durch E. coli sind häufige Ereignisse, wenn die Erreger aus dem Analbereich in die Harnröhre gelangen und weiter in die Harnblase aufsteigen.

sporadisches Auftreten
Einzelfälle

Exkurs: Unterschied zwischen Infektion und Infektionskrankheit

Unter einer **Infektion** versteht man das Eindringen eines Erregers in den Organismus und seine Vermehrung.

Eine **Infektionskrankheit** entsteht, wenn das Immunsystem dem Erreger unterliegt, es kommt zu einer durch den Erreger hervorgerufenen Erkrankung.

Vertiefung des Lernstoffes

Um dem Begriff „Pathologie“, der Lehre von den Krankheiten, auf den Grund zu gehen, müssen wir zuerst über eine Definition von Gesundheit nachdenken. Erst dann können wir uns mit der Verbreitung von Krankheiten in definierten Bevölkerungskollektiven beschäftigen und Begriffe wie Endemie, Epidemie und Pandemie unterscheiden lernen. Rein statistische Bedeutung kommthingegen den Begriffen Mortalität, Morbidität und Letalität zu.

?

1. Unterscheiden Sie die Begriffe Morbidität, Mortalität, Letalität, Inzidenz und Prävalenz, perinatale Mortalität und Säuglingssterblichkeit.
2. Was sind Mikroorganismen? Welche spielen als Erreger von Infektionskrankheiten eine Rolle?
3. Definieren Sie die Begriffe Endemie, Epidemie, Pandemie und sporadisches Auftreten und finden Sie selbst einige Beispiele.
4. Wodurch unterscheidet sich eine Infektion von einer Infektionskrankheit?

Nennstiel, Simon (2019): BASICS Allgemeine Pathologie. Urban & Fischer/Elsevier.

4 Aufgaben von Pathologen und Pathologinnen

Nach dem Studium dieses Kapitels sollten Sie ...

... die Methoden der histopathologischen Untersuchung erklären können.

... die Möglichkeiten der Gewebsentnahme zu Diagnosezwecken kennen.

... die Methoden der zytopathologischen Diagnostik unterscheiden können.

... die wichtigsten Färbemethoden und unterschiedlichen Möglichkeiten des Erregernachweises kennen.

... die verschiedenen Indikationen für Obduktionen unterscheiden können.

... die gesetzliche Regelung für Organspenden in Österreich kennen.

Wie bereits erwähnt, sind die Aufgaben von Pathologen vielfältig und unerlässlich für die Arbeit von klinisch tätigen Ärztinnen. Für ihre Arbeit stehen den Pathologinnen, neben ihren Sinnen, auch zahlreiche Präzisionsgeräte zur Verfügung; die Arbeit findet nur zu einem geringen Teil am Seziertisch statt.

Wichtig erscheint an dieser Stelle, auf die ärztliche Schweigepflicht hinzuweisen, die selbstverständlich auch für Pflegepersonen und Studierende gilt, die mit Patienten Kontakt haben.

4.1 Ärztliche Schweigepflicht

Im §54 des österreichischen Ärztegesetzes wird die ärztliche Schweigepflicht folgendermaßen geregelt:

(1) Der Arzt und seine Hilfspersonen sind zur Verschwiegenheit über alle ihnen in Ausübung ihres Berufes anvertrauten oder bekannt gewordenen Geheimnisse verpflichtet.

(2) Die Verschwiegenheitspflicht besteht nicht, wenn

1. nach gesetzlichen Vorschriften eine Meldung des Arztes über den Gesundheitszustand bestimmter Personen vorgeschrieben ist,
2. Mitteilungen oder Befunde des Arztes an die Sozialversicherungsträger und Krankenfürsorgeanstalten oder sonstigen Kostenträger in dem Umfang, als er für den Empfänger zur Wahrnehmung der ihm übertragenen Aufgaben eine wesentliche Voraussetzung bildet, erforderlich sind,
3. die durch die Offenbarung des Geheimnisses bedrohte Person den Arzt von der Geheimhaltung entbunden hat,
4. die Offenbarung des Geheimnisses nach Art und Inhalt zum Schutz höherwertiger Interessen der öffentlichen Gesundheitspflege oder der Rechtspflege unbedingt erforderlich ist.

In Absatz (4) und (5) desselben Paragraphen steht darüber hinaus zu lesen, dass ein Arzt bei volljährigen Personen, die ihre Interessen nicht selbst wahrnehmen können, und bei Kindern, bei denen der Verdacht besteht, dass sie misshandelt, gequält, vernachlässigt oder sexuell missbraucht worden sind, unverzüglich der Sicherheitsbehörde Anzeige zu erstatten hat. Besondere Regelungen gelten bei Verdacht gegen nahe Angehörige.

vita
(lat.) das Leben

intravital
(lat.) während des Lebens

4.2 Intravitale Diagnostik – Diagnose an Lebenden

Unter Diagnostik an Lebenden versteht man die Untersuchung und Bewertung entnommener **Gewebe(teile) von noch lebenden Menschen**. Dabei kann es sich um einen entfernten Tumor, eine verdächtige Gewebeprobe, um einzelne Zellen oder um Körperflüssigkeiten handeln. Das Ziel der Diagnosestellung ist die Identifizierung der Erkrankung, um das weitere therapeutische Vorgehen festzulegen oder prognostische Aussagen treffen zu können.

4.2.1 Histo(patho)logische Diagnostik

Hierbei handelt es sich um die Untersuchung entnommener Gewebeproben unter dem Mikroskop, die auf unterschiedliche Weise gewonnen werden können.

Histologie
von griech. „histos" für „Gewebe", Gewebelehre

mikroskopisch
von griech. „mikros" für „klein", nur unter dem Mikroskop sichtbar

makroskopisch
von griech. „makros" für „groß", mit bloßem Auge sichtbar

Für die histologische Untersuchung werden entnommene Gewebeteile so aufbereitet, dass sie unter dem Lichtmikroskop (manchmal auch Elektronenmikroskop) begutachtet und bewertet werden können. Dafür werden hauchdünne Gewebeschnitte von etwa 2–5 Mikrometer Dicke angefertigt und gefärbt, um unterschiedliche Zellen und Strukturen sichtbar machen und unterscheiden zu können. Kleine Gewebeproben können zur Gänze begutachtet werden; größere Organteile oder ganze Organe werden zuerst makroskopisch auf Veränderungen untersucht, um dann gezielt von veränderten Stellen Proben entnehmen zu können. So eignet sich diese Methode besonders gut, um gutartige Tumoren von bösartigen Tumoren zu unterscheiden, Entzündungsvorgänge im Gewebe nachzuweisen oder die Vollständigkeit entnommener Operationspräparate zu überprüfen. Die Begutachtung der Operationsränder entnommener Gewebe ist von immenser Wichtigkeit, da (bösartige) Veränderungen im gesunden Gewebe entfernt werden müssen, um eine Heilung zu ermöglichen.

Vor Transplantationen können unter Umständen auch Organe durch eine histologische Untersuchung auf Tumorfreiheit untersucht werden, um die Empfängerin bestmöglich zu schützen. Es ist schon vorgekommen, dass Tumoren mit fatalen Folgen in einen Empfängerkörper transplantiert worden sind.

Bei einer histologischen Untersuchung werden Gewebestückchen untersucht.

4.2.1.1 Entnahme von Gewebeproben an lebenden Menschen

Die Entnahme von Gewebeproben muss möglichst schonend vorgenommen werden, um die Funktion des betroffenen Organs so wenig wie möglich zu beeinträchtigen. Häufig sind mehrere Gewebeproben aus ein und derselben Veränderung eines Organs notwendig, um eine Diagnose stellen zu können.

Als **Biopsie** bezeichnet man die Entnahme kleiner Gewebestückchen oder auch die Entfernung des ganzen veränderten Gewebes zur histologischen Untersuchung. Biopsien erfolgen meist ambulant unter örtlicher Betäubung oder in Kurznarkose.

Wird die Veränderung zur Gänze entfernt, etwa ein verdächtiges Muttermal oder verändertes Gewebe am Gebärmutterhals, sprechen wir von einer **Exzisionsbiopsie.** Die Exzisionsbiopsie ist in vielen Fällen bereits Therapie, da das verdächtige Gewebe gänzlich entfernt wird.

Bei einer **Inzisionsbiopsie** werden hingegen nur Teile einer größeren Veränderung zu diagnostischen Zwecken entnommen. Eine Inzisionsbiopsie ist zum Beispiel die Entnahme eines Teiles einer veränderten Magenschleimhaut oder einer Gewebeprobe verdächtiger Hautareale.

Bei endoskopischen **Biopsien** werden Gewebestückchen (oder auch die gesamte Neubildung) im Rahmen endoskopischer Untersuchungen von suspekten Schleimhautoberflächen entnommen. Dazu werden optische Geräte in Hohlorgane wie Bronchien **(Bronchoskopie)**, Magen **(Gastroskopie)**, Dickdarm **(Koloskopie)**, Mastdarm **(Rektoskopie)**, Harnblase **(Zystoskopie)** oder auch Gelenke **(Arthroskopie)** eingeführt und unter Sicht Proben gewonnen. Für die Entnahme von Schleimhautmaterial stehen unterschiedliche Werkzeuge zur Verfügung. Die sogenannte **Knipsbiopsie** wird mit kleinen Zangen, die Entfernung von Schleimhautpolypen mit elektrischen Schlingen durchgeführt. Das Herausknipsen eines Teiles einer Gewebeveränderung ist demnach eine Inzisionsbiopsie. Entfernt man einen Schleimhautpolypen durch eine Schlinge vollständig, entspricht die Methode einer Exzision.

Gewebeproben aus soliden Organen, wie Leber, Brustdrüse oder Prostata, werden in Form einer **Stanzbiopsie** mittels Hohlnadeln gewonnen. Unter Ultraschall- oder Röntgensicht können Gewebezylinder bei lokaler Betäubung möglichst schonend entnommen werden. Zur Gewinnung von Gewebeproben mittels Hohlnadel werden unterschiedliche Methoden angewandt. Bei einer **Hochgeschwindigkeitsstanzbiopsie** verwendet man eine Hohlnadel mit einer seitlichen Ausnehmung, welche eine zweite Hohlnadel umhüllt. Die gefensterte Nadel wird in den Tumor eingeführt, wobei durch die Aussparung Gewebe in das Nadelinnere gelangt. Mit hoher Geschwindigkeit schnellt nun die innere Nadel in die gefensterte Nadel, das Gewebestück wird vom Tumor abgetrennt und kann so entnommen werden. Bei einer so genannten **Vakuumbiopsie** wird wiederum eine gefensterte Hohlnadel in die Veränderung eingeführt. Durch das Anlegen eines Vakuums wird Gewebe seitlich in die Nadel gesaugt und durch ein

excidere
(lat.) herausschneiden

incidere
(lat.) einschneiden, hineinschneiden

Endoskopie
Spiegelung von Körperhöhlen (wörtlich: innen beobachten)

innerhalb der Nadel rotierendes Messer abgetrennt. Solche Biopsien werden besonders bei Verdacht auf bösartige Tumoren in der Brustdrüse oder der Prostata angewandt.

Sollen mehrere Proben entnommen werden, empfiehlt sich die Durchführung einer **Feinnadelbiopsie**, da durch den wesentlich geringeren Durchmesser dieser Nadeln das Gewebe geschont wird und Komplikationen geringgehalten werden. Feinnadelbiopsien eignen sich gut zur Gewebegewinnung aus der Schilddrüse, der Lunge oder der Niere.

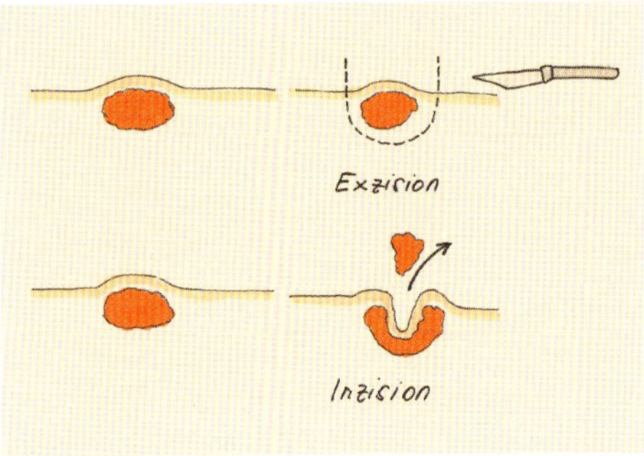

Abbildung 5
Exzisions- und Inzisionsbiopsie

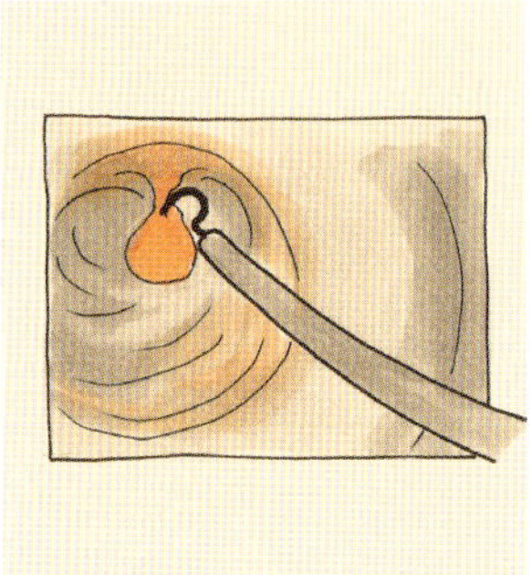

Abbildung 6
Entfernung eines Darmpolypen mittels Schlinge

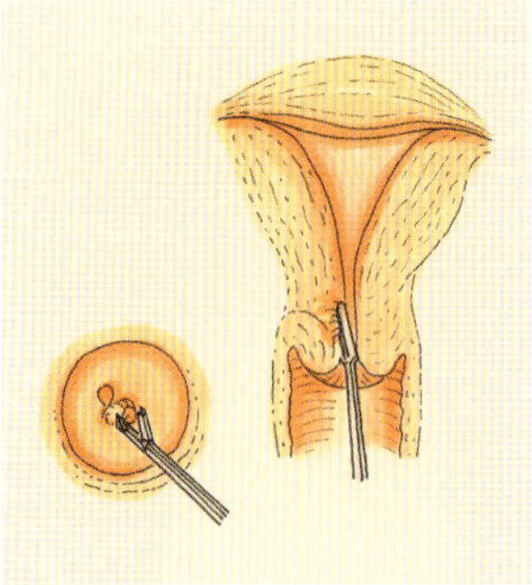

Abbildung 7
Knipsbiopsie mittels Zange von der Zervixschleimhaut

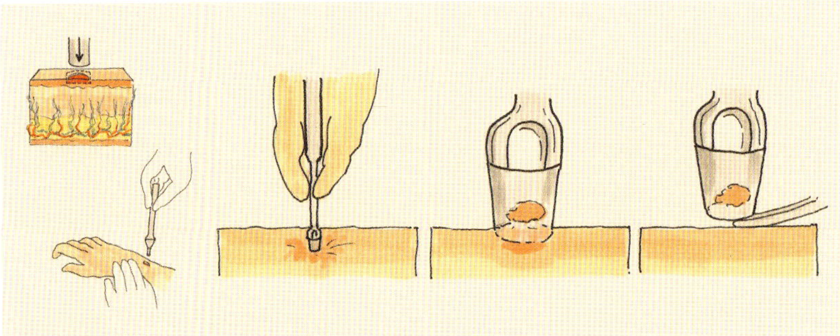

Abbildung 8
Gewebeentnahme mittels Stanze aus der Haut

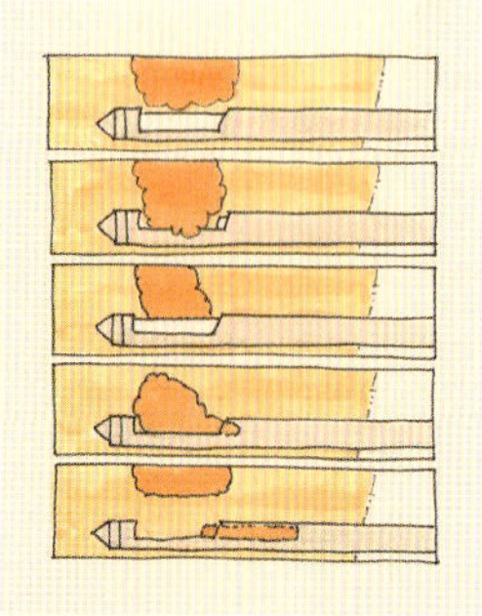

Abbildung 9
Stanzbiopsie mit Hohlnadel aus einem Organ

Jamshidi-Nadel
Stahlnadel mit scharf geschliffener Spitze für manuelle Knochenmarksbiopsie

Biopsat
durch Biopsie gewonnenes Gewebe

Aspirat
durch Ansaugen gewonnene Zellen

Zur Diagnose bösartiger Bluterkrankungen können sowohl Gewebeteile als auch einzelne Blutzellen aus dem Knochenmark entnommen werden. Knochenmarksgewebe wird durch eine Stanzbiopsie mittels Jamshidi-Nadel aus dem Beckenkamm oder dem Brustbein gewonnen, einzelne Blutzellen werden im Rahmen einer Aspiration mittels angesetzter Spritze aus dem Knochenmark gesaugt. Es können also sowohl histologische als auch zytologische Untersuchungen am Knochenmark durchgeführt werden. Das gewonnene Knochenmark ist ein Biopsat; das Zellmaterial, das durch Aspiration entnommen wurde, wird Aspirat genannt.

Die teilweise Entnahme veränderten Gewebes wird auch als **Probeexzision** bezeichnet, eine vollständige Entfernung wird **Totalexzision** genannt.

Wichtigste Biopsieformen im Überblick

- Exzisionsbiopsie oder Totalexzision: vollständige Entfernung eines veränderten Gewebes
- Inzisionsbiopsie oder Probeexzision: teilweise Entnahme von verändertem Gewebe
- Knipsbiopsie: Gewebe wird von einer Oberfläche mit einer Zange gewonnen
- Stanzbiopsie: ein Gewebezylinder wird mittels Hohlnadel aus einem kompakten Organ gewonnen

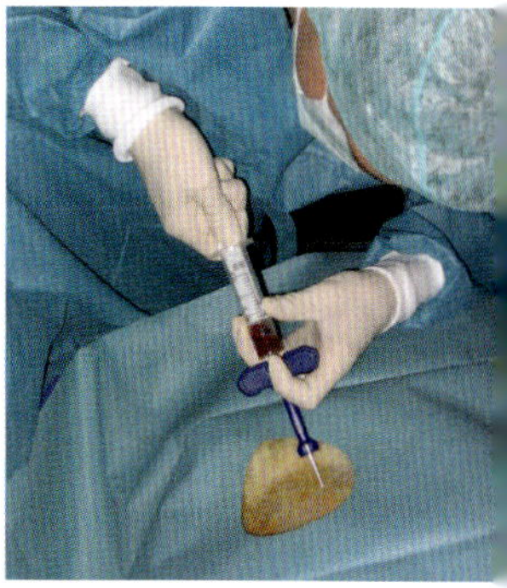

Abbildung 10
Punktion des Beckenkamms

Es werden aber auch vollständig entfernte Organe histologisch begutachtet.

Jedes entnommene Gewebestück muss histologisch untersucht werden. Das Unterlassen einer histologischen Befundung eines entnommenen Gewebes ist ein ärztlicher Kunstfehler!

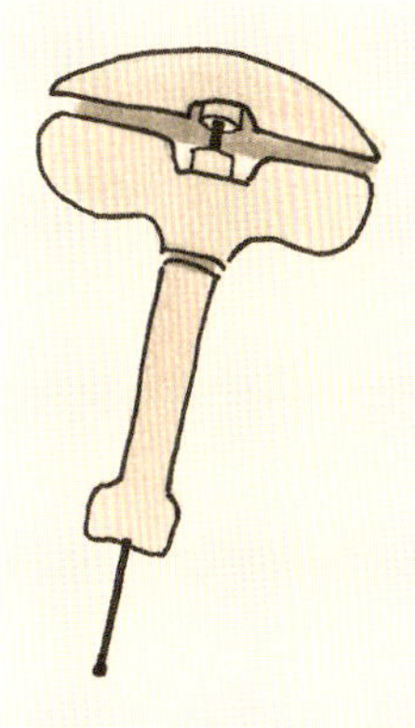

Abbildung 11
Jamshidi-Biopsienadel

Wie bereits erwähnt, muss das gewonnene Gewebe erst vorbereitet werden, um es unter dem Mikroskop begutachten zu können. Das Schneiden hauchdünner Scheibchen erfolgt mit einer „Schneidemaschine“, dem **Mikrotom**, welches von dem vorher gehärteten Gewebe Schnitte von 5–10 µm Dicke herstellen kann.

Das Härten der Gewebestücke wird entweder durch Einfrieren oder durch Einbetten in Paraffin erreicht – zwei Methoden, die zu unterschiedlichen Zwecken angewendet werden.

µm
1 Mikrometer umfasst 10^{-6} m, das ist ein Millionstel eines Meters.

4.2.1.2 Schnellschnittuntersuchung bzw. Gefrierschnittuntersuchung

Für die **Schnellschnittuntersuchung** werden Gefrierschnitte angefertigt; sie dient der intraoperativen Schnelldiagnose, um der Chirurgin Hinweise für das weitere Vorgehen während der Operation zu liefern.

Es werden in erster Linie die Operationsränder (ob ein Tumor vollständig entfernt wurde) und die Dignität (ob gut- oder bösartig) eines entfernten Präparates begutachtet. In der Regel wird aber schon vor der Operation durch eine Biopsie geklärt, um welche Veränderung es sich handelt.

Schnellschnitte eignen sich auch zur intraoperativen Abklärung, ob regionale Lymphknoten von Tumorzellen (Metastasen) befallen sind. So wird bei einer Brustkrebsoperation der sogenannte „Wächterlymphknoten“ mitentfernt und untersucht, da Metastasen zuallererst in diesem zu finden sind. Ist er befallen, werden weitere Lymphknoten entfernt. Ist er im Schnellschnitt frei von Krebszellen, können die Lymphknoten in der Achselgegend zunächst belassen werden, wenn in der endgültigen histologischen Untersuchung nicht doch noch Krebszellen entdeckt werden.

Die Schnellschnittuntersuchung wird auch zur intraoperativen Abklärung eines etwaigen Metastasenbefalls regionaler Wächterlymphknoten (Sentinel-Lymphknoten) während Tumorresektionen angewandt.

Für die Schnellschnittuntersuchung wird das Gewebe unfixiert (gänzlich unbehandelt) auf schnellstem Wege aus dem Operationssaal zur Pathologie gebracht. Dort wird es zunächst mit flüssigem Stickstoff (annähernd –200 °C) schockgefroren, um dünne Schnitte von etwa 10–20 µm anfertigen zu können. Diese werden auf gläsernen Objektträgern aufgebracht, mit Hämatoxylin (blau) und Eosin (rot) gefärbt, mit einem Deckglas abgedeckt und unter dem Mikroskop begutachtet. Noch während der laufenden Operation werden die gewonnenen Erkenntnisse dem Operateur mitgeteilt.

> Es muss in der Folge immer ein Paraffinschnitt zur genauen Abklärung angefertigt werden, da ein Gefrierschnitt nicht die gleiche Aussagekraft hat!

Abbildung 12
Abfolge von Schnell- und Gefrierschnitt-untersuchung

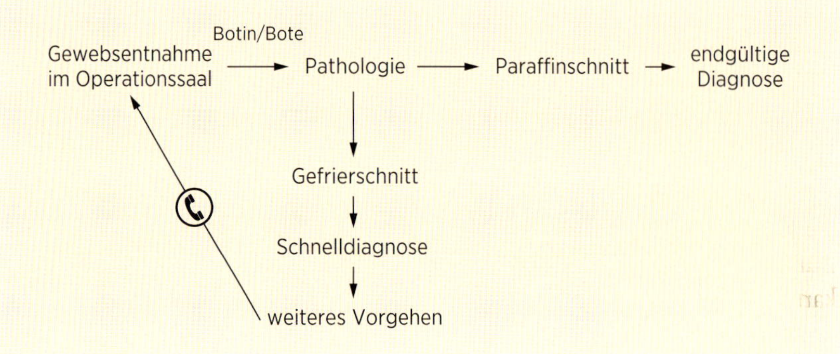

4.2.1.3 Paraffinschnittuntersuchung

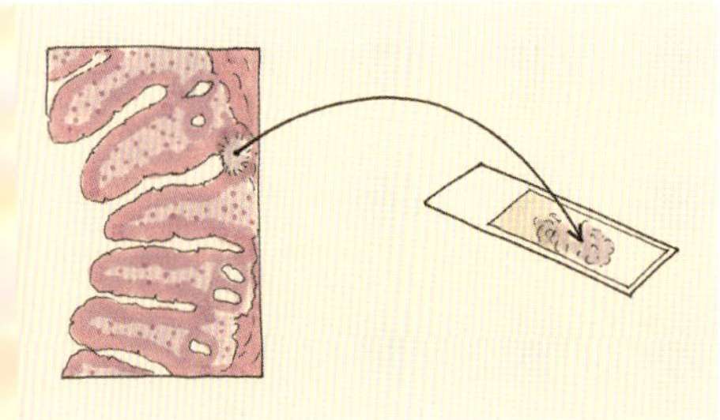

Abbildung 13
Paraffinschnitt

Die Anfertigung eines Präparates für eine **Paraffinschnittuntersuchung** dauert hingegen einige Tage, sie eignet sich daher nicht zur intraoperativen Diagnostik.

Das Vorbereiten eines Paraffinschnittes ist aufwendig: Zuerst muss das Gewebsstück in Formalin fixiert und so an ein pathologisches Institut geliefert werden. Dort wird es makroskopisch begutachtet. Veränderte Areale werden zur weiteren Untersuchung vorbereitet. Danach wird das zurecht geschnittene Präparat mit Äthylalkohol entwässert und in flüssiges Paraffin eingebettet, welches nun die entwässerten Räume ausfüllt. Paraffin ist eine wachsartige Substanz, die, einmal hart geworden, das Schneiden des Präparates ermöglicht. Nun werden kleine Blöcke, sogenannte „Klötzel", geformt. Nach dem Aushärten werden von den gehärteten Klötzeln etwa 2 µm dicke Schnitte mittels Mikrotom angefertigt und auf einen Objektträger aufgezogen. Danach werden diese gefärbt, am häufigsten wiederum mit Hämatoxylin (blau) und Eosin (rot). Die HE-Färbung gilt als Routinefärbung histologischer Schnitte, es können aber auch Spezialfärbungen zur Darstellung besonderer Strukturen angewendet werden. Im Anschluss werden die Präparate mit Kunstharz oder Deckglas abgedeckt. Der Paraffinschnitt wird in der Folge unter dem Mikroskop beurteilt.

4.2.2 Zyto(patho)logische Diagnostik

Bei der zytologischen Untersuchung werden keine Gewebestücke, sondern nur einzelne Zellen begutachtet, die entweder durch Abstrich von Körperoberflächen (exfoliativ), durch Punktion von Flüssigkeit aus Körperhöhlen oder durch Organpunktion gewonnen werden können.

Diese Untersuchung weist eine hohe Treffsicherheit auf; die Trefferquote bei Abstrichen von der Portio liegt bei über 90 %.

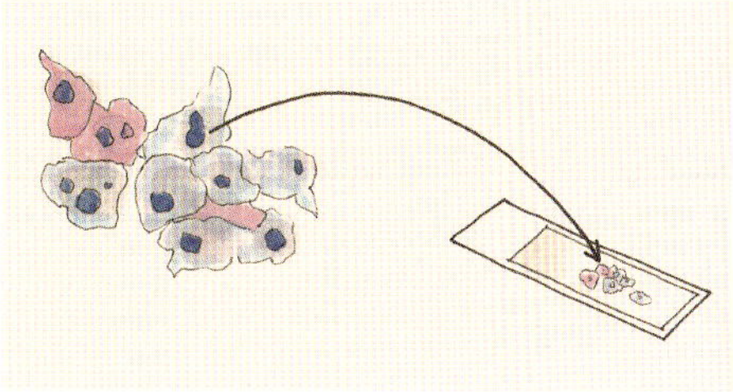

Abbildung 14
Zellen auf Objektträger

Bei der zytologischen Untersuchung werden einzelne Zellen untersucht.

4.2.2.1 Exfoliativzytologie

Bei dieser Methode werden einzelne Zellen durch Abstreichen einer Gewebeoberfläche oder durch Isolieren von Zellen aus Körperflüssigkeiten gewonnen.

Abstriche von Schleimhautoberflächen können zum Beispiel von der Portio, der Nasenschleimhaut oder der Mundhöhle mit einem Wattestäbchen, einem Bürstchen oder einer Spatel vorgenommen werden. Diese **Abstrichzytologie** kann natürlich endoskopisch auch an inneren Organoberflächen, wie der Bronchial- oder der Magen- und Darmschleimhaut, vorgenommen werden. Die so gewonnenen Zellen werden auf einen Objektträger aufgebracht und meist sofort mit speziellen Flüssigkeiten fixiert, um nicht auszutrocknen.

Zellhaltige Flüssigkeiten oder Sekrete wie Sputum und Harn sind leicht zu gewinnen. Andere Flüssigkeiten müssen durch Punktion von Hohlräumen entnommen werden. Durch Zentrifugieren werden die Zellen von der Flüssigkeit getrennt und danach am Objektträger fixiert und gefärbt.

Portio
Anteil der Gebärmutter, der in die Scheide ragt

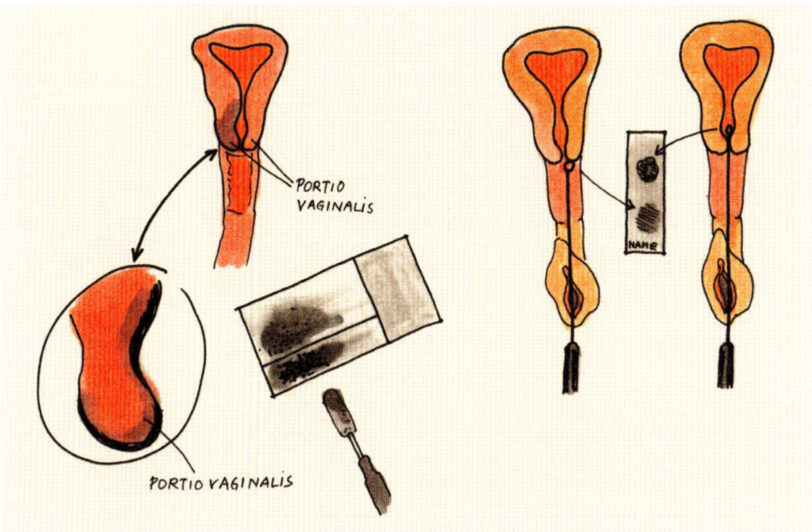

Abbildung 15
Entnahme eines gynäkologischen Abstriches von der Portio und aus dem Zervikalkanal zur zytologischen Diagnostik nach Papanicolaou

4.2.2.2 Punktionszytologie

Bei der **Punktionszytologie** werden die Zellen durch Ansaugen (Aspiration) von Zellmaterial mittels einer feinen Hohlnadel aus kompakten Organen wie etwa der Schilddrüse, der Brustdrüse, der Prostata oder aus Lymphknoten gewonnen. Diese Methode wird unter Ultraschall oder Röntgensicht mit unterschiedlich langen Nadeln, meist bei lokaler Betäubung, durchgeführt. Das Ansaugen erfolgt mit einer normalen Spritze durch Erzeugung eines Unterdruckes bei Herausziehen des Spritzenkolbens.

Ganz allgemein sind **Feinnadelpunktionen** wesentlich schonender als andere Methoden der Gewebsentnahme, da die Nadeln viel dünner sind als bei der Stanzbiopsie. Der äußere Durchmesser einer Feinnadel beträgt etwa einen halben Millimeter.

Auch Ascites, Pleuraflüssigkeit, Liquor oder Gelenksflüssigkeit können durch Punktion der entsprechenden Hohlräume entnommen werden.

Die Zellen werden wiederum auf Objektträger aufgetragen, gefärbt und unter dem Mikroskop beurteilt. Die am häufigsten verwendete Methode ist die Zellfärbung nach Papanicolaou.

Der zytologische Schleimhautabstrich von der Portio hat in der Vorsorgemedizin zur Krebsfrüherkennung einen besonderen Stellenwert, da die Untersuchung schmerzlos und ohne besonderen Aufwand durchgeführt werden kann und die Trefferquote bei über 90 % liegt. Das abgestrichene Zellmaterial wird von dem untersuchenden Gynäkologen auf einen Objektträger aufgebracht und sofort mit Alkohol fixiert. Die Färbung nach Papanicolaou, nach der der PAP-Abstrich benannt ist, erfolgt dann im Labor. Die gewonnenen Zellen werden unter dem Mikroskop beurteilt und je nach vorliegenden Veränderungen in Stadien eingeteilt. Auch andere zytologische Präparate werden nach dieser Methode gefärbt und bewertet.

> Nach der Färbemethode von Papanicolaou wird der Zervixabstrich auch PAP-Abstrich genannt.

Klassifikation zytologischer Befunde – Tumordiagnostik nach Papanicolaou

Diese zytologische Färbetechnik wurde vom griechischen Pathologen George Nicolas Papanicolau (1883–1962) entwickelt und dient der Beurteilung von Zellabstrichen des Gebärmutterhalses.

- PAP 0: nicht beurteilbar
- PAP I: normale Zellen, gutartig
- PAP II: geringe Zellveränderungen
- PAP III: zweifelhaft, kurzfristige Kontrollen notwendig, leichte bis mäßige Dysplasien

- PAP IV: Malignitätsverdacht, histologische Abklärung notwendig, mäßige bis schwere Dysplasien im Sinne eines Carcinoma in situ (nicht invasives Karzinom)
- PAP V: Nachweis maligner Zellen, invasives Karzinom

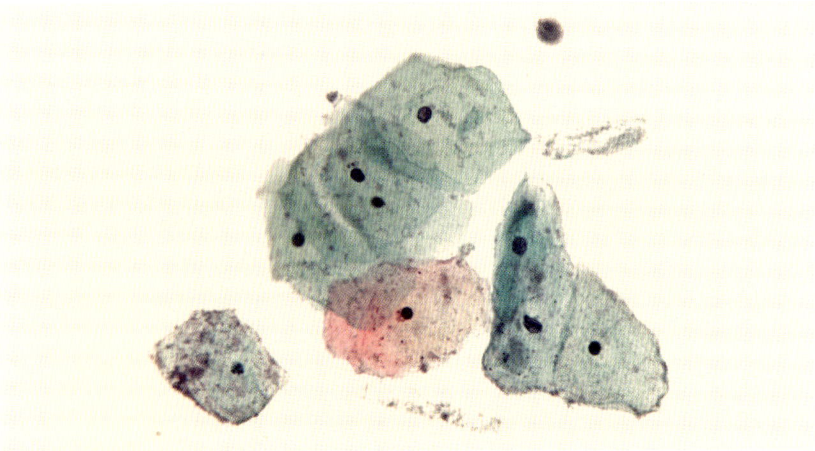

Abbildung 16
Gefärbte Zellen nach PAP (und Trichomonaden)

Die Zytologie beurteilt einzelne Zellen, die Histologie ganze Gewebeteile.

4.2.2.3 Was kann man unter dem Mikroskop erkennen?

Das **Lichtmikroskop**, das bereits im 17. Jahrhundert erfunden wurde, zählt immer noch zu den wichtigsten Arbeitsgeräten von Pathologinnen. Es hat gegenüber anderen Mikroskopen, abgesehen von den Anschaffungskosten, zwei wesentliche Vorteile: Es bedarf einerseits keines großen Aufwands, um Präparate begutachten zu können, und es können auch lebende Zellen beobachtet werden.

Das Lichtmikroskop ermöglicht eine 1 000fache Vergrößerung, was ausreicht, um Zellen und auch Bakterien gut voneinander unterscheiden zu können. Deutlich sichtbar sind zudem der **Zellkern** und während der Zellteilung die Chromosomen.

Chromosomen
sind nur während der Metaphase der Zellteilung sichtbar und stellen bereits das verdoppelte genetische Material dar (verdoppelter diploider Chromosomensatz). Nach der Mitose bleibt ein diploider Chromosomensatz übrig, nach der Meiose (zwei Teilungen hintereinander) ein haploider. Zwischen den Zellteilungen löst sich das Genmaterial zum nicht sichtbaren Chromatin auf.

Das **Elektronenmikroskop** ist in puncto Auflösung, also Vergrößerung, dem Lichtmikroskop weit überlegen, es können die **Zellorganellen** und auch die **Zellmembranen** deutlich sichtbar gemacht werden. Die Erstellung geeigneter Präparate ist jedoch wesentlich aufwändiger. Da die Proben kein Wasser enthalten dürfen, ist die Darstellung lebender Zellen nicht möglich.

Die Fluoreszenzmikroskopie ist eine Methode der Lichtmikroskopie, bei der Strukturen mikroskopischer Präparate mit fluoreszierenden Farbstoffen markiert werden. Trifft nun Licht einer bestimmten Wellenlänge auf diesen Farbstoff, sendet er Licht zurück und die markierte Struktur wird im Mikroskop sichtbar.

Antigene
sind Proteine an der Zellmembran.

Antikörper
sind Abwehrstoffe gegen diese Proteine; Antikörper = Immunglobuline.

HP-Virus
Humanes Papilloma-Virus; einige Arten sind an der Entstehung von Gebärmutterhalskrebs beteiligt

Epstein-Barr-Virus
Erreger des Pfeiffer'schen Drüsenfiebers; an der Entstehung einiger Lymphknotenkrebsarten beteiligt

RNA
einfacher Strang aneinandergereihter Nukleotide im Zellkern und im Zytoplasma an den Ribosomen

DNA
doppelter Strang (Doppelhelix) von Nukleotiden im Zellkern; sie stellt die Erbsubstanz dar

Polymerase-Chain-Reaction
Polymerase-Kettenreaktion

Prof. Stefan Hell verbesserte diese Methode und entwickelte das STED (Stimulated Emission Depletion) Mikroskop, welches noch wesentlich kleinere Strukturen und biologische Vorgänge am lebenden Objekt ermöglicht. Er erhielt für diese fortschrittliche Entwicklung 2014 den Nobelpreis für Chemie.

4.2.3 Immunhistochemische Diagnostik

Das Prinzip der immunhistochemischen Methode beruht im Wesentlichen auf einer **Antigen-Antikörper-Reaktion**. So werden Antikörper gegen bestimmte Proteine verwendet, die sich dann an diese Proteine, sogar in schon fixierten Paraffinpräparaten, binden und sie so markieren. An den Antikörper ist ein Enzym gekoppelt, das durch eine chemische Reaktion einen Farbstoff bildet. So kann das gesuchte Protein im Mikroskop dargestellt und nachgewiesen werden.

Verwendung findet diese Methode bei der erweiterten Diagnostik von Tumorzellen; auch Metastasen können ihrem Ursprungsgewebe zugeordnet werden. Sogar bestimmte Eigenschaften von Tumoren, die für die Wahl der richtigen Therapie ausschlaggebend sind, können durch diese Marker nachgewiesen werden. So können Östrogen- und Progesteronrezeptoren bestimmter Mammakarzinome bewiesen oder ausgeschlossen werden und damit Aussagen über die Prognose oder Sinnhaftigkeit einer Therapie mit Antiöstrogenen oder Progesteronantagonisten getroffen werden. Diese Methode dient auch dem Nachweis von Erregern, etwa des HP-Virus oder des Epstein-Barr-Virus in histologischen Präparaten von Tumoren, oder dem Nachweis immunpathologischer Erkrankungen.

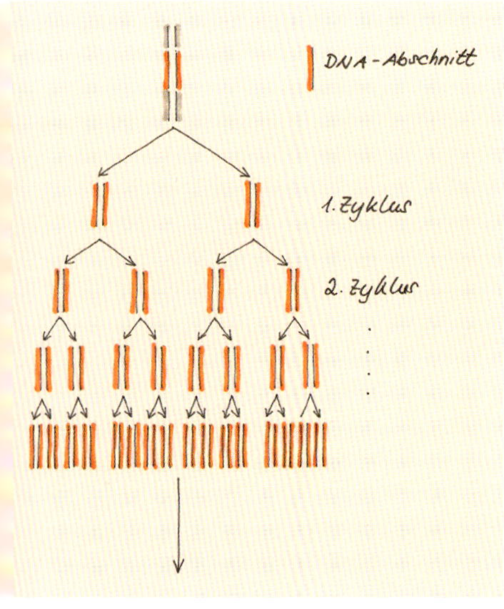

Abbildung 17
Polymerase-Kettenreaktion

4.2.4 Molekularpathologische Diagnostik

Diese Methode dient der Analyse der RNA und der DNA, also des Erbgutes, zur genaueren Diagnose bösartiger Tumoren und zum Nachweis von Erregern. Es kann ein in nur geringer Menge vorhandenes genetisches Material durch eine Polymerase-Kettenreaktion – Polymerase-Chain-Reaction (PCR) – zuerst vermehrt und danach charakterisiert werden. Bei der PCR wird die oft nur in zu geringer Menge vorhandene DNA mithilfe des Enzyms DNA-Polymerase verdoppelt. Dieser Reaktionsschritt wird mehrmals wiederholt, wodurch es zu einer exponenziellen Vervielfältigung der DNA kommt, bis ausreichend Material zur Verfügung steht.

Da seit der Coronapandemie die Methode der PCR-Testung beinahe allen geläufig ist, möchte ich an dieser Stelle etwas genauer darauf eingehen. Das Prinzip ist die Vermehrung genetischen Materials, welches zum sicheren Nachweis des Virus dient. Die DNA besteht aus Doppelsträngen, wobei der eine Strang die Negativkopie des anderen darstellt, da diese Stränge immer durch zusammenpassende (korrespondierende) Basenpaare miteinander verbunden sind. So passen jeweils die DNA-Basen Adenin und Thymin oder Cytosin und Guanin paarweise zusammen. Die Anordnung dieser Basen in einer Zelle oder einem Virus ist charakteristisch und lässt sich im Labor identifizieren. Nun ist es nicht schwierig, sich vorzustellen, dass die beiden DNA-Stränge zwischen den Basenpaaren getrennt werden können und im Labor wieder die richtigen Basenpartner an die nun freien Basen angelagert werden können. An jedes freie Adenin wird ein Thymin angelagert, an das Thymin ein Adenin, an das Guanin ein Cytosin und an das Cytosin ein Guanin. So werden aus den beiden getrennten DNA-Strängen zwei Doppelstränge, die wieder geteilt und wieder verdoppelt werden. Schritt für Schritt verdoppelt sich nun die DNA. Diese Verdoppelungsschritte werden durch den Ct (cyclethreshold) -Wert angegeben. **Das bedeutet, je höher der Ct-Wert ist, umso öfter musste das Material verdoppelt werden, umso niedriger ist zum Beispiel im Falle des Coronavirus die vorhandene Virusmenge auf der Rachenschleimhaut und desto weniger ansteckend ist der Patient.**

Nun handelt es sich beim Coronavirus nicht um ein DNA-Virus, sondern um ein RNA-Virus. Die RNA besteht nur aus Einzelsträngen, deshalb müssen im Falle des Coronavirus die RNA-Abschnitte, welche zum Nachweis benötigt werden, vor Beginn der Verdoppelung in DNA umgewandelt werden. Dies gelingt durch ein Enzym, die Reverse-Transkriptase (RT). Deshalb heißt diese Nachweismethode im Falle von RNA-Viren auch RT-PCR.

4.2.5 Mikrobiologischer und mikroskopischer Erregernachweis

Mikrobiologische Untersuchungen dienen der Diagnose von **Infektionskrankheiten.**

Um Mikroorganismen unter dem Mikroskop darstellen und unterscheiden zu können, müssen auch sie zuerst gefärbt werden. Dabei ist es notwendig, für unterschiedliche Erreger die jeweils passende Färbemethode anzuwenden.

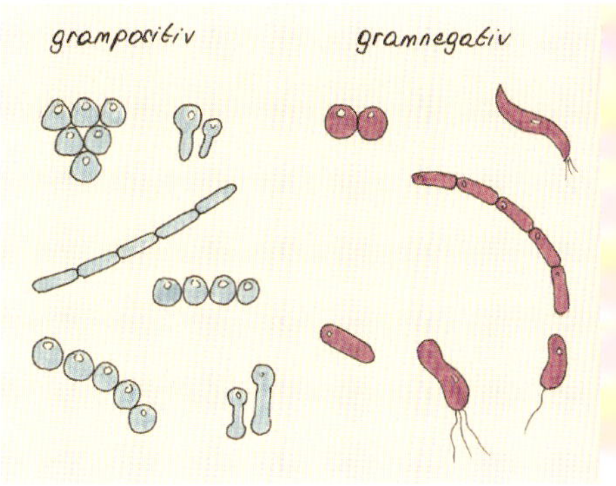

Abbildung 18
Gramfärbung

4.2.5.1 Färbemethoden

Die Standardfärbung für Bakterien ist die **Gram-Färbung.** So lassen sich grampositive von gramnegativen Bakterien unterscheiden. Grampositive Bakterien imponieren nach der Färbung blau oder besser dunkelviolett, gramnegative Bakterien färben sich rot.

grampositive Bakterien
blau

gramnegative Bakterien
rot

Das Prinzip der Gram-Färbung hängt von der Anzahl der Mureinschichten und der Anwesenheit von Teichonsäure in der Bakterienwand ab. Zuerst werden alle Bakterien mit Gentianaviolett eingefärbt. Sie färben sich alle blau. Durch eine Nachbehandlung mit jodhaltiger Lugolscher Lösung nehmen Bakterien mit zahlreichen Mureinschichten den violetten Farbton gut an, welcher sich auch durch eine Entfärbung mit Ethanol nicht wieder auswaschen lässt. Diese blau färbbaren Bakterien nennt man grampositiv. Gramnegative Bakterien besitzen nur eine dünne Mureinschicht, das Gentianaviolett kann leicht durch Ethanol wieder ausgewaschen werden. Im Anschluss folgt eine Gegenfärbung mit Karbolfuchsin. Gramnegative Bakterien färben sich jetzt rot ein.

Grampositive und gramnegative Bakterien werden mit unterschiedlichen Antibiotika behandelt.

Mykobakterien
sind nach der Ziehl-Neelsen-Färbung rot, andere Bakterien sind blau.

Mykobakterien werden durch die **Ziehl-Neelsen-Färbung** dargestellt, sie erscheinen nach der Färbung mit Karbolfuchsin rot, andere Bakterien werden durch Methylenblau blau gefärbt.

Die Ziehl-Neelsen-Färbung (nach Franz Ziehl und Friedrich Neelsen benannt) ist eine gebräuchliche Färbung für mikroskopische Präparate in der Mikrobiologie, um sogenannte „säurefeste" Erreger (wie Mycobacterium tuberculosis und Mycobacterium leprae) durch Färbung von nicht säurefesten Bakterien zu unterscheiden.

Bandwurmglieder, Wurmeier
keine Färbung notwendig

Keiner Färbung bedürfen Parasiteneier und Bandwurmglieder, die in ihrer natürlichen Form unter dem Mikroskop gut identifizierbar sind.

Färbemethode	Färbbare Bestandteile	Verwendung	Nachweis
HE-Färbung (Hämatoxylin-Eosin-Färbung)	Nukleinsäuren (DNA, RNA) blau; andere Anteile rot	Standardfärbung histologischer Präparate	Zellkerne (RNA und DNA) und Ribosomen (RNA) blau; andere Zellbestandteile und Fasern rot
PAS (Perjodsäure-Schiff)-Färbung	Kohlenhydrate rot – violett	Schleim, Basalmembranen	Becherzellen, Pilze, Basalmembranen
Giemsa-Färbung		Blutzellen, Knochenmarkzellen	
Kongorot-Färbung			Amyloid rot
Van-Gieson-Färbung			kollagene Fasern rot, elastische Fasern schwarzviolett
Gram-Färbung		Nachweis von Bakterien	grampositiv blau, gramnegativ rot
Ziehl-Neelsen-Färbung		Nachweis von Tuberkulose und Lepra	M. tuberculosis rot, M. leprae rot
keine Färbung		Parasitennachweis	Wurmeier, Bandwurmglieder

Tabelle 19
Überblick über Färbemethoden

4.2.5.2 Kultureller Nachweis

Bei dieser Nachweismethode werden die Erreger auf Nährmedien gezüchtet und erst nach Vermehrung identifiziert. Es können Erreger wie Bakterien, Viren oder Pilze von Abstrichen der Haut und Schleimhäute, aus dem Blut, Harn, Liquor oder den Bronchialsekreten oder auch von Haaren und Nägeln mit dieser Methode vermehrt und nachgewiesen werden. Am häufigsten werden Bakterien nachgewiesen, da Pilze sehr langsam wachsen und für die Vermehrung von Viren lebende Wirtszellen notwendig sind. Bakterienkulturen eignen sich auch zur Austestung von Antibiotika, die gegen den jeweiligen Bakterienstamm am besten wirksam sind. Solche **Antibiogramme** sichern einen bestmöglichen Therapieerfolg und beugen der Bildung resistenter Bakterien vor. Beim sogenannten Agardiffusionstest werden runde Plättchen, die mit unterschiedlichen Antibiotika getränkt sind, auf das Kulturmedium gelegt und der Erreger gezüchtet. Nun beurteilt man die Hemmhöfe um die Plättchen herum. Das sind jene Areale im Umkreis eines Antibiotikums, welche nicht vom Erreger besiedelt wurden. Je größer der Hemmhof, umso effektiver die Wirkung des Antibiotikums gegen den Erreger.

Nährmedien
enthalten die für den jeweiligen Erreger notwendige Energiequelle, damit er sich vermehren kann.

Viren
benötigen zur Vermehrung Wirtszellen.

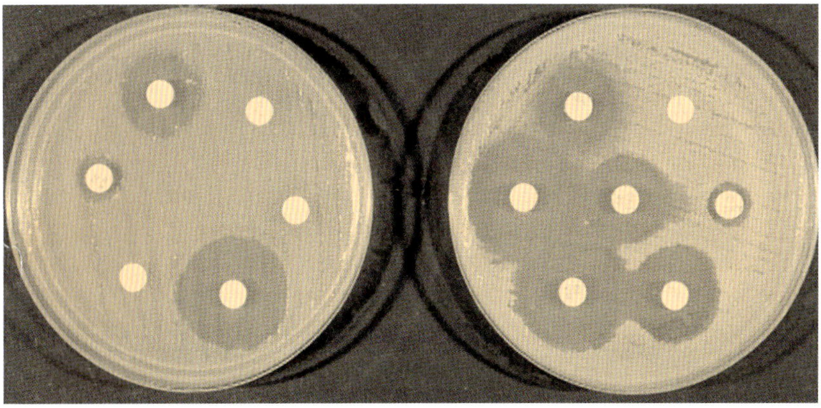

Abbildung 19
Antibiogramm: Ist der Erreger gegen verschiedene Antibiotika empfindlich, entsteht um die jeweiligen mit unterschiedlichen Antibiotika getränkten Testplättchen ein Hemmhof.

4.2.6 Serologischer Erregernachweis

Statt der Erreger werden bei dieser Methode **Antikörper**, die der menschliche Organismus gegen den Erreger bildet, im Serum nachgewiesen. Antikörper sind Immunglobuline, die in bestimmten Erkrankungsphasen von Zellen der spezifischen Abwehr gebildet werden. So können auch durch den Nachweis bestimmter Antikörperuntergruppen akute Infektionen von länger zurückliegenden Erkrankungen unterschieden und auch der Erfolg von Impfungen nachgewiesen werden.

B-Lymphozyten
wandeln sich in Plasmazellen um; diese produzieren Antikörper.

> Im Falle des Nachweises von Krankheitserregern zählen der mikroskopische und der kulturelle Erregernachweis, der Antigennachweis und die PCR-Methode zu den *direkten Nachweisverfahren*, der serologische Nachweis fällt unter den Begriff *indirekte Nachweisverfahren*, da in diesem Fall ja die Reaktion des Immunsystems gegen den Erreger und nicht der Erreger selbst nachgewiesen wird.

4.3 Postmortale Diagnostik – Untersuchungen von Toten

Bei einer unnatürlichen oder unklaren Todesursache muss eine Obduktion (Autopsie) durchgeführt werden. Obduktionen dienen darüber hinaus der Qualitätssicherung im Krankenhaus und sind aus der medizinischen Ausbildung und Forschung nicht wegzudenken. Eine Obduktion, besonders, wenn sie aus rein wissenschaftlichem Interesse erfolgt, darf nicht willkürlich durchgeführt werden. Es muss für diesen Zweck noch zu Lebzeiten das Einverständnis der Patientin oder nach ihrem Ableben die Zustimmung der Hinterbliebenen eingeholt werden.

Zur Klärung der Todesursache ohne Verdacht auf Fremdverschulden wird eine **klinische Obduktion** durchgeführt. Bei Tod infolge einer Straftat, bei Verdacht auf Fremdverschulden oder bei einem Todesfall während einer Operation führen Rechtsmediziner auf richterliche Anweisung eine **gerichtliche Obduktion** durch. Klinische Obduktionen, die aus den oben genannten Gründen durchgeführt werden, und gerichtliche Obduktionen bedürfen keiner Zustimmung der Verstorbenen oder der Hinterbliebenen.

Sanitätspolizeiliche Obduktionen dienen der Abklärung eines Verdachts auf eine Infektionskrankheit als Todesursache.

makro
groß

mikro
klein

Bei einer Obduktion wird zuerst der ungeöffnete Leichnam genau inspiziert, dann werden die Organe entnommen und **makroskopisch** untersucht; das heißt, die Pathologin sieht sich die Organe genau an. Sie stellt eine vorläufige Obduktionsdiagnose, die das Grundleiden, tödlich verlaufene Komplikationen und die unmittelbare Todesursache beinhalten. Danach werden die Organe und im Besonderen die Gefäße (Vorhandensein von Thromben) eröffnet und begutachtet. Erst dann werden suspekte Gewebe **mikroskopisch** beurteilt. Jeder Befund muss genau dokumentiert werden.

Nach Erhebung aller Befunde wird die endgültige Obduktionsdiagnose gestellt.

Der pietätvolle Umgang mit den Verstorbenen sollte eine Selbstverständlichkeit sein und wird auch im österreichischen Strafgesetzbuch unter StGB §190, Störung der Totenruhe, klar geregelt:

> *„Wer einen Leichnam oder Teile eines Leichnams oder die Asche eines Toten einem Verfügungsberechtigten entzieht […], ferner wer einen Leichnam misshandelt […], ist mit Freiheitsstrafe bis zu sechs Monaten oder mit einer Geldstrafe bis zu 360 Tagessätzen zu bestrafen.“*

4.4 Organspende

Da die Gesetze in den unterschiedlichen Ländern, selbst innerhalb der Europäischen Union, stark voneinander abweichen, wird zunächst die gesetzliche Regelung der Organentnahme in Österreich beschrieben.

In Österreich ist die Organentnahme zu Spenderzwecken im **Krankenanstaltengesetz von 1982** klar geregelt. In §62a heißt es sinngemäß, dass ein Spenderorgan nur dann entnommen werden darf, wenn dem Arzt keine Erklärung vorliegt, in der die Verstorbene oder ihre gesetzliche Vertretung noch **vor** dem Ableben der etwaigen Spenderin eine Organspende ausdrücklich abgelehnt hat. Das heißt, dass in Österreich die sogenannte Widerspruchsregelung gilt. Bei Kindern können die Eltern als gesetzliche Vertretung eine **Widerspruchserklärung** einbringen.

Dieser Widerspruch gegen eine Organentnahme kann im sogenannten Widerspruchsregister des Österreichischen Bundesinstitutes für Gesundheitswesen (ÖBIG) registriert werden. Jedes österreichische Transplantationszentrum muss sich vor der Organentnahme versichern, dass kein Widerspruch vorliegt. Das Widerspruchsregister kann rund um die Uhr eingesehen werden.

https://www.oesterreich.gv.at/themen/gesundheit_und_notfaelle/organtransplantation/3/Seite.2510008.html

Diese Regelung gilt auch für ausländische Besucher, die sich in Österreich aufhalten, ungeachtet der gesetzlichen Regelung in ihrem Heimatland.

In einigen anderen Ländern, so auch in Deutschland, gilt eine Zustimmungslösung. Die Zustimmung zu einer Organspende kann noch zu Lebzeiten durch einen Organspendeausweis oder eine Patientenverfügung kundgetan werden.

Vor der Organentnahme muss von einer zur selbstständigen Berufsausübung befähigten Ärztin, die weder an der Organentnahme noch an der Transplantation beteiligt ist, der **Hirntod** des Spenders festgestellt werden (siehe Kapitel 5.8). Organe von Hirntoten können bis zur Organentnahme durchblutet werden; es ist naheliegend, dass in einem solchen Fall die Qualität der Organe und dadurch die Prognose für die Empfängerin am besten ist.

Es werden auch Organe von herztoten Spendern zu Transplantationszwecken entnommen. Diese Organe entsprechen allerdings qualitativ nicht den Organen, die permanent durchblutet wurden. Daher eignen sich unter diesen Umständen nicht alle Organe zur Transplantation.

Alle Arten von **Implantaten** (z. B. Hüftgelenke, Zähne) gehören dem Empfänger und gelten nach dem Tod als Leichenteile. Sie werden nach seinem Tod nicht entfernt. Ausgenommen von dieser Regelung sind Herzschrittmacher vor einer **Kremation**.

Kremation
Verbrennen eines Leichnams, Feuerbestattung

Vertiefung des Lernstoffes

Es mag überraschen, dass Pathologinnen den Großteil ihrer Arbeit an lebenden Patienten durchführen. Histologische und zytologische Untersuchungen sind sowohl in der Diagnosestellung als auch bei der Sicherung von Therapien unumgänglich. Spezielle Färbungen ermöglichen die mikroskopische Darstellung unterschiedlicher Strukturen und Erreger, Bakterien lassen sich aber auch auf Nährmedien züchten oder durch spezifische Antikörper im Blut nachweisen. Natürlich unterliegt zuletzt auch die Klärung der Todesursache dem Können und der gewissenhaften Arbeit des Pathologen.

1. Welches „Material" wird bei der histologischen und bei der zytologischen Diagnostik untersucht?
2. Nennen Sie die Anwendungsgebiete der histologischen und der zytologischen Diagnostik und überlegen Sie einige Beispiele dazu.
3. Was ist eine Biopsie? Welche Methoden der Biopsie unterscheidet man?
4. Beschreiben Sie den Vorgang der Schnellschnittuntersuchung und der Paraffinschnittuntersuchung: Wann wird welcher Methode der Vorzug gegeben?
5. Wie können Zellen zur zytologischen Untersuchung gewonnen werden?
6. Wie heißt die gängigste Färbemethode zur Zelldiagnostik?
7. Was sagen die einzelnen Stadien der Tumordiagnostik nach Papanicolaou aus?
8. Worauf beruhen die immunhistochemische und die molekularpathologische Diagnostik?
9. Was kann mit der kulturellen und der serologischen Methode nachgewiesen werden? Wie funktionieren diese beiden Methoden?
10. Wodurch unterscheidet sich die klinische von der gerichtlichen und der sanitätspolizeilichen Obduktion?
11. Wie ist die Organspende in Österreich geregelt?

Nennstiel, Simon (2019): BASICS Allgemeine Pathologie. Urban & Fischer/Elsevier.

5 Ursachen, Verlauf und Folgen von Krankheit

Nach dem Studium dieses Kapitels sollten Sie ...

... die Begriffe Ätiologie, Pathogenese und Disposition erklären können.

... die Grundlagen des Immunsystems kennen.

... das Wechselspiel von Virulenz des Erregers und Resistenz des menschlichen Organismus beschreiben können.

... den Krankheitsverlauf nach seinem stadienhaften und zeitlichen Ablauf erklären können.

... die Folgen von Krankheit ableiten können.

... die Phasen des Sterbens und die Zeichen des Todes erklären können.

Wegen der zahlreichen Definitionsmöglichkeiten für den Begriff Krankheit wollen wir es dabei belassen, dass Krankheit ein Abweichen von der von der WHO festgelegten Definition für Gesundheit, nämlich dem *„Zustand völligen körperlichen, geistigen und sozialen Wohlbefindens“*, ist.

Krankheit ist ein dynamischer Zustand, der auf mannigfache Weise entstehen kann. Ihr Verlauf macht alle Abstufungen von vollständiger Wiederherstellung bis zum Tod möglich.

5.1 Krankheitsursache – Ätiologie

Die Ätiologie ist die **Lehre von den Krankheitsursachen** und beschäftigt sich sowohl mit äußeren Einflüssen, die auf den menschlichen Körper einwirken (z. B. Mikroorganismen, Ernährung, chemische und physikalische Umwelteinflüsse wie Strahlen, Hitze oder Kälte), als auch mit inneren Gegebenheiten, die vererbt, aber auch im Laufe des Lebens erworben werden können.

5.1.1 Äußere Krankheitsursachen

Äußere Krankheitsursachen dringen aus der Umwelt in den Körper ein oder wirken schädigend auf den menschlichen Organismus. Sie können lebendig oder unbelebt sein.

Zu den belebten Krankheitsursachen zählen die **Mikroorganismen**, mikroskopisch kleine ein- oder mehrzellige Lebewesen wie Bakterien, Mykoplasmen, Chlamydien, Rickettsien, Pilze, Protozoen (Malaria-Plasmodien) und mit Einschränkung Viren. Letztere sind streng genommen keine selbstständigen Lebewesen, da sie Wirtszellen für ihre Vermehrung benötigen.

Viren
besitzen entweder DNA oder RNA. Da Nukleinsäuren für die Fortpflanzung und für die Proteinbiosynthese notwendig sind, braucht ein Virus für diese Vorgänge eine Wirtszelle, die die fehlende Nukleinsäure zur Verfügung stellt.

Selbstverständlich zählen zu den äußeren Ursachen auch vielzellige, durchaus mit freiem Auge erkennbare Krankheitserreger wie Würmer, Egel oder andere **Parasiten**.

Abbildung 20
Vergleich Bakterium – Virus

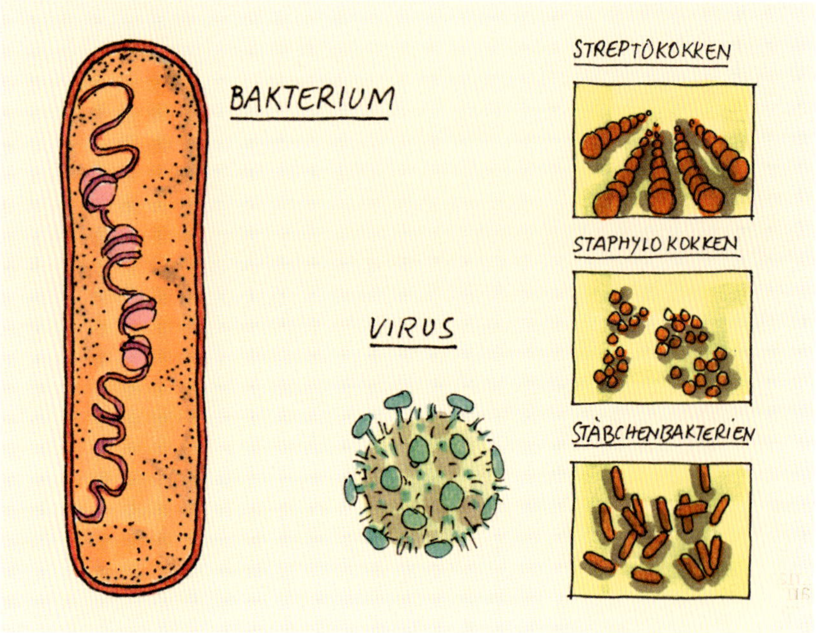

Nicht weniger umfangreich ist die Anzahl der unbelebten äußeren Krankheitsursachen wie ionisierende Strahlen (Röntgenstrahlung, radioaktive Strahlung), Hitze und Kälte oder mechanische Gewalteinwirkung, die wir unter **physikalischen Ursachen** zusammenfassen.

Chemische Verursacher von Krankheiten sind Gifte, Säuren und Laugen. Auch **nahrungsbedingte Krankheitsursachen** wie Mangelernährung oder die übermäßige Zufuhr von Nährstoffen und Vitaminen sind häufig Auslöser von Erkrankungen.

5.1.2 Innere Krankheitsursachen

Innere Krankheitsursachen entstehen quasi im Körper selbst, sie können angeboren, vererbt oder erworben sein. Dazu gehören **genetische Ursachen**, die Fehlbildungen und Erbkrankheiten zur Folge haben können, **Störungen des Immunsystems** als Auslöser von Allergien und Autoimmunerkrankungen oder auch **hormonelle Störungen**.

konnatal
angeboren; von lat. „natus" für „geboren"

Angeborene oder konnatale Erkrankungen können genetisch bedingt sein oder durch Infektionskrankheiten (Röteln, Toxoplasmose), chronische Erkrankungen der werdenden Mutter (Diabetes mellitus, Bluthochdruck), durch Tabak-, Drogen- oder Alkoholkonsum während der Schwangerschaft, durch Blutgruppenunverträglichkeiten oder durch Sauerstoffmangel während der Geburt verursacht werden.

Nicht jede angeborene Erkrankung ist auch eine vererbte Erkrankung. So ist die Rötelnembryopathie zwar angeboren, aber keinesfalls genetisch vererbt. Angeboren bedeutet nur, dass ein Kind mit der Erkrankung geboren wird.

5.2 Krankheitsentstehung - Pathogenese

Unter Pathogenese versteht man die Entstehung und die weitere Entwicklung einer Erkrankung.

Die kausale **Pathogenese** beschreibt den ursächlichen Zusammenhang zwischen Auslöser und Krankheit, also **warum** eine Krankheitsursache zur Krankheit führt.

causa
(lat.) Ursache
(kausal: ursächlich)

Viele Faktoren, wie die Abwehrlage und der Allgemeinzustand des Organismus, seine Lebensgewohnheiten, der Ernährungszustand und mögliche Vorerkrankungen, spielen dabei eine wesentliche Rolle.

Die formale **Pathogenese** beschreibt die Vorgänge im Körper und die anatomischen und funktionellen Organveränderungen während der Erkrankung sowie deren Ausgang. Sie erklärt letztendlich, **wie** es zur aktuellen Krankheitssymptomatik kommt.

formalis
(lat.) an eine Form gebunden

Diese Begriffe lassen sich am Beispiel einer eitrigen Mandelentzündung gut darstellen. Auslöser, also die Ätiologie der Erkrankung, sind Streptokokken. Da unser Immunsystem in diesem Fall den Eitererregern anscheinend nicht gewachsen ist, erkranken wir. Das verstehen wir unter **kausaler Pathogenese**. Den Vorgang der Auseinandersetzung unserer Abwehrzellen mit den Bakterien, die Phagozytose und das Auflösen der Erreger und der Phagozyten bis hin zur Entstehung der Eiterherde in den Mandeln bezeichnet man als **formale Pathogenese**.

phagozytieren
Fresszellen nehmen Fremdstoffe in ihr Zytoplasma auf und verdauen sie

5.3 Krankheitsbereitschaft - Disposition

Disposition ist die individuelle Empfänglichkeit eines Organismus dafür, an bestimmten Krankheiten zu erkranken.

Diese Anfälligkeit hängt vom jeweiligen Alter, vom Geschlecht, von genetischen Voraussetzungen, vom Ernährungszustand, von der momentanen Abwehrlage und auch von der anatomischen Konstitution des Individuums ab. Die Bereitschaft zu erkranken ist von Mensch zu Mensch verschieden, aber auch beim Einzelindividuum nicht zu jedem Zeitpunkt gleich.

So erkranken Frauen aufgrund ihrer anatomischen Voraussetzungen und ihrer geschlechtsspezifischen Hormone signifikant häufiger an Brustkrebs als Männer und ältere Frauen häufiger als junge; Kinder erkranken wegen ihres geringeren Antikörperpools öfter als Erwachsene an Infektionskrankheiten – und junge Menschen aufgrund der Potenz ihres Immunsystems seltener als alte Menschen.

Erworbene Immundefizite wie AIDS verschlechtern während des Krankheitsverlaufs zunehmend die Immunlage der Erkrankten; die Disposition, an opportunistischen Infektionen zu erkranken, steigt.

opportunistische Infektion
Infektion durch Erreger, die zur Normalflora des menschlichen Organismus gehören und erst bei geschwächtem Immunsystem Erkrankungen hervorrufen können.

Resistenz
Widerstandsfähigkeit; von lat. „resistere" für „Widerstand leisten"

5.4 Immunität und Resistenz

Unser **Immunsystem** schützt uns gegen schädigende Einflüsse von außen, vor allem gegen Krankheitserreger. Es hält die körpereigene Bakterienflora in Schach und sondert mutierte Zellen weitgehend aus.

Beim Menschen unterscheiden wir zwei Arten der Immunität, die eng miteinander verknüpft sind: Die **angeborene Immunität** schützt uns vom Tag unserer Geburt an und wirkt unspezifisch. Das heißt, diese Art der Abwehr stürzt sich auf jeden Eindringling in unseren Körpern, egal, ob wir schon Kontakt mit ihm hatten oder nicht. Ihre Abwehrzellen sind hauptsächlich Fresszellen (Phagozyten) und Zellen, die durch ihre Inhaltsstoffe, wie Enzyme oder Toxine, den Erreger direkt angreifen.

> Zellen der angeborenen unspezifischen Immunität sind die Granulozyten, die Monozyten, die dendritischen Zellen und die natürlichen Killerzellen.

Die **erworbene oder spezifische Immunität** bekämpft hingegen Erreger, mit denen der Körper schon einmal Kontakt hatte, sehr effektiv und schnell über Antigen-Antikörper-Reaktionen. Die Zellen dieses Systems sind die B- und T-Lymphozyten sowie die Plasmazellen, die aus den B-Zellen entstehen und eine Vielzahl von Antikörpern (Immunglobulinen) produzieren.

> Zellen der erworbenen spezifischen Immunität sind die T-Lymphozyten, die B-Lymphozyten und die daraus entstehenden Plasmazellen.

Das Prinzip aktiver Impfungen ist das Erreichen einer Immunität durch die Bildung von Antikörpern nach Kontakt mit abgeschwächten oder abgetöteten Erregern.

Unter **Resistenz** versteht man in diesem Zusammenhang die **Widerstandskraft** eines Organismus gegen Krankheiten. Der Mensch kann durch die oben beschriebenen Vorgänge (Impfung) oder durch das Durchmachen einer Infektionskrankheit Resistenz gegen einen Erreger erwerben.

Resistenz bedeutet aber auch im weiteren Sinn die Unempfindlichkeit von Zellen oder Geweben gegenüber verschiedenen Substanzen. So können zum Beispiel Bakterien unempfindlich, also resistent, gegenüber Antibiotika werden und Körperzellen beim Diabetes-mellitus-Typ II resistent gegenüber Insulin sein.

Tabelle 20
Angeborene und erworbene Immunität

	Angeborene, unspezifische Immunität	Erworbene, spezifische Immunität
Zellen	neutrophile, basophile und eosinophile Granulozyten; Monozyten (Makrophagen); natürliche Killerzellen, dendritische Zellen	T-Lymphozyten B-Lymphozyten
Humorale Faktoren	Komplementsystem, Zytokine, Lysozyme, akute Phase-Proteine, Interferone	(B-Lymphozyten Plasmazellen): bilden Antikörper

5.5 Virulenz

Virulenz
von lat. „vis“ für „Kraft, Stärke, Gewalt“

Die Virulenz ist eine Eigenschaft des **Erregers**, sie ist quasi seine krankmachende Potenz.

Resistenz des Organismus und Virulenz des Erregers sind bei der Entstehung von Krankheiten die klassischen Gegenspieler, frei nach dem Motto: „Der Stärkere gewinnt!“

Halten sich Virulenz des Erregers und Resistenz des Organismus die Waage, sprechen wir von einer **latenten Infektion**, die sowohl in die eine als auch in die andere Richtung kippen kann, wenn sich die Immunitätslage des Menschen ändert. So schlummern zum Beispiel Herpeserreger ein Leben lang in den Ganglienzellen infizierter Menschen. Lässt die Resistenz vielleicht durch Erschöpfung oder das Auftreten zusätzlicher Infektionskrankheiten nach, dann sprießen die Fieberblasen. Geht es uns rundum gut, treten auch keine schmerzenden Bläschen auf.

Überwiegt die Resistenz gegenüber der Virulenz, dann werden wir trotz Infektion nicht krank werden, wir werden den Erreger erfolgreich bekämpfen; dabei sprechen wir von einer **inapperenten Infektion**.

Im umgekehrten Fall wird sich aus einer Infektion eine Infektionskrankheit entwickeln. Das bezeichnet man als **manifeste Infektion**.

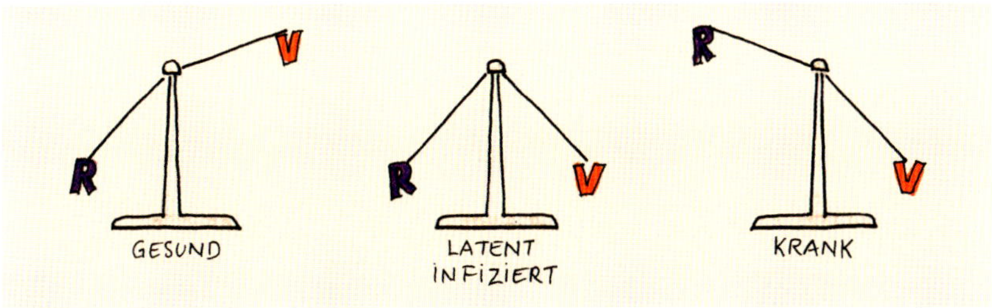

Abbildung 21
Abhängigkeit von Resistenz und Virulenz

5.6 Krankheitsverlauf

Die meisten Erkrankungen laufen nach einem typischen zeitlichen Schema ab. Zusätzlich lassen sich Krankheiten auch nach der Dauer ihres Verlaufs unterscheiden.

5.6.1 Krankheitsstadien

Folgende Krankheitsstadien laufen typischerweise hintereinander ab: Latenzstadium ▸ Prodromalstadium ▸ Manifestationsstadium ▸ Rekonvaleszenzstadium oder Tod.

latens
(lat.) verborgen

incubare
(lat.) ausbrüten

Inkubationszeit
Zeitraum von der Infektion bis zum Krankheitsausbruch

prodromus
(lat.) Eilbote, Kurier

manifestatio
(lat.) Offenbarung

Im **Latenzstadium** entscheidet sich, ob sich der Organismus gegen den Verursacher der Krankheit durchsetzen kann. Hier spielen Faktoren wie die momentane Abwehrlage der Betroffenen und die Virulenz des Erregers eine wesentliche Rolle. In dieser Phase treten noch keine klinischen Symptome auf. Bei Infektionskrankheiten verwenden wir für diese Phase auch den Begriff **Inkubationszeit**, die bei den unterschiedlichen Erregern verschieden lang und für den jeweiligen Erregertyp charakteristisch ist. Unterliegt die Resistenz des betroffenen Organismus der Virulenz des Erregers, dann setzt sich der Krankheitsverlauf fort. Es kommt zum **Prodromalstadium** mit uncharakteristischen Allgemeinsymptomen wie Fieber, Schüttelfrost, Kopf- und Gliederschmerzen. In dieser Phase fühlen wir uns einfach krank.

Im darauffolgenden **Manifestationsstadium** treten nun die für die jeweilige Erkrankung typischen Symptome auf. Das könnten die eitrigen Mandeln bei einer Streptokokkenangina oder wässriger Durchfall bei einer Cholera sein. Ist ein Symptom typisch für eine Erkrankung, sprechen wir von einem Kardinalsymptom.

convalescere
(lat.) kräftig werden

Im **Rekonvaleszenzstadium** klingen die Symptome wieder ab, der Organismus wird wieder gesund.

Selbstverständlich kommt es nicht bei jeder Erkrankung zur Genesung. Erkrankungen können auch chronisch ohne Heilung oder im schlimmsten Fall mit dem Tod enden.

5.6.2 Krankheitsdauer und Krankheitsverlauf

Krankheiten können auch nach ihrem zeitlichen Ablauf klassifiziert werden:

Akut verläuft eine Erkrankung, wenn sie einen raschen Krankheitsbeginn zeigt und nur kurz, also wenige Tage bis zu zwei Wochen, andauert. Beispiele für einen akuten Verlauf wären ein banaler grippaler Infekt oder ein unkomplizierter Harnwegsinfekt.

Perakute Erkrankungen zeichnen sich durch einen außergewöhnlich schnellen und dramatischen Verlauf von wenigen Stunden bis Tagen mit einem schlagartigen Beginn aus. Solche Erkrankungen nehmen häufig einen letalen Ausgang, da effiziente Therapien oft nicht schnell genug verabreicht werden können. Grippepneumonien zeigen häufig einen perakuten Verlauf, sie spiegeln sich in der hohen Mortalitätsrate von Grippepandemien wider. Auch die von (Kinder)ärzten gefürchtete Meningokokkensepsis nimmt häufig einen schicksalhaften Verlauf und führt innerhalb weniger Stunden zum Tod des erkrankten Kindes.

Meningokokken
Diplokokken, Erreger der Meningitis

fulminant
von lat. „fulmen" für „der Blitz", prächtig

Ähnlich schnell ist ein fulminanter **Verlauf**: Dabei wird noch mehr die Rasanz und die Schwere der Erkrankung betont, die meist mit dem Tod endet. So kann eine massive Pulmonalembolie mit einem Sekundenherztod enden – ein Ausdruck, der die Dramatik eines solchen Geschehens erahnen lässt.

Unter einem **subakuten Krankheitsverlauf** ordnet man hingegen Erkrankungen ein, die schleichend beginnen, ohne dass man den Krankheitsbeginn exakt benennen könnte, und die einen längeren Verlauf mit häufig weniger heftiger Symptomatik aufweisen. Nichtsdestotrotz können subakute Erkrankungen einen schicksalhaften Verlauf nehmen, wenn man bedenkt, dass die subakute sklerosierende Panenzephalitis, die als Komplikation einer Masernerkrankung auftreten kann, über Jahre unweigerlich zum Tod führt.

Chronische Erkrankungen verlaufen hingegen über Monate bis Jahre, wobei **primär chronische** Krankheiten langsam und schleichend beginnen (z. B. Diabetes mellitus Typ 2), während **sekundär chronische** Erkrankungen akut beginnen und dann in eine chronische Verlaufsform übergehen. Ein Beispiel für einen sekundär chronischen Verlauf ist die chronische Bronchitis, die akut beginnt und erst nach einem mindestens zweijährigen Verlauf als eine solche bezeichnet wird. Auch der Diabetes mellitus Typ 1 wird erst nach einem akuten Beginn chronisch.

Diabetes mellitus Typ 1
Autoimmunerkrankung gegen Inselzellen des Pankreas

Diabetes mellitus Typ 2
Erschöpfung der Inselzellen durch vermehrtes Nahrungsangebot

Rezidivierende Erkrankungen
zeigen einen chronischen Verlauf, der aber von symptomarmen (symptomfreien) Intervallen unterbrochen ist. Die einzelnen Krankheitsschübe haben den Charakter eines akuten Krankheitsverlaufs.

Rezidivierende Verlaufsformen weisen auf ein Wiederauftreten derselben Erkrankung hin, unterbrochen von mehr oder weniger symptomfreien Phasen. Der Morbus Crohn und die Colitis ulcerosa zeigen typische, immer wiederkehrende, schwere akute Krankheitsschübe mit Entzündungen der Darmschleimhaut, unterbrochen von symptomarmen Intervallen.

Rezidivierende Erkrankungen verlaufen nach der Erkrankungsdauer insgesamt chronisch; charakteristisch sind aber die wiederkehrenden akuten Schübe, die wir auch bei der chronischen Pankreatitis oder bei der Multiplen Sklerose beobachten können. Die einzelnen Schübe zeigen den Charakter einer akuten Erkrankung.

Ein **Symptom** ist ein Krankheitszeichen, z. B. Fieber, Erbrechen oder Kopfschmerzen.

Unter einem **Kardinalsymptom** versteht man ein für eine Krankheit typisches Symptom, wie die Hyperglykämie beim Diabetes mellitus.

Hyperglykämie
zu viel Zucker im Blut

	Beginn	Verlauf	Beispiel
akut	rasch	kurz (wenige Tage bis zwei Wochen)	grippaler Infekt, akute Enteritis
perakut	schlagartig	sehr kurz, häufig letaler Ausgang	Grippepneumonie, Meningokokkensepsis
fulminant	schlagartig	rasanter, schwerer Verlauf; endet meist mit dem Tod	massive Pulmonalembolie
primär chronisch	langsam, schleichend	Monate bis Jahre	Diabetes mellitus Typ 2
sekundär chronisch	akut	chronisch	chronische Bronchitis, Diabetes mellitus Typ 1
rezidivierend	Wiederauftreten der Erkrankung mit symptomarmen (symptomlosen) Intervallen		Morbus Crohn, Colitis ulcerosa, Multiple Sklerose, Herpes simplex

Tabelle 21
Formen des Krankheitsverlaufs

Epicanthus
Falte am inneren Lidwinkel

Ein **Syndrom** ist ein Symptomenkomplex. Darunter versteht man eine Anhäufung von Symptomen, die zusammen ein typisches Bild ergeben, z.B. den Epicanthus, die Vierfingerfurche und die Sandalenlücke beim Down-Syndrom.

5.7 Krankheitsfolgen

Krankheiten können vollständig oder unter Ausbildung bleibender Defekte ausheilen; sie können nach dem Abklingen wieder auftreten oder im schlimmsten Fall mit dem Tod enden.

Auch Operationswunden kommen in der Regel durch die exakte Schnittführung und die sterilen Wundverhältnisse einer **Restitutio ad integrum** sehr nahe.

Heilt eine Krankheit ohne Folgen für das betroffene Gewebe vollständig aus, spricht man von einer Wiederherstellung zur Unversehrtheit, einer **Restitutio ad integrum.** So ein Verlauf ist bei banalen Infekten oder oberflächlichen Wunden zu erwarten, die Patientin wird wieder ganz gesund.

Bei einer **Reparatio**, also einer „Reparatur" oder Defektheilung, bleibt eine Beeinträchtigung auch nach vollständigem Abklingen des Krankheitsgeschehens zurück. Es entstehen Narben durch Gewebsverletzung oder Gewebszerstörung, nach einem Infarkt, nach Verbrennungen oder Entzündungsreaktionen.

Rezidivierend verlaufen Krankheiten, die nach Abklingen der Symptome wieder auftreten, wie wir das zum Beispiel vom Herpes labialis, also von den Fieberblasen kennen, deren Erreger im Körper schlummern und nur aktiv werden, wenn unser Immunsystem es zulässt. Auch bei bösartigen Tumoren besteht die Möglichkeit, dass nach Therapie und scheinbarer Heilung nach Monaten oder sogar Jahren Rezidive auftreten.

Von einer **Remission** sprechen wir, wenn es zu einem Abklingen von Symptomen oder zu einer Verkleinerung von Tumoren kommt, ohne dass die Erkrankung vollständig ausgeheilt ist. Es handelt sich häufig um eine nur vorübergehende Besserung der Krankheit. Von einer **Teilremission** spricht man, wenn die Symptome teilweise abgeklungen sind oder ein Tumor zwar noch vorhanden ist, aber deutlich geschrumpft ist. Bei einer **kompletten Remission** sind die Krankheitssymptome zumindest für einen längeren Zeitraum nicht mehr nachweisbar. **Spontanremissionen** sind deutliche Verbesserungen oder Heilungen ohne ärztliche Therapie, die so eigentlich nicht zu erwarten waren. Solche unerwarteten Selbstheilungen können sehr selten sogar bei Tumoren auftreten.

Krankheiten können aber auch einen **chronischen Verlauf** nehmen oder zu einer dauernden Beeinträchtigung der Lebensqualität, zu einem **Leiden** führen.

Verschlechtert sich eine Erkrankung, bezeichnet man dies als **Progredienz oder Progression**, sie zeigt einen progredienten oder progressiven Verlauf.

Kann die Erkrankung nicht zum Stillstand gebracht werden und nimmt sie einen dramatischen Verlauf, endet sie im ungünstigsten Fall mit dem **Tod**.

5.8 Sterben und Tod

Sterben
ist der Übergang vom Leben zum Tod; dieser Prozess kann bis zu einem bestimmten Punkt reversibel sein.

Sterben ist ein fließender Vorgang, bei welchem die drei lebensnotwendigen Organsysteme – das zentrale Nervensystem, das Herz-Kreislauf-System und das Atemsystem – zunehmend ihre Funktionen einbüßen, was letztendlich zu einem Funktionsverlust aller übrigen Organe führt und mit dem Tod endet. Es laufen drei Phasen ohne klare Abgrenzung fließend hintereinander ab: **der klinische Tod, der Hirntod und der biologische Tod.**

Drei Phasen des Sterbens
klinischer Tod – Hirntod – biologischer Tod

Unter **klinischem Tod** versteht man das Versagen mindestens eines der oben genannten lebensnotwendigen Organsysteme, was letztendlich in einem Atem- und einem Herz-Kreislauf-Stillstand mündet. Prinzipiell besteht während dieser Phase noch die Möglichkeit einer Reanimation. Der Patient weist die unsicheren Zeichen des Todes auf, es sind keine Pulse tastbar, keine Reflexe und keine Atemtätigkeit nachweisbar, die Pupillen sind geweitet und reagieren nicht mehr auf Lichtreize und die Haut ist kühl und blass.

Werden keine schnellen Maßnahmen zur Reanimation ergriffen und die Zirkulation des Blutes und die Atmung unterstützt, hält der Sauerstoffmangel in den Organen an und es tritt nach wenigen Minuten der endgültige biologische Tod ein. Er ist durch einen irreversiblen Zusammenbruch aller Organfunktionen gekennzeichnet. Eine Reanimation ist in dieser Phase nicht mehr möglich, die sicheren Todeszeichen, wie Totenstarre und Totenflecken, beginnen sich auszubilden.

biologischer Tod
der endgültige Verlust der Lebensfunktionen; dieser Zustand ist irreversibel

EEG
Elektroencephalogramm; Aufzeichnen der Hirnströme

Karotisangiografie
radiologische Darstellung der Halsschlagader mit Kontrastmittel

Der **Hirntod** ist ein Zustand, der in der Transplantationsmedizin eine besondere Rolle spielt. Er tritt als Folge von Erkrankungen oder Verletzungen des Gehirns auf, die Möglichkeit, die Vitalfunktionen des Körpers intensivmedizinisch aufrecht zu erhalten, bleibt bestehen. Die häufigste Ursache für einen Hirntod sind intrakranielle Blutungen oder eine Minderversorgung des Gehirns mit Sauerstoff (Schlaganfall). Er ist charakterisiert durch die fehlende Spontanatmung, eine fehlende Pupillenreaktion, eine Nulllinie im **EEG** über 30 Minuten als Ausdruck der fehlenden Hirnaktivität und einen Zirkulationsstillstand des Kreislaufs, der durch eine **Karotisangiografie** nachgewiesen werden kann.

Die exakte Feststellung des irreversiblen Hirntodes ist vor der Entnahme von Organen zum Zwecke der Transplantation unerlässlich! Der irreversible Hirntod muss in diesem Fall von an der Organentnahme und an der Transplantation unbeteiligten Medizinerinnen festgestellt werden.

Der Hirntod bietet also die Möglichkeit, sonst unversehrte Organe zur Transplantation aus dem Körper zu entnehmen. Dabei werden – trotz irreversibler Funktionslosigkeit des Gehirns – die Atmung und die Herz-Kreislauf-Tätigkeit durch intensivmedizinische Maßnahmen aufrechterhalten. Der Körper kann nur durch Maschinen am Leben erhalten werden, spontane Vitalfunktionen fehlen. Dieser Zustand wird als dissoziierter Hirntod bezeichnet. Auf diese Weise könnte eine hirntote schwangere Frau ihr Kind austragen oder es könnten Organe zu Spenderzwecken im Spenderkörper erhalten bleiben.

Die Phase zwischen klinischem Tod und dem darauffolgenden biologischen Tod ist durch den schrittweisen Funktionsverlust der Organe gekennzeichnet. Sie wird als **intermediäres Leben** bezeichnet.

Als Eintrittspunkt des Todes sieht man gewöhnlich jenen Moment an, an dem die Atem- und Herztätigkeit und/oder die Gehirnaktivität erlischt.

Nicht jeder Mensch legt Wert darauf, reanimiert zu werden. Viele möchten auch nicht jede Behandlung ertragen müssen, wenn sie schwer erkrankt sind und es unmöglich geworden ist, sich zu Behandlungswünschen zu äußern. In Österreich gibt es seit dem 1. Juni 2006 die Möglichkeit, eine **Patientenverfügung** zu verfassen, solange man noch im Vollbesitz seiner geistigen Kräfte ist.

Das Formular für die Patientenverfügung ist unter folgender Internetadresse einzusehen und bei Bedarf herunterzuladen:

https://www.sozialministerium.at/Themen/Gesundheit/Medizin-und-Gesundheitsberufe/Medizin/Patientenverfuegung.html

5.9 Zeichen des Todes

Zur Feststellung des Todes müssen verschiedene Kriterien, die sogenannten Zeichen des Todes, erfüllt sein: Schon der **nahende Tod** lässt sich an der Bewusstseinslage der Patientin und den Veränderungen der **Vitalfunktionen** erahnen. Es kommt zur Funktionsverminderung der Atmung und des Herz-Kreislauf-Systems mit unregelmäßigen Atemzügen, Blutdruckabfall, Absinken der Körpertemperatur, blasser, oft kalt-schweißiger Haut und Eintrübung des Bewusstseins.

5.9.1 Unsichere Zeichen des Todes

Als unsichere Zeichen des Todes gelten die durch die fehlende Kreislaufaktivität verursachte **Totenblässe**, die **Totenkälte** und die **Trübung der Hornhaut**. Diese Zeichen reichen allerdings nicht aus, um den endgültig eingetretenen Tod festzustellen.

Totenflecken
treten 30–60 Min. nach Eintritt des Todes auf; nach 12–18 Stunden sind sie nicht mehr wegdrückbar.

5.9.2 Sichere Zeichen des Todes

Zur Feststellung des biologischen Todes müssen die sicheren Zeichen des Todes, die **Totenflecken (Livores)** und die **Totenstarre (Rigor mortis)**, aufgetreten sein.

Unter Totenflecken **(Livores)** versteht man Blutansammlungen an den tief gelegenen Körperstellen der Toten; bei Liegenden findet man bläulich-violette Flecken am Rücken, in Bauchlage an der Vorderseite des Körpers. Die Flecken fehlen an jenen Stellen, mit denen der Körper auf der Unterlage aufliegt und wo das Blut durch das Gewicht des Toten weggedrückt wird. Jene Stellen erscheinen blass. Livores treten etwa **30–60 Minuten** nach Eintritt des Todes auf und sind nach **12–18 Stunden** nicht mehr wegdrückbar, sie verändern sich dann auch nicht mehr bei Umlagerung der Toten. Totenflecken entstehen durch das Absinken des Blutes entsprechend der Schwerkraft und sind nach Austritt des Blutes aus den Kapillaren in das Gewebe nicht mehr veränderbar.

Wird die Leiche innerhalb der ersten sechs bis acht Stunden anders gelagert, entstehen neue Totenflecken, die „alten“ verschwinden zumindest teilweise, bis zu 16 Stunden sind sie noch eingeschränkt umlagerbar. Treten Totenflecken an unterschiedlichen Körperregionen zugleich auf, wurde die Leiche innerhalb dieses Zeitraumes umgelagert.

Haben die Totenflecken eine hellrote Färbung, liegt der Verdacht auf eine Kohlenmonoxidvergiftung vor.

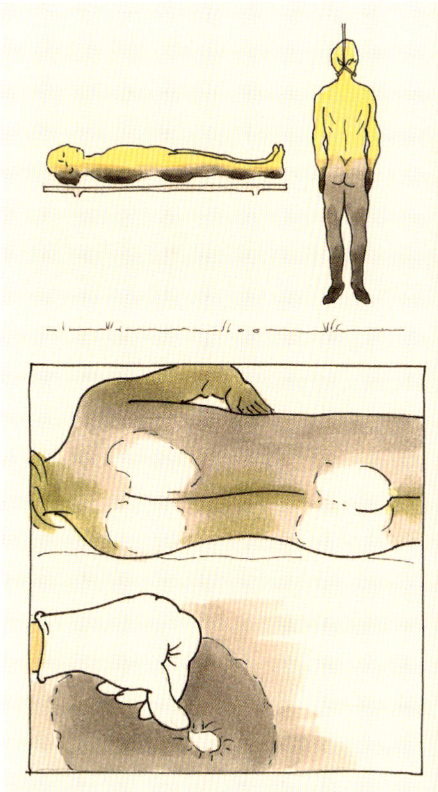

Abbildung 22
Totenflecken (Livores)

Totenstarre
ist nach 6–12 Stunden vollständig ausgebildet und löst sich nach 24–48 Stunden entsprechend der Nysten'schen Regel.

Die Totenstarre **(Rigor mortis)** kommt durch den Mangel an Adenosintriphosphat (ATP), der Energiequelle für die Muskulatur, zustande. Fehlt das ATP, dann bleiben die Muskelproteine Aktin und Myosin fest miteinander verbunden, der Muskel wird starr. Die Totenstarre folgt der sogenannten **Nysten'schen Regel**, die besagt, dass die Starre üblicherweise am Kopf beginnt und sich dann abwärts bis zu den Füßen fortsetzt. Besonders im Bereich von gebeugten Gelenken macht sich die Bewegungsstarre bemerkbar, eine Streckung wird unmöglich. Sie ist nach etwa sechs bis zwölf Stunden voll ausgebildet und löst sich nach 24 bis 48 Stunden wieder in derselben Reihenfolge. Eine warme Umgebungstemperatur und Muskelbewegung unmittelbar vor Eintritt des Todes beschleunigen das Auftreten der Totenstarre, Kälte verzögert hingegen den Vorgang.

Abbildung 23
Totenstarre (Rigor mortis)

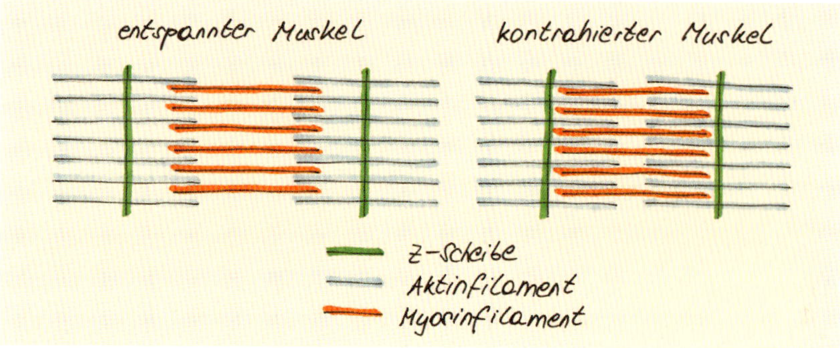

Nysten'sche Regel

Die Totenstarre beginnt am Kopf und schreitet abwärts bis zu den Füßen fort. Sie löst sich in derselben Reihenfolge.

Je nach Umweltbedingungen beginnt nun auch die **Autolyse**, das ist die Selbstverdauung der Gewebe und die Fäulnis durch Bakterien.

5.9.3 Der Scheintod

Beim sogenannten **Scheintod** sind die Lebensfunktionen so reduziert, dass der Eindruck des Todes entsteht. **Es fehlen aber immer die sicheren Zeichen des Todes!**

Anämie
„Blutarmut", Mangel an Erythrozyten oder Hämoglobin

Aceton
Acetongeruch der Atemluft bei diabetischem Koma durch Ketonkörper im Blut

Ursachen für einen Scheintod folgen der sogenannten A-E-I-O-U-Regel (vgl. Bankl, 2003, S. 54):

- A – Alkohol, Anämie, Aceton
- E – Epilepsie, Elektrizität (auch Blitzschlag)
- I – Injury (Schädel-Hirn-Trauma), Intoxikation (Schlafmittel)
- O – Opiate (Suchtmittel)
- U – Urämie, Unterkühlung

Vertiefung des Lernstoffes

Welche Ursachen führen zur Krankheit, welche Abläufe im Organismus spielen bei der Entstehung von Krankheiten eine Rolle? Ob wir gesund bleiben oder erkranken, hängt von zahlreichen Faktoren wie etwa der Disposition, der Virulenz eines Erregers oder der Potenz unseres Immunsystems ab. Krankheiten laufen häufig nach einem typischen Schema ab, sie lassen sich nach ihrem Beginn und ihrem zeitlichen Verlauf klassifizieren. Von diesem Verlauf hängt im Wesentlichen auch der Ausgang einer Erkrankung ab, die Möglichkeiten reichen von einer vollständigen Genesung bis zum Tod. Das Sterben wiederum läuft in mehreren Phasen ab – ein Vorgang, der bis zu einem bestimmten Punkt noch umkehrbar ist. Der endgültige Tod lässt sich durch die sogenannten unsicheren und sicheren Zeichen des Todes bestimmen.

1. Was bedeutet der Begriff „Ätiologie"?
2. Unterscheiden Sie äußere von inneren Krankheitsursachen und benennen Sie diese.
3. Erläutern Sie die Begriffe kausale und formale Genese, Disposition, Resistenz und Virulenz.
4. Welche Zellen gehören der angeborenen und welche der erworbenen Immunität an? Nennen Sie die humoralen Faktoren der angeborenen und der erworbenen Immunität. Was versteht man unter dem Begriff „humoral"?
5. Erklären Sie anhand von Virulenz und Resistenz, wann ein Organismus krank, latent erkrankt und gesund ist.
6. Welche Stadien laufen bei einer Erkrankung üblicherweise hintereinander ab? Was sind die typischen Kriterien der einzelnen Krankheitsstadien?
7. Unterscheiden Sie folgende Krankheitsverläufe hinsichtlich ihres Beginns und Verlaufs: akut, perakut, chronisch, rezidivierend. Suchen Sie zu jedem Verlauf zwei Krankheitsbeispiele.
8. Welche Krankheitsfolgen sind bei einer „restitutio ad integrum", einer Reparatio, einem Rezidiv und einer Remission zu erwarten?
9. Unterscheiden Sie die Begriffe „Sterben" und „Tod".
10. Welche drei Phasen des Todes laufen während des Sterbens in chronologischer Reihenfolge ab?
11. Definieren Sie die Begriffe „dissoziierter Hirntod" und „intermediäres Leben".
12. In welchen Stadien ist noch eine Reanimation möglich?
13. Nennen Sie die unsicheren und die sicheren Zeichen des Todes und gehen Sie genauer darauf ein.
14. Was ist in der A-E-I-O-U-Regel beschrieben?

Schmetzer, Oliver (2015): BASICS Immunologie. Urban & Fischer.

6 Angeborene Erkrankungen

Nach dem Studium dieses Kapitels sollten Sie ...

... die Grundlagen der Vererbung und den Mechanismus von Mutationen verstanden haben.

... angeborene und vererbte Erkrankungen unterscheiden können.

... numerische von strukturellen Chromosomenaberrationen trennen können und die wichtigsten Krankheitsbilder kennen.

... das Prinzip von X-chromosomal vererbten Erkrankungen erklären können und die häufigsten auf diese Weise vererbten Krankheiten kennen.

... die Ursachen und Symptome häufiger vererbter Stoffwechselerkrankungen kennen.

... häufige Ursachen angeborener, aber nicht vererbter Erkrankungen nennen können.

Angeborene Erkrankungen von Neugeborenen können ihre Ursache in einer Störung der genetischen Information haben, sie können aber auch durch Einwirken physikalischer und chemischer **Noxen** während der Schwangerschaft, durch Sauerstoffmangel in der Schwangerschaft oder während der Geburt oder durch Stoffwechselerkrankungen und Infektionskrankheiten der Mutter entstehen. Häufig bleibt die Ursache jedoch ungeklärt.

Noxe
Schadstoff oder schädliche Einwirkung auf den Organismus

Bei weitem nicht jede angeborene Erkrankung ist eine Erbkrankheit!

6.1 Grundlagen

Jede Körperzelle besitzt 46 Chromosomen bzw. 23 Chromosomenpaare, wovon 22 Paare Autosomen und ein Paar die Geschlechtschromosomen oder Gonosomen sind. Die Gesamtheit der Chromosomeneigenschaften eines Individuums wird als **Karyotyp** bezeichnet.

Die Geschlechtschromosomen unterscheiden sich bei Mann und Frau: Die Körperzellen männlicher Individuen weisen ein X- und ein Y-Chromosom auf, weibliche Zellen besitzen zwei X-Chromosomen. Die Chromosomen können während der Zellteilung als **Karyogramm** sichtbar gemacht werden, da sich die DNA, die sonst nur als Chromatin in der Zelle vorhanden ist, verdichtet. Dementsprechend ist der **Karyotyp 46 XY** männlich, ein **Karyotyp 46 XX** ist weiblich.

Jede Geschlechtszelle, das sind Eizelle und Spermienzelle, besitzt zum Zeitpunkt der Befruchtung nur einen einfachen Chromosomensatz, also

karyon
(griech.) Zellkern; die Chromosomen findet man im Zellkern

Karyogramm
geordnete, paarweise Darstellung der Chromosomen; ein Chromosom jedes Paares stammt von der Mutter, das andere vom Vater

22 Autosomen und ein X- oder ein Y-Chromosom. Spermien, die ja durch Teilung einer männlichen Keimzelle mit dem Chromosomensatz 46 XY entstanden sind, besitzen entweder ein X- oder ein Y-Chromosom. Eizellen, deren Ausgangszelle den Chromosomensatz 46 XX beinhaltet, tragen als 23. Chromosom immer ein X.

> Der Karyotyp 46 XY entspricht einem männlichen, der Karyotyp 46 XX einem weiblichen Individuum.

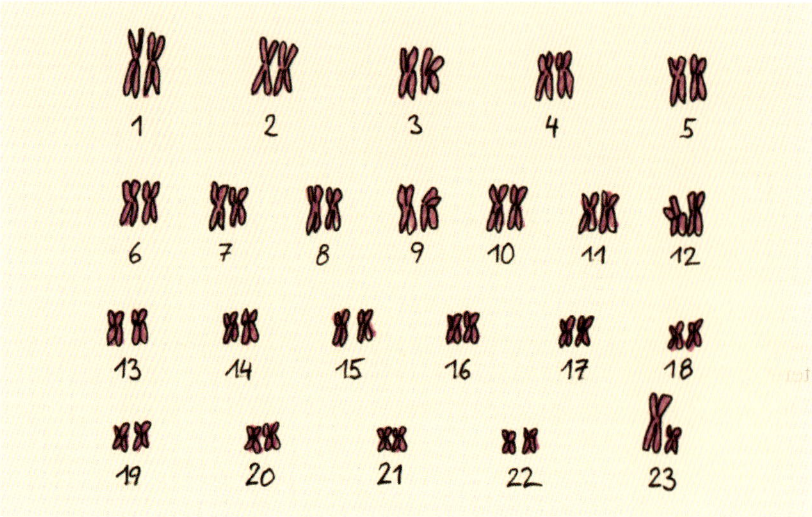

Abbildung 24
Schematische Darstellung eines Karyogramms (Mann)

Geschlechtszellen besitzen einen haploiden oder einfachen Chromosomensatz: 23 X oder 23 Y.

Körperzellen besitzen einen diploiden oder doppelten Chromosomensatz: 46 XX oder 46 XY.

Bei der Befruchtung verschmelzen eine mütterliche Eizelle mit haploidem (einfachem) Chromosomensatz (23 X) und eine väterliche Spermienzelle (23 X oder Y) miteinander und es entsteht die erste diploide (doppelter Chromosomensatz) Zelle des neuen Lebens, die **Zygote**. Aus einer Zygote mit wiederum 22 Autosomenpaaren und zwei X-Geschlechtschromosomen entwickelt sich ein Mädchen; bestehen die Geschlechtschromosomen hingegen aus einem X und einem Y, wird daraus ein Junge entstehen.

> Durch die Verschmelzung von Ei und Spermienzelle entsteht die Zygote, die erste Zelle des neuen Lebens, mit vollständigem doppeltem Chromosomensatz.

Die Schwangerschaft läuft nun in drei Phasen ab:

- Die Keimphase ist die Zeit von der Befruchtung bis zur Einnistung der Eizelle in die Gebärmutterschleimhaut.
- Die Embryonalphase dauert bis zur 10. Schwangerschaftswoche (SSW), in dieser Phase werden die Organe angelegt.
- In der Fetalphase, das ist die Zeit ab der 11. SSW bis zur Geburt, wachsen und reifen die bereits angelegten Organe.

In all diesen Stadien kann es zu Entwicklungsstörungen und daher zu typischen Fehlbildungen kommen. Genetische Erkrankungen können auch schon vor Eintreten einer Schwangerschaft in den noch unbefruchteten Gameten ihren Ursprung haben.

Gametopathien treten bei Gendefekten der Eizelle oder der Spermienzelle auf. Solche Gendefekte und Chromosomenaberrationen kommen durch spontane Mutationen während der Meiose, durch mutagene Schadstoffe oder ionisierende Strahlung zustande und können an die folgenden Generationen vererbt werden.

Gamet
Geschlechtszelle oder Keimzelle (Spermium, Eizelle)

Blastozyste
siegelringförmige Anhäufungen von Zellen, die dem Embryoblasten und dem Trophoblasten entsprechen

Abort (Abortus)
Fehlgeburt

Blastopathien betreffen die befruchtete Eizelle und umfassen die Zeitspanne von der Befruchtung bis 18 Tage nach der Befruchtung. Schädigungen während dieser frühen Phase führen meist zum Abort. Da während dieser Phase auch die Anlage für eineiige Zwillinge entsteht, gehen die Ausbildung siamesischer Zwillinge und Steißbeinteratome, die eine rudimentäre Zwillingsanlage darstellen, auf Störungen während dieser Periode zurück.

Embryopathien entstehen in der 3. bis 10. Schwangerschaftswoche, es kommt zu Störungen bei der **Bildung** von Organen. Je nach Zeitpunkt der teratogenen Einwirkung kommt es zu Schäden an unterschiedlichen Organsystemen. Organe werden gar nicht oder fehlerhaft angelegt. Zu den teratogenen Ursachen gehören eine Reihe von Medikamenten, die während der Schwangerschaft gemieden werden müssen, Alkohol und einige Infektionskrankheiten.

teratogen
fruchtschädigend

Durch später während der Schwangerschaft, also nach der 10. Schwangerschaftswoche, auftretende Schädigungen entstehen **Fetopathien**; da die Organe zu dieser Zeit bereits angelegt sind, ist die Schädigung deshalb meist geringer ausgeprägt. Die **Reifung** und das **Wachstum** der Organe werden beeinträchtigt. Auch hier spielen teratogene Gifte und Krankheitserreger eine wichtige Rolle.

Das Ausbleiben der Entwicklung eines bereits angelegten Organs heißt **Aplasie**, die Anlage ist vorhanden, bleibt aber funktionslos. Unter **Hypoplasie** versteht man die unzureichende Entwicklung eines Organs. **Agenesie** bedeutet hingegen, dass das Organ gar nicht angelegt wurde.

Die Ursachen solcher Fehlbildungen können mannigfaltig sein: Fehlerhafte Gene bezeichnet man als **primäre Ursachen**, sie führen zu **Erbkrankheiten**.

Sekundäre Ursachen wirken von außen auf die Frucht ein: Es kann sich, wie oben erwähnt, um chemische Substanzen handeln, wie bei Alkohol-, Medikamenten- oder Nikotinmissbrauch der werdenden Mutter. Die Noxe kann aber auch physikalischer Natur sein, z. B. Röntgenstrahlen oder Radioaktivität. Nach dem Reaktorunfall von Tschernobyl kamen deutlich mehr Kinder mit angeborenen Fehlbildungen zur Welt. Auch zahlreiche Mikroorganismen wie das Rötelnvirus oder Toxoplasmen führen zu massiven kombinierten Fehlbildungen am Ungeborenen, ebenso wie Stoffwechselerkrankungen der Mutter (z. B. Diabetes mellitus) oder Sauerstoffmangel während der Schwangerschaft.

Reaktorunfall von Tschernobyl: atomarer Supergau am 26. April 1986 im Kernkraftwerk Tschernobyl (Ukraine)

Genesis
(griech.) Entstehung

6.2 Was sind eigentlich Gene?

In der **DNA** finden wir die Basen Adenin, Thymin, Guanin und Cytosin. In der **RNA** ist die Base Thymin durch Uracil ersetzt.

Chromosomen bestehen aus DNA, diese wiederum besteht aus einem doppelten Strang von Nukleotiden, die wie eine Strickleiter angeordnet sind. Nukleotide sind aus einer Base, einer Desoxyribose (einem Zuckermolekül) und einem Phosphatrest aufgebaut. Die Sprossen der Strickleiter werden durch die vier Basen Adenin, Thymin, Guanin und Cytosin gebildet, deren Reihenfolge den Code für unterschiedliche Aminosäuren darstellt. Gene sind Abschnitte dieser DNA-Stränge, die unterschiedlich lang sein können. Jeder dieser Genabschnitte beinhaltet die Information für ein bestimmtes Merkmal, den Bauplan für ein Protein (Eiweiß). Gene sind also **Erbinformationen**, die in der DNA festgeschrieben sind und bei der Zellteilung an die Tochterzellen weitergegeben werden.

Die Chromosomen findet man in jedem Zellkern, das heißt in jeder Zelle des menschlichen Organismus – außer in den Erythrozyten, da diese ja kernlos sind.

Abbildung 25 **Aufbau eines Chromosoms**

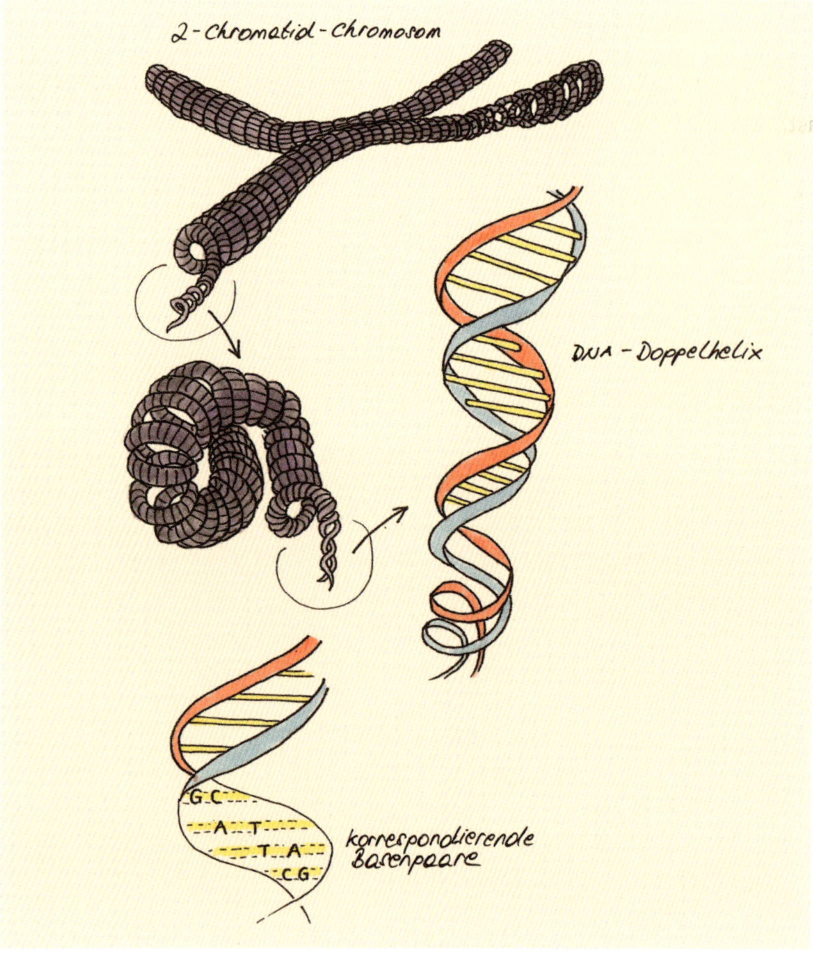

Interessant für die Vererbung sind jene Gene, die in den Ei- und Spermienzellen vorliegen und an die nächste Generation weitergegeben werden können. Auch in den Mitochondrien ist ein bestimmter Anteil der DNA lokalisiert, welcher jedoch nur durch die Mutter, oder sagen wir durch die Eizelle, an die Zygote (befruchtete Eizelle) weitervererbt wird, da die Spermienzelle nur mit ihrem Kopf die Eizelle durchdringt und der Halsteil mit den Mitochondrien nicht in die Eizelle gelangt. In letzter Zeit ist diese Theorie jedoch ins Wanken gekommen, da bei einem kleinen Buben ein mitochondrialer Gendefekt nachgewiesen wurde, der allem Anschein nach vom Vater vererbt wurde.

1953 beschrieben der US-Amerikaner **James Watson** und der Brite **Francis Crick** zum ersten Mal den strukturellen Aufbau der DNA. Diese Doppelhelix trägt nach ihren Entdeckern den Namen „Watson-Crick-Modell“. 1962 erhielten die beiden Forscher gemeinsam mit Maurice Wilkins den Nobelpreis für Medizin.

Chromosomen kommen, mit Ausnahme von Ei- und Spermienzelle, immer **paarweise im Zellkern** vor: Ein Chromosom eines Paares haben wir von unserer Mutter, das andere von unserem Vater geerbt. Das heißt wiederum, dass unsere Gene, die ja an einem bestimmten Platz der DNA liegen, doppelt vorhanden sind. Wir sprechen von **Allelen**, den zusammengehörenden Genen in einem Chromosomenpaar. Allele können erbgleich sein, sie können sich aber auch unterscheiden, wie zum Beispiel die Allele für die Augenfarbe. Von einem Elternteil kann ein Allel für blaue Augen, vom anderen vielleicht für braune Augen vererbt worden sein. Die Gesamtheit der Erbinformationen, die in unseren Allelen, sprich Genen, vorhanden ist, heißt **Genotyp**. Im oben genannten Fall betrifft dies die Information für braune und blaue Augen. Trotzdem werden wir nach außen nur eine Augenfarbe präsentieren, höchstwahrscheinlich braun. Dieses Erscheinungsbild bezeichnen wir als **Phänotyp**.

Unter Genotyp verstehen wir die gesamte genetische Erbinformation in unseren Zellkernen. Der Phänotyp entspricht hingegen unserem äußeren Erscheinungsbild.

Sind beide Allele eines Gens identisch, ist dieses Individuum in Bezug auf dieses Merkmal **homozygot**. Unterscheiden sich die beiden Allele voneinander, dann ist das Individuum **heterozygot**.

Bei einer heterozygoten Erbanlage spielt noch die Dominanz unterschiedlicher Merkmale eine wesentliche Rolle. Überwiegt ein Merkmal gegenüber dem anderen, dann liegt ein dominanter Erbgang vor. Dies ist zum Beispiel der Fall, wenn die Allele für die Blutgruppe einmal der Blutgruppe A und einmal der Blutgruppe 0 entsprechen, es liegt also ein Genotyp A0 vor. A ist gegenüber 0 **dominant**, das bedeutet, dass der Träger dieser Gene die Blutgruppe A (Phänotyp) hat. Das unterlegene Allel, in diesem Fall 0, ist **rezessiv**. Sind beide genotypischen Merkmale im Phänotyp ausgeprägt, dann sprechen wir von **Kodominanz**. Das wäre etwa bei der Blutgruppe AB der Fall, wo keines der beiden Allele A oder B das andere dominiert. Sie sind gleichberechtigt.

homozygot
reinerbig, beide Allele für ein bestimmtes Merkmal sind gleich

heterozygot
gemischterbig, die beiden Allele für ein bestimmtes Merkmal sind verschieden

Setzt sich ein Merkmal bei heterozygoter Anlage durch und erscheint es im Phänotyp, dann ist es dominant. Das nicht in Erscheinung tretende Merkmal ist rezessiv gegenüber dem dominanten Merkmal.

Rezessive Merkmale können nur bei homozygoter Erbanlage in Erscheinung treten.

Zwei unterschiedliche Merkmale, die zu gleichen Teilen im Phänotyp auftreten, werden als kodominant bezeichnet.

Autosomen
alle Chromosomen außer die Geschlechtschromosomen

Gonosomen
Geschlechtschromosomen (X, Y)

Erbkrankheiten werden nach dem gleichen Prinzip vererbt, sie können stumm bleiben oder im Phänotyp sichtbar werden. Nachdem die Genveränderungen an den Autosomen oder an den Gonosomen (Geschlechtschromosomen) sitzen können, sprechen wir von **autosomaler** oder von **gonosomaler Vererbung**.

6.3 Zellteilung

Im menschlichen Organismus laufen ständig Zellteilungen ab, die einerseits das Wachstum von Geweben und den Ersatz verloren gegangener Zellen, andererseits die Bereitstellung befruchtungsfähiger Ei- und Spermienzellen ermöglichen. Die Teilung von Körperzellen heißt Mitose; aus einer Mutterzelle entstehen vier idente Tochterzellen. Die Teilung der Keimzellen wird Meiose genannt; sie findet beim Mann im Hoden und bei der Frau im Eierstock statt, wobei aus einer männlichen Keimzelle vier Spermienzellen und aus einer weiblichen Keimzelle nur eine Eizelle, die befruchtet werden kann, und zugleich drei Polkörperchen entstehen.

6.3.1 Mitose

Die Mitose ist die Teilung der Körperzellen. Das Ziel der Mitose ist die erbgleiche Verteilung der Gene (im Zellkern) von der Mutterzelle auf zwei idente Tochterzellen. Vor Beginn der Mitose wird das Genmaterial einmal verdoppelt, um dann einmal geteilt zu werden. Es entstehen also aus einer Zelle mit diploidem Chromosomensatz (Erbinformationen sowohl vom Vater als auch von der Mutter) zwei idente (erbgleiche) Tochterzellen wiederum mit diploidem Chromosomensatz.

Prinzipiell können sich Zellen jeden Gewebes teilen, jedoch weisen Gewebe mit zahlreichen wenig ausdifferenzierten Zellen eine höhere Teilungsrate auf als ausdifferenzierte Gewebe. Die Mitose dient dem Wachstum der Gewebe des Körpers und seiner Organe sowie der Regeneration zugrunde gegangener Körperzellen bei der Zellmauserung (Erneuerung von Zellen) oder nach Verletzungen.

Die Mitose läuft in fünf Schritten ab, wenn man die Prometaphase als eigene Phase zählen möchte; während dieses Vorganges wird das Erbmaterial in Form von Chromosomen unter dem Lichtmikroskop deutlich sichtbar. Den größten Teil ihrer Lebenszeit verbringen Zellen jedoch in der Phase zwischen den Zellteilungen (Interphase), während der sie ihrer eigentlichen Aufgabe, etwa der Kontraktion einer Muskelzelle oder Schleimproduktion einer Becherzelle, nachkommen. Während der Interphase sind die Chromosomen nicht sichtbar, die DNA liegt nämlich als langer, sehr dünner „Faden" im Zytoplasma vor und wird als Chromatin bezeichnet.

Schon gegen Ende der Interphase, also noch vor der eigentlichen Zellteilung, verdoppelt sich das genetische Material der Zelle. Die Chromatinfäden liegen nun als „paarige" Fäden der DNA-Doppelhelix vor, der diploide Chromosomensatz der Körperzellen wird sozusagen verdoppelt, um gleichmäßig auf die Tochterzellen aufgeteilt werden zu können. Die Chromosomen bestehen aus DNA und stellen die Gesamtheit unserer Gene dar.

Befindet sich die Zelle nicht im Stadium der Teilung, beinhaltet der Zellkern von Körperzellen 23 Paare Ein-Chromatid-Chromosomen. Wurde das genetische Material für die bevorstehende Teilung bereits verdoppelt, liegen 23 Paare Zwei-Chromatid-Chromosomen vor.

Während der Mitose läuft also eine Verdoppelung der genetischen Information und danach eine Teilung ab.

Phasen der Mitose:

1. Phase – Prophase: In dieser Teilungsphase kondensieren die bereits während der Interphase verdoppelten Chromatinfäden im Zellkern, sie falten und winden sich zu kompakten Strukturen zusammen und werden schließlich als Chromosomen sichtbar. Diese weisen eine)(-Form auf, sie bestehen aus jeweils zwei Chromatiden, die am Zentromer zusammengehalten werden. Die **beiden** Chromatiden sind Ausdruck der bereits verdoppelten DNA, also der verdoppelten diploiden Erbsubstanz. Insgesamt werden 46 Chromosomen sichtbar, die sich als 23 Chromosomenpaare (jeweils ein Chromosom mit dem Erbmaterial von der Mutter und eines vom Vater des Individuums) darstellen.

Durch diese kompakte Form des Erbmaterials ist ein Ablesen der genetischen Information während des Teilungsvorganges nicht möglich, die Erbinformation ist so bestmöglich vor Veränderung geschützt.

2. Phase – Prometaphase: In der Prometaphase löst sich die Kernhülle auf. Die ebenfalls doppelten Zentrosomen lagern sich an den gegenüberliegenden Polen der Zelle an. Von den Zentrosomen bilden sich sternförmig Spindelfasern aus, welche an den Zentromeren der 46 Chromosomen ansetzen. Die Zentromere sind jene Strukturen, welche die beiden Schenkel (Chromatiden) der Chromosomen verbinden.

3. Phase – Metaphase: Die Spindelfasern, die nun die Zentrosomen an den Polen mit den Zentromeren der Chromosomen verbinden, ordnen durch

Zug die Chromosomen im Bereich des Zelläquators an. Durch diese Positionierung können in der Folge die einzelnen Chromatiden voneinander getrennt, in Richtung der Pole gezogen und auf die beiden neu entstehenden Zellen verteilt werden. Dadurch wird die gleichmäßige Verteilung der Gene auf die beiden neu entstehenden Zellen erst möglich gemacht.

4. Phase – Anaphase: Nun werden die zusammengehörigen Chromatiden durch Zug der sich verkürzenden Spindelfasern getrennt. Jeweils ein Chromatid jedes Zwei-Chromatid-Chromosoms wird in Richtung der beiden Pole gezogen. Insgesamt erhält nun jede neu entstandene Zelle 46 (23 Paare) Ein-Chromatid-Chromosomen, das genetische Material beider Tochterzellen ist ident und entspricht auch jenem der Ursprungszelle.

5. Phase – Telophase: Sind die Chromatiden weit genug getrennt, bilden sich aus den alten Kernmembranbruchstücken zum Teil neue Kernhüllen aus und die Chromosomen entspiralisieren sich wieder zu Chromatinfäden. Gleichzeitig schnürt sich auch die Zellmembran ab und es sind zwei vollkommen idente Tochterzellen mit einem doppelten (diploiden) Chromosomensatz entstanden.

Die Mitose ist die Teilung der Körperzellen. Das Ziel der Mitose ist die erbgleiche Verteilung der Gene (im Zellkern) von der Mutterzelle auf zwei idente Tochterzellen. Vor Beginn der Mitose wird das Genmaterial einmal verdoppelt, um dann im Verlauf der Teilung einmal geteilt zu werden. Es entstehen also aus einer Zelle mit diploidem Chromosomensatz zwei erbgleiche Tochterzellen mit diploidem Chromosomensatz.

6.3.2 Meiose

Die Meiose ist der Teilungsvorgang der Keimzellen, aus welchen bei der Frau die reife Eizelle und beim Mann die reife Spermienzelle hervorgehen. Das Ziel der Meiose ist es, die genetische Information zu durchmischen und zu halbieren, also aus einer unreifen Keimzelle mit diploidem (doppeltem) Chromosomensatz reife Keimzellen mit einem haploiden (einfachem) Chromosomensatz zu erzielen, da sich bei der Befruchtung eine Eizelle und eine Spermienzelle vereinigen und wiederum eine Zelle mit doppeltem (diploidem) Chromosomensatz entsteht. Diese „Zygote“ genannte Zelle ist die erste Körperzelle des neu entstandenen Lebewesens, die sich in der Folge wieder durch Mitose teilt.

Das Ziel der Meiose ist demnach die Entstehung erbungleicher Zellen mit einfachem (haploidem) Chromosomensatz.

Die Meiose erfolgt, im Gegensatz zur Mitose, in zwei Teilungsschritten, einer ersten und einer zweiten Reifeteilung. Bevor diese unreifen Keimzellen jedoch in Teilung gehen, um sich zu reifen Eizellen oder Spermienzellen zu entwickeln, besitzen auch sie einen diploiden (doppelten) Chromosomensatz. Dieser Chromosomensatz wird vor der Teilung verdoppelt, die Zelle besitzt zu diesem Zeitpunkt wiederum einen diploiden Chromosomensatz mit 23 Paaren Zwei-Chromatid-Chromosomen, in zwei Teilungsschritten entstehen insgesamt jedoch vier Zellen mit einem haploiden (einfachem) Chromosomensatz. Diese Zellen besitzen nun 23 einzelne (!) Ein-Chromatid-Chromosomen.

Phasen der Meiose

1. Reifeteilung: Reduktionsteilung

Während der Reduktionsteilung werden die zusammengehörigen (homologen) Chromosomen der Chromosomenpaare voneinander getrennt. Die Teilung läuft in folgenden Schritten ab:

1. Phase – Prophase I: Am Beginn dieser Phase lagern sich die zusammengehörigen mütterlichen und väterlichen Chromosomen paarweise aneinander. Es liegen also auch hier zunächst einmal 23 Chromosomenpaare mit jeweils zwei Chromatiden vor. Die Chromatiden der einzelnen Chromosomenpaare liegen so eng aneinander, dass sich deren Schenkel in dieser Phase überlagern, abbrechen und Platz tauschen können. Dieser Vorgang wird als crossing over bezeichnet und dient zusätzlich der Durchmischung des genetischen Materials. Am Ende der Prophase löst sich die Kernhülle auf.

2. Phase – Metaphase I: In der Metaphase I ordnen sich die homologen Chromosomen paarweise in der Äquatorialebene an und es bilden sich die Spindelfasern von den Zentrosomen an den Zellpolen aus, welche sich mit den Zentromeren der einzelnen Chromosomen verbinden.

3. Phase – Anaphase I: Nun werden die ganzen Zwei-Chromatid-Chromosomen (!) der homologen Chromosomenpaare durch das Verkürzen der Spindelfasern voneinander getrennt und zu den gegenüberliegenden Polen gezogen. Im Unterschied zur Mitose wird bei diesem Schritt jeweils ein ganzes Chromosom eines Paares an einen Pol gezogen und nicht die einzelnen Chromatiden. Die Verteilung der Chromosomen eines Paares und somit der mütterlichen oder väterlichen Gene dieses Chromosoms erfolgt zufällig auf die beiden Tochterzellen und dient wie das crossing over ebenfalls der Durchmischung des Erbgutes. So entstehen zunächst zwei Tochterzellen mit neuen Genvarianten.

4. Phase – Telophase I: Die Kernmembranen werden wieder gebildet, die Zellmembran schnürt sich ab und die beiden entstandenen, erbungleichen Zellen trennen sich voneinander. Es liegen nun zwei Tochterzellen mit haploidem Chromosomensatz, jeweils bestehend aus 23 Zwei-Chromatid-Chromosomen, vor.

Nach der Reduktionsteilung durchlaufen die beiden so entstandenen Tochterzellen noch einen weiteren Teilungsschritt, bei dem insgesamt vier Zellen mit jeweils 23 Ein-Chromatid-Chromosomen entstehen.

2. Reifeteilung – Äquationsteilung:
Es kommt nun in einem zweiten Teilungsschritt zu einer neuerlichen Teilung der beiden Tochterzellen, jedoch mit einer gleichmäßigen Verteilung der Gene. Es werden von den aufgeteilten 23 Zwei-Chromatid-Chromosomen nun die einzelnen Chromatiden getrennt und wiederum auf jeweils zwei Tochterzellen verteilt. Dieser Schritt läuft ähnlich der Mitose ab, es lagern sich in beiden Zellen die 23 Zwei-Chromatid-Chromosomen entlang des Zelläquators an. Die Paare werden getrennt und die einzelnen Chromatiden werden gleichmäßig auf die Tochterzellen verteilt. Es liegen nun 4 Zellen mit einem einfachen (haploiden) Chromosomensatz von 23 einzelnen Chromatiden vor. Außerdem sind diese Zellen nicht identisch, die Gene wurden ja zufällig während der ersten Reifeteilung verteilt, sie sind also erbungleich.

Aus einer männlichen Keimzelle entstehen tatsächlich vier erbungleiche Spermienzellen, aus einer weiblichen Keimzelle entstehen jedoch nur eine reife haploide Eizelle und drei Polkörperchen, die sich nicht weiterentwickeln.

Bei der Verschmelzung zweier haploider Geschlechtszellen (Spermienzelle vom Vater, Eizelle von der Mutter) entsteht dann wieder eine Zelle mit diploidem Chromosomensatz, die Zygote.

Die Meiose ist die Teilung der Geschlechtszellen. Das Ziel der Meiose ist die erbungleiche Verteilung der Gene (im Zellkern) von der Mutterzelle auf vier nicht idente Tochterzellen. Vor Beginn der Meiose wird das Genmaterial einmal verdoppelt, um dann im Verlauf der Teilung zweimal geteilt zu werden. Es entstehen also aus einer Zelle mit diploidem Chromosomensatz vier erbungleiche Tochterzellen mit haploidem Chromosomensatz.

6.4 Mutation – oder warum ist die Blutorange rot?

Die ursprüngliche Ursache genetischer Erkrankungen sind Mutationen, **Veränderungen des Erbgutes**. Mutationen können durch physikalische Noxen (z. B. radioaktive Strahlung, UV-Strahlen oder Röntgenstrahlen), durch chemische Noxen (z. B. Gifte im Tabakrauch oder in Medikamenten, wie etwa Zytostatika) oder durch Viren (z. B. das humane Papillomavirus) ausgelöst werden. Mutationen können aber auch spontan bei der Zellteilung (Mitose/Meiose) entstehen.

Mutationen treten häufig auf, sie werden aber in den meisten Fällen durch körpereigene Reparaturmechanismen wieder repariert.

Mutationen sind dauerhafte Veränderungen der DNA. Sie müssen nicht immer negative Folgen haben, sie können auch günstige Auswirkungen auf den Organismus haben.

Während der Zellteilung kann es zu Veränderungen der Anzahl oder der Struktur ganzer Chromosomen kommen. Es können aber auch nur einzelne Nukleotide (Basen) eines Gens betroffen sein, wir sprechen dann von **Punktmutationen.**

Mutationen sind folglich dauerhafte Veränderungen des Erbgutes, der Gene. Eine solche Veränderung kann wie erwähnt einzelne Nukleotide (Basen) eines Gens betreffen, es kann sogar nur eine einzige Base eines Gens verändert sein, es können aber auch ganze Chromosomenabschnitte betroffen sein, ganze Chromosomen hinzugefügt werden (z. B. bei der Trisomie 21) oder auch verloren gehen (z. B. beim Turner-Syndrom).

Die Auswirkungen solcher Mutationen sind sehr unterschiedlich und hängen davon ab, welche Zellen – Körperzellen oder Geschlechtszellen (Eizelle, Spermienzelle) – von der genetischen Veränderung betroffen sind und welche Gene oder Genabschnitte dieser Zellen verändert sind.

Betrifft eine Mutation eine **Körperzelle**, dann wird sie bei der Teilung diese Veränderung an ihre Tochterzellen weitergeben. Körperzellen teilen sich durch Mitose, die Tochterzellen bekommen den identen Chromosomensatz vererbt und somit auch die komplette genetische Veränderung. Veränderte somatische Zellen spielen jedoch nur für den betroffenen Organismus eine Rolle. Verändert sich zum Beispiel eine Hautzelle durch exzessives Einwirken von UV-Licht und gibt sie diese Veränderung an ihre beiden Tochterzellen weiter und teilen sich diese wieder und wieder, dann liegt bald eine beträchtliche Ansammlung veränderter Zellen vor. Im ungünstigsten Fall ist ein Hauttumor entstanden.

Die Mitose ist die Teilung von Körperzellen. Aus einer diploiden Mutterzelle entstehen zwei idente Tochterzellen mit diploidem Chromosomensatz, da auf eine Verdoppelung der Chromosomen eine Teilung folgt.

Anders sieht es aus, wenn die **Gameten** (Geschlechtszellen) von Mutationen betroffen sind. Diese Veränderungen werden an unsere Kinder und Kindeskinder weitergegeben, allerdings nach einem bestimmten Vererbungsmuster, da ja nur jeweils ein Chromosom jedes Chromosomenpaares während der Meiose an die Tochterzelle übertragen wird. Liegen die genetischen Veränderungen schon von vornherein in den Keimzellen des Vaters oder der Mutter vor, sprechen wir von familiären Erbkrankheiten oder von Erbkrankheiten im engeren Sinne. Solche **Erbkrankheiten** folgen einem regelmäßigen Erbgang, es kommt immer wieder einmal zum Auftreten bestimmter vererbbarer Erkrankungen in einer Familie; Geschwister haben in diesem Fall ein erhöhtes Krankheitsrisiko.

Angeborene Erkrankungen können aber auch aufgrund von **Neumutationen** spontan während der Meiose einer weiblichen oder männlichen Keimzelle entstehen. In diesem Fall ist zufällig eine Veränderung in der so entstandenen Ei- oder Spermienzelle vorhanden. Solche Erkrankungen treten dann sporadisch in einer bis dahin unauffälligen Familie auf. In diesem Fall besteht für Geschwisterkinder kein erhöhtes Krankheitsrisiko und eine Häufung der Erkrankung ist auch nicht zu erwarten. Es handelt sich um ein zufälliges, einmaliges Ereignis.

Im Falle von Neumutationen spielt das Alter der Mutter eine wesentliche Rolle, da alle Keimzellen schon beim neugeborenen Mädchen angelegt sind und bis zur Pubertät in der 1. Reifeteilung der Meiose verharren. Sie waren allen schädigenden Einflüssen, die den Trägerinnen widerfahren sind, ausgesetzt. Häufig führen solche Veränderungen jedoch zu Fehlgeburten. Neuere Studien belegen allerdings auch, dass bestimmte Erbkrankheiten bei Kindern älterer Väter signifikant häufiger auftreten.

Unter Meiose versteht man die Teilung der Geschlechtszellen. Aus einer Mutterzelle entstehen vier nicht idente Tochterzellen mit haploidem Chromosomensatz, auf eine Verdoppelung der Chromosomen folgen zwei Teilungen.

Nicht alle Gene sind gleich wichtig, daher hat die Lokalisation und die Ausdehnung von Mutationen unterschiedliche Folgen. Eine Vielzahl von Mutationen verläuft still, sie haben keine negativen Auswirkungen auf den Organismus. Sie können aber zur Bestimmung verwandtschaftlicher Beziehungen herangezogen werden; so können gemeinsame Abstammungen großer Bevölkerungsgruppen nachgewiesen werden (oder vielleicht auch die Verwandtschaft mit Brad Pitt oder der Queen ...). Dabei spielt aber eine besondere DNA die Hauptrolle, nämlich die mitochondriale DNA, die nur über die mütterliche Linie weitervererbt und so weitgehend unverändert erhalten bleibt.

Andere Mutationen können auch etwas Positives bewirken: So entstand angeblich im 17. Jahrhundert durch die Mutation eines Gens einer normalen gelben Orange die Blutorange, deren Inhaltsstoffe besonders gesundheitsfördernd sein sollen. Wahrscheinlicher Auslöser für diese Mutation war ein Virus.

Laktosetoleranz
Milch wird vertragen

Auch die **Laktosetoleranz** des erwachsenen Menschen beruht auf einer Mutation. Tierkinder verlieren im Laufe ihres Heranwachsens die Toleranz gegenüber Laktose, dem Milchzucker, durch den Verlust des Enzyms Laktase; eine durchaus vernünftige Entwicklung, da mit den vorhandenen Milchressourcen die nächsten Jungen aufgezogen werden müssen. Eine Mutation hat es möglich gemacht, dass in einigen Regionen der Welt Milch und Milchprodukte auch von den meisten Erwachsenen vertragen werden. Asiatinnen und Afrikaner essen kaum laktosehaltige Milchprodukte, ihre Gene sind in puncto **Laktoseintoleranz** anscheinend noch vorhanden.

Laktoseintoleranz
Milchzucker wird nicht vertragen

Trisomie 21
Down-Syndrom

Viele Mutationen haben aber auch negative Auswirkungen auf den Menschen. So spielen sie eine zentrale Rolle bei der Krebsentstehung, aber auch Erbkrankheiten wie die Bluterkrankheit, die **Trisomie 21**, die Mukoviszidose und zahlreiche andere Erkrankungen beruhen auf Mutationen unseres Erbgutes.

Viele Mutationen führen bereits intrauterin zum Absterben der Frucht, sie sind mit dem Leben nicht vereinbar. Untersuchungen von Fehlgeburten haben ergeben, dass Aborte zu einem großen Teil auf genetische Anomalien zurückzuführen sind.

intrauterin
noch im Mutterleib

Uterus
Gebärmutter

6.5 Chromosomale Störungen – Chromosomenaberrationen

Erbkrankheiten können ihre Ursache in einem strukturellen Abweichen der Chromosomen oder im Abweichen ihrer Anzahl haben. Kommt es zu einer Vermehrung oder Verminderung von Chromosomen, dann spricht man von numerischer Chromosomenaberration. Liegen Veränderungen einzelner Chromosomenabschnitte vor, ändert sich also die genetische Information an einem oder auch an mehreren Chromosomen, spricht man von struktureller Chromosomenaberration.

numerische Chromosomenaberration
Abweichen der Chromosomenzahl nach oben oder nach unten

strukturelle Chromosomenaberration
Veränderungen einzelner Chromosomenabschnitte

6.5.1 Numerische Chromosomenaberrationen – Genommutationen

Numerische Chromosomenaberrationen, also **Abweichungen der Chromosomenzahl**, entstehen, wenn es während der Zellteilung zu einer fehlerhaften Verteilung der Chromosomen an die Tochterzellen kommt. Chromosomen können „verloren gehen" oder zusätzlich an unterschiedlichen Chromosomenpaaren dazukommen. Ziel der Meiose, also der Teilung der Keimzellen, ist es, Tochterzellen (Eizelle oder Spermienzelle) mit einem haploiden Chromosomensatz hervorzubringen. Jede gesunde Eizelle und Spermienzelle besitzt 23 Chromosomen, durch Verschmelzung dieser beiden Zellen während der Befruchtung entsteht die Zygote mit nun 23 Chromosomenpaaren. Wurden die Chromosomen während der Meiose aber nicht gleichmäßig auf die Tochterzellen aufgeteilt und eine Zelle hat entweder beide oder keines der aufzuteilenden Chromosomen eines Paares bekommen, dann wird die Zygote an dieser Stelle drei Chromosomen anstatt eines Chromosomenpaares besitzen (Trisomie) oder nur ein Chromosom statt eines Paares (Monosomie). Chromosomenpaare werden im sogenannten Karyogramm nach ihrer Größe angeordnet, das 1. Paar besteht aus den größten Chromosomen, das 22. Paar aus den kleinsten, das 23. Paar stellt die Geschlechtschromosomen (Gonosomen). Große Chromosomen besitzen eine größere Anzahl an Genen als kleine und auch als die Geschlechtschromosomen, deshalb sind numerische Chromosomenaberrationen an großen Chromosomen nicht lebensfähig. Großteils kommt es in der Folge solcher Ereignisse zu Spontanaborten, bevor die Schwangerschaft überhaupt wahrgenommen wurde.

6.5.1.1 Das Down-Syndrom/Trisomie 21

Monosomie
Einzelchromosom statt Chromosomenpaar

Trisomie
zusätzliches drittes Chromosom

Trisomie 21
3 statt 2 Chromosomen am Platz 21
Mit dem Alter der Frau steigt die Wahrscheinlichkeit, ein Kind mit Down-Syndrom zu bekommen: Bei unter 30-Jährigen liegt sie bei etwa 0,1%, bei einer 45-Jährigen bei etwa 1%.

Die Trisomie 21 ist die häufigste **autosomale numerische Chromosomenaberration** bei Lebendgeborenen. Wie der Name schon sagt, findet man bei dieser Erkrankung statt des Chromosomenpaares 21 drei Chromosomen an dieser Stelle. Die Häufigkeit des Auftretens dieses Syndroms korreliert deutlich mit dem Alter der Mutter: Je älter die werdende Mutter ist, umso wahrscheinlicher tritt die Erkrankung beim Neugeborenen auf. So liegt das Risiko einer unter 30-Jährigen bei 1:1000, bei einer über 45-jährigen Frau bei etwa 10:1000!

Das dritte Chromosom wird daher fast immer von der Mutter vererbt.

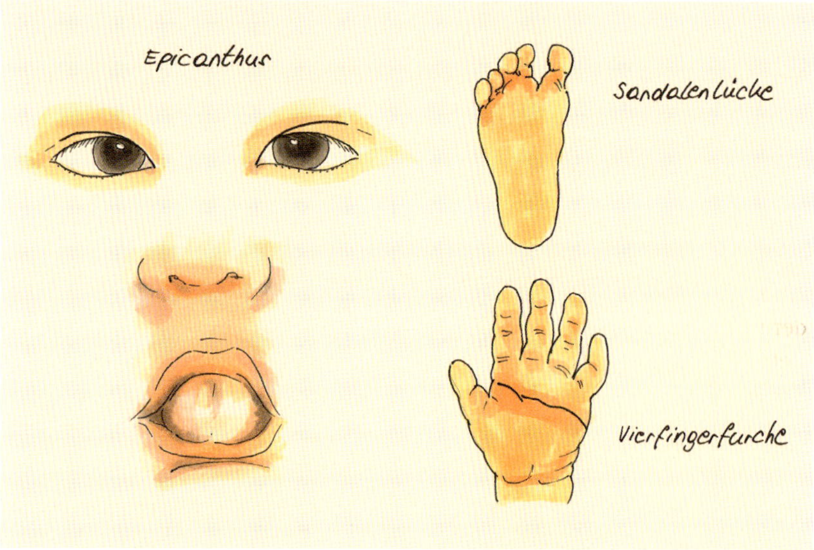

Abbildung 26 **Erscheinungsbild bei Trisomie 21, dem Down-Syndrom**

XX	XX	XX	XX	XX		
1	2	3	4	5		
XX	XX	XX	XX	XX	XX	XX
6	7	8	9	10	11	12
XX	XX	XX	XX	XX	XX	
13	14	15	16	17	18	
XX	XX	XXX	XX	XX	oder	XY
19	20	21	22	XX		XY

Abbildung 27 **Schematische Darstellung des Karyogramms bei Trisomie 21**

Klinisch zeigt sich ein typisches Aussehen der betroffenen Kinder mit **flachem Gesicht**, einer sichelförmigen Hautfalte am medialen Lidrand **(Epicanthus)**, breiter flacher Nase und offenem Mund mit großer Zunge. An den Händen fallen die kurzen Finger und die **Vierfingerfurche**, an den Füßen ein breiter Abstand zwischen den ersten beiden Zehen, die sogenannte **Sandalenlücke**, auf. Zusätzlich zu den häufig auftretenden Fehlbildungen am Herzen und am Verdauungstrakt leiden die Betroffenen an geistigen und körperlichen Entwicklungsstörungen. Die durchschnittliche Lebenserwartung liegt bei etwa 60 Jahren.

John Langdon Down (britischer Arzt, 1828–1896) beschrieb als Erster die Symptome der Trisomie 21

Frauen mit Down-Syndrom vererben die Erkrankung mit 50 %iger Wahrscheinlichkeit an ihre Nachkommen weiter.

6.5.2 Das Klinefelter-Syndrom

Klinefelter-Syndrom
47 XXY

Das Klinefelter-Syndrom ist die häufigste **gonosomale numerische Chromosomenaberration**. Es liegen zwei X-Chromosomen und ein Y-Chromosom, also 47 XXY, vor. Aufgrund des vorhandenen Y-Chromosoms handelt es sich um männliche Individuen, die sich zunächst ganz normal entwickeln. Erst in der Pubertät fallen das geringe Hoden- und Peniswachstum, ein mehr oder weniger deutliches Brustwachstum, die Gynäkomastie, und der weibliche Behaarungstyp auf. Wegen des Testosteronmangels sind die Betroffenen unfruchtbar, das Körperwachstum ist wegen des verzögerten Schließens der Epiphysenfugen gesteigert.

XX	XX	XX	XX	XX		
1	2	3	4	5		
XX	XX	XX	XX	XX	XX	XX
6	7	8	9	10	11	12
XX	XX	XX	XX	XX	XX	
13	14	15	16	17	18	
XX	XX	XX	XX	XXY		
19	20	21	22	XXY		

Abbildung 28
Schematische Darstellung des Karyogramms beim Klinefelter-Syndrom

6.5.3 Triple-X-Syndrom – Trisomie X-Syndrom

Triple-X-Syndrom
47 XXX

Beim Triple-X-Syndrom liegt ebenfalls eine **gonosomale numerische Chromosomenaberration** vor: Es finden sich drei statt der üblichen zwei X-Chromosomen, also 47 XXX. Meistens entwickeln sich die oft groß gewachsenen Frauen völlig unauffällig, es können vermehrt Lernstörungen und Psychosen auftreten.

Abbildung 29
Schematische Darstellung des Karyogramms beim Triple-X-Syndrom

XX	XX	XX	XX	XX
1	2	3	4	5

XX	XX	XX	XX	XX	XX	XX
6	7	8	9	10	11	12

XX	XX	XX	XX	XX	XX
13	14	15	16	17	18

XX	XX	XX	XX	XXX
19	20	21	22	XXX

6.5.3.1 Turner-Syndrom

Turner-Syndrom
45 X0

Auch beim Turner-Syndrom liegt eine **gonosomale numerische Chromosomenaberration** vor: Hierbei fehlt allerdings ein X-Chromosom, das heißt, es liegt ein Chromosomensatz von 45 X0 vor.

Pterygium colli
flügelförmige Hautfalte zwischen Processus mastoideus (Warzenfortsatz) des Schläfenbeins und dem Akromion des Schulterblatts (Scapula)

Bereits beim Neugeborenen fallen das geringe Körperwachstum und ausgeprägte Lymphödeme an Händen und Füßen auf. Durch das Fehlen funktionsfähiger Ovarien bleibt die normale Geschlechtsentwicklung während der Pubertät aus, die häufig kleinwüchsigen Frauen sind unfruchtbar. Auffällig ist auch eine Hautfalte am Hals, das sogenannte Flügelfell oder Pterygium colli. Zusätzlich kann es zu Fehlbildungen am Herzen und an den Nieren kommen.

Abbildung 30
Schematische Darstellung des Karyogramms beim Turner-Syndrom

XX	XX	XX	XX	XX
1	2	3	4	5

XX	XX	XX	XX	XX	XX	XX
6	7	8	9	10	11	12

XX	XX	XX	XX	XX	XX
13	14	15	16	17	18

XX	XX	XX	XX	X
19	20	21	22	X

6.5.4 Strukturelle Chromosomenaberrationen – Chromosomenmutation

Unter strukturellen Chromosomenaberrationen versteht man **Fehler im Aufbau** und nicht in der Anzahl der Chromosomen. So können zum Beispiel Chromosomenabschnitte abbrechen und verloren gehen oder sich an anderer Stelle wieder anlagern. Diese Teile können sich auch am selben Chromosom verdreht wieder anlagern. Solche Fehler in der Erbsubstanz können spontan während der Zellteilung auftreten, manchmal sind sie auch familiär vererbt.

6.5.4.1 Cri-du-chat-Syndrom/Katzenschreisyndrom

Die Ursache für dieses Syndrom liegt in einem meist durch **Spontanmutation** aufgetretenen Verlust des kurzen Armes am Chromosom 5, wodurch kein erhöhtes Risiko für Geschwister besteht.

Typisch ist der katzenartige helle Schrei der geistig retardierten Kinder, die mit ihrem kleinen Kopf, den tiefsitzenden Ohren, weit auseinanderliegenden Augen und ihrem unterentwickelten Kiefer ein typisches Aussehen haben.

Numerische Chromosomenaberrationen zeigen ein Abweichen der Chromosomenzahl im Karyotyp, es können die Autosomen oder die Gonosomen betroffen sein.

Strukturelle Chromosomenaberrationen zeigen Fehler in der Struktur einzelner Chromosomen.

6.6 Genmutationen

Bei Genmutationen können die Veränderungen an den Autosomen oder an den Gonosomen lokalisiert sein, man spricht von autosomaler oder von gonosomaler Vererbung. Zusätzlich spielt auch die Dominanz des krankmachenden Gens eine wesentliche Rolle. Autosomal dominante Erbgänge führen schon zur Erkrankung, wenn nur eines der beiden Allele betroffen ist, autosomal rezessive Erbkrankheiten treten erst in Erscheinung, wenn beide Allele betroffen sind, das krankhafte Gen also von beiden Eltern weitergegeben wurde. Bei den gonosomalen Erbkrankheiten spielt vor allem das X-Chromosom die größte Rolle, da es deutlich mehr DNA besitzt als das Y. Wir sprechen in diesem Fall von X-chromosomaler Vererbung. Da weibliche Zellen zwei X-Chromosomen beinhalten, treten bei Frauen gonosomal vererbte Erkrankungen erst in Erscheinung, wenn es sich um ein dominantes Gen handelt; bei einem X-chromosomal rezessiven Erbgang sind Frauen Überträgerinnen (Konduktorinnen) der Erkrankung. Männer, die ja bekanntlich nur ein X-Chromosom besitzen, erkranken unweigerlich bei X-chromosomal rezessivem Erbgang. Bei dominanter Vererbung kommt es häufig zu so schweren Krankheitsbildern, dass diese mit dem Leben nicht vereinbar sind.

6.6.1 X-chromosomal (gonosomal) vererbte Erkrankungen

Bei den X-chromosomal vererbten Erkrankungen liegt der je nach Ausprägung strukturelle Gendefekt oder die Punktmutation nicht an den Autosomen, sondern am **X-Chromosom (Gonosom)**. Da die Y-Chromosomen von ihrer genetischen Ausrüstung her nur eine untergeordnete Rolle spielen, sind die gonosomalen Erbkrankheiten überwiegend X-chromosomal vererbt. Auch diese Erkrankungen können dominant oder rezessiv vererbt sein. Bei einem **X-chromosomal rezessiven Erbgang** erkranken hauptsächlich Jungen, da sie kein zweites gesundes X-Chromosom besitzen. Mädchen entwickeln dank ihres zweiten gesunden X-Chromosoms häufig keine Symptome, sie sind nur Trägerinnen (Konduktorinnen) des Defekts. Bei einem **dominanten Erbgang** erkranken auch Mädchen, betroffene Jungen sind häufig nicht lebensfähig oder zeigen einen schwereren Verlauf.

X-chromosomal rezessiver Erbgang
Jungen erkranken, Mädchen sind nur Trägerinnen der Erkrankung.

X-chromosomal dominanter Erbgang
Jungen sind meist nicht lebensfähig oder zeigen einen schweren Verlauf, Mädchen erkranken.

Muskeldystrophie Duchenne
X-chromosomal rezessiv

Hämophilie
X-chromosomal rezessiv

6.6.1.1 Muskeldystrophie Duchenne

Diese Erkrankung ist **X-chromosomal rezessiv vererbt** und geht mit einem zunehmenden Untergang von Skelettmuskelzellen, aber auch glatter Muskulatur und Herzmuskulatur einher. Die Erkrankung betrifft hauptsächlich Jungen, die schon als Jugendliche auf den Rollstuhl angewiesen sind und häufig nicht älter als 20 Jahre werden. Der Tod tritt meist durch Atemlähmung oder Infekte der Atemwege ein. Betroffene Mädchen können selten leichte Symptome aufweisen.

6.6.1.2 Hämophilie

Die Hämophilie oder Bluterkrankheit ist ebenfalls eine **X-chromosomal vererbte Erkrankung** mit rezessivem Erbgang, auch hiervon sind fast ausschließlich Jungen betroffen. Es kommt zu einem Fehlen von Gerinnungsfaktoren, wodurch die Blutgerinnung je nach Ausprägung der Erkrankung mehr oder weniger stark verzögert ist. Bei der Hämophilie A liegt ein Mangel an Faktor VIII, bei der Hämophilie B ein Mangel an Faktor IX (Christmas-Faktor) vor. Schon bei der Geburt fällt die verlängerte Blutung aus der Nabelschnur auf, später kommt es zu verzögerter Blutgerinnung nach Verletzungen, zur Ausbildung massiver Hämatome nach geringfügigen Traumen und zu spontanen schmerzhaften Gelenkseinblutungen, in deren Folge Kontrakturen der Gelenke auftreten.

Diese Erkrankung kann in seltenen Fällen auch bei Mädchen auftreten, wenn die Gene des gesunden X-Chromosoms inaktiviert werden oder wenn beide X-Chromosomen betroffen sind.

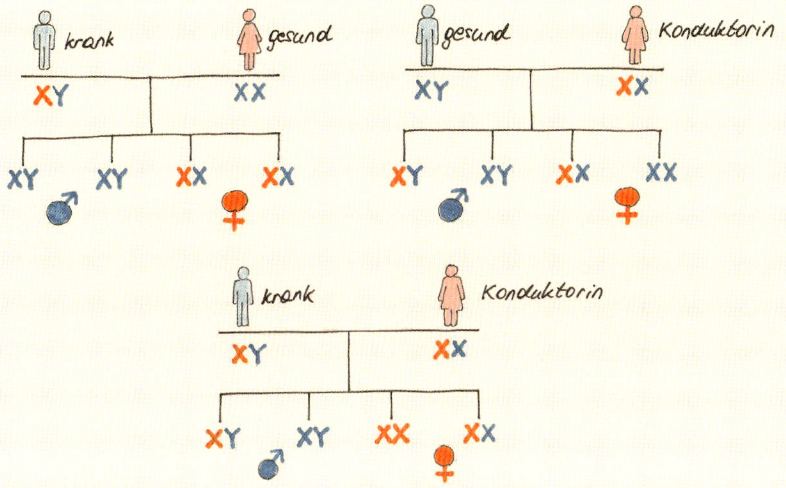

Abbildung 31
Möglichkeiten der Vererbung der Bluterkrankheit

6.6.1.3 Rot-Grün-Sehschwäche

Auch diese Erkrankung ist X-chromosomal rezessiv vererbt und betrifft überwiegend Männer. Durch den Gendefekt können Betroffene die Farbe Grün oder seltener die Farbe Rot nur als Grautöne wahrnehmen. Die Ursache liegt in einer fehlerhaften Bildung jener Sehpigment-Proteine, welche die Zapfenzellen der Netzhaut für die Wahrnehmung dieser Farben benötigen.

6.6.1.4 Rett-Syndrom

Rett-Syndrom
X-chromosomal dominant

Diese **X-chromosomal dominant vererbte Erkrankung** wurde vom Wiener Kinderarzt Dr. Andreas Rett entdeckt und 1966 erstmals von ihm beschrieben. Da die Erkrankung X-chromosomal dominant vererbt wird, betrifft sie hauptsächlich Mädchen, da Jungen häufig schon vor der Geburt versterben. Betroffene Mädchen entwickeln sich zuerst normal, ab dem ersten bis zweiten Lebensjahr kommt es zu einem Entwicklungsstillstand, oft sogar zu einem Verlust bereits erlernter Fähigkeiten. Dem Neuropädiater Rett fielen die typischen knetenden Handbewegungen (Waschbewegung) an mehreren seiner kleinen Patientinnen auf, was ihn zu weiteren Nachforschungen veranlasste. Das Rett-Syndrom stellt nach dem Down-Syndrom die zweithäufigste Ursache einer geistigen Retardierung bei Mädchen dar.

X-chromosomal rezessive Erbkrankheiten betreffen meist Jungen, da die heterozygoten Mädchen noch ein zweites gesundes X-Chromosom besitzen.

X-chromosomal dominant vererbte Erkrankungen betreffen jedoch überwiegend Mädchen, da männliche Feten kaum überleben.

6.6.2 Autosomal vererbte Stoffwechselerkrankungen

Viele Stoffwechselerkrankungen beruhen auf einem **vererbten Defekt von Enzymen**, wodurch Stoffwechselprodukte nicht abgebaut werden können, sich im Organismus anreichern und ihn dadurch schädigen.

Mukoviszidose
autosomal rezessiver Erbgang

6.6.2.1 Mukoviszidose

Die Mukoviszidose oder zystische Fibrose ist **autosomal rezessiv** vererbt. Sie ist die häufigste vererbte Stoffwechselerkrankung hellhäutiger Menschen. Durch eingedickte Sekrete kommt es zu Dysfunktionen unterschiedlicher Organe, wie des Pankreas, des Gastrointestinaltraktes, der Lunge und der Geschlechtsorgane. Die Kinder leiden durch die gestörte Pankreasfunktion an Verdauungsstörungen, einer Obstruktion der Atemwege mit häufigen Bronchitiden bis zum Lungenemphysem, an Unfruchtbarkeit und später an Diabetes mellitus. Die Lebenserwartung ist dank neuer Therapien deutlich gestiegen.

Lungenemphysem
Überblähung der Lunge mit Elastizitätsverlust des Lungengewebes

Phenylketonurie
autosomal rezessiver Erbgang

6.6.2.2 Phenylketonurie (PKU)

Die Phenylketonurie ist eine häufig auftretende, **autosomal rezessiv** vererbte Stoffwechselerkrankung, die durch das Unvermögen charakterisiert ist, die Aminosäure Phenylalanin in Tyrosin umzuwandeln. Durch das Anreichern von Phenylalanin im Organismus kommt es zu einer gestörten Gehirnentwicklung mit schwersten intellektuellen und motorischen Defiziten. Durch ein flächendeckendes Neugeborenenscreening und daraus resultierender phenylalaninarmer Diät für betroffene Kinder sind schwere Verläufe heutzutage sehr selten geworden. In Österreich werden Lebensmittel, die mit bestimmten Süßstoffen gesüßt sind und bei deren Abbau im Körper Phenylalanin entsteht, mit dem Hinweis „enthält eine Phenylalaninquelle" gekennzeichnet.

Galaktosämie
autosomal rezessiver Erbgang

6.6.2.3 Galaktosämie

Die ebenfalls autosomal rezessiv vererbte Galaktosämie beruht auf einem Mangel an Enzymen des Galaktosestoffwechsels. Dadurch häuft sich die Galaktose, ein Abbauprodukt des Milchzuckers, in Leber, Gehirn, Niere und Augenlinse an und schädigt die betroffenen Organe.

Die Galaktose ist ein Einfachzucker und kommt als Baustein der Laktose (Milchzucker) in der Muttermilch und in den meisten Milchprodukten vor. Es kommt zu Gedeihstörungen des Neugeborenen und zu einer zunehmenden Beeinträchtigung der intellektuellen Entwicklung, zu Leber- und Nierenschäden und zu Linsentrübungen.

Da Galaktose und Laktose in vielen Milchprodukten vorkommen, müssen Betroffene diese Lebensmittel meiden.

6.6.3 Weitere autosomal vererbte Erkrankungen

6.6.3.1 Marfan-Syndrom

Marfan-Syndrom
autosomal dominanter Erbgang

Bei dieser Erkrankung handelt es sich um eine **autosomal dominant** vererbte Bindegewebsschwäche. Die Patienten und Patientinnen zeigen eine überdurchschnittliche Körpergröße mit auffallend langen Extremitäten, Überstreckbarkeit der Gelenke und Trichterbrust. Lebensbedrohlich kann ein häufig auftretendes Aortenaneurysma sein, welches ruptieren (zerreißen) kann.

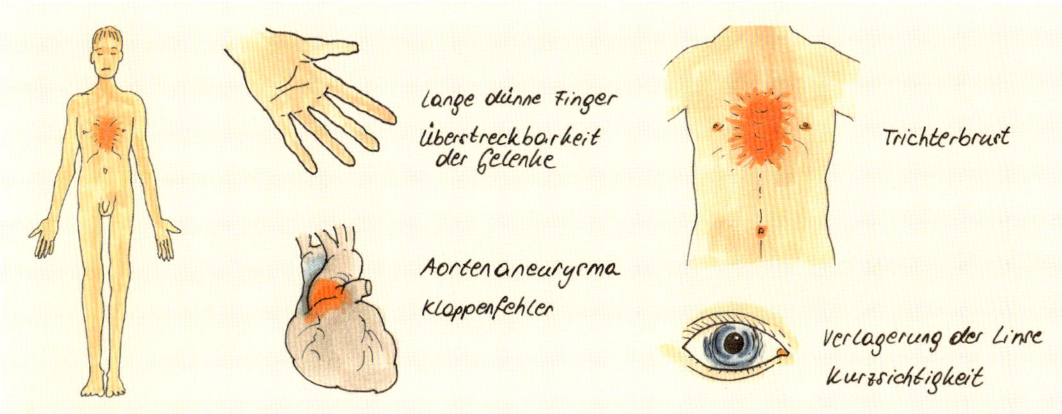

Abbildung 32
Marfan-Syndrom

6.6.3.2 Chorea Huntington

Die Chorea Huntington oder der Veitstanz ist eine autosomal dominante Erbkrankheit, die durch die Bildung eines fehlerhaften Eiweißmoleküls zur Zerstörung bestimmter Hirnareale (Striatum) und in der Folge zu psychischen und motorischen Symptomen führt. Die ersten Symptome treten meistens erst im mittleren Lebensalter auf, die Krankheit führt Jahre nach ihrem Ausbruch unweigerlich zum Tod. Zu den psychischen Krankheitserscheinungen zählen Depressionen, Störungen des Affekts mit Enthemmung, Denkstörungen bis hin zu Demenz im Spätstadium und Störungen des Antriebs. Motorisch fallen nicht steuerbare Bewegungen der Skelettmuskulatur mit verändertem Muskeltonus und ungewollte Bewegungen der Gesichtsmuskulatur (Grimassieren) auf.

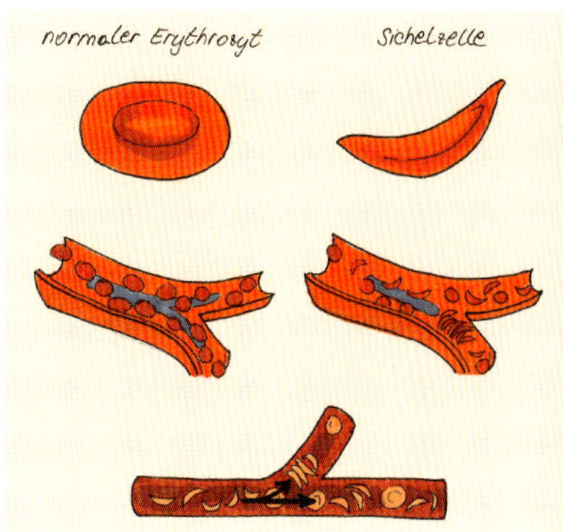

Abbildung 33
Sichelzellanämie

6.6.3.3 Sichelzellanämie

Sichelzellanämie
autosomal rezessiv vererbt

Hämolyse
Auflösen der roten Blutkörperchen

Durch eine Punktmutation kommt es zur Bildung eines veränderten Hämoglobins, wodurch die Erythrozyten Sichelform annehmen. In der Folge kommt es zu Verklumpungen der roten Blutkörperchen mit Gefäßverschlüssen und durch die Hämolyse zur Anämie. Diese Mutation kommt verbreitet in der zentralafrikanischen, arabischen und indischen Bevölkerung vor, in Europa im östlichen Mittelmeerraum. Die Erkrankung wird **autosomal rezessiv** vererbt, im homozygoten Zustand sind die Menschen erkrankt, heterozygote Träger haben ein funktionstüchtiges Gen und zeigen keine Symptome.

Heterozygote Träger des HbS-Gens haben eine erhöhte Resistenz gegen Malaria, wodurch es in Malariagebieten durch die besseren Überlebenschancen für Träger zu einer Selektion und Häufung des HbS-Gens kommt.

Tabelle 22
Autosomale und X-chromosomale Erbkrankheiten

	Dominant	Rezessiv
Autosomal	Neurofibromatose (Recklinghausen), Marfan-Syndrom, Osteogenesis imperfecta Typ I, Chorea Huntington	Mukoviszidose, Phenylketonurie, Albinismus, Adrenogenitales Syndrom, Galaktosämie, Sichelzellanämie
X-chromosomal	Rett-Syndrom	Rot-Grün-Farbsinnstörungen, Bluterkrankheit (Hämophilie A und B), Muskeldystrophie Duchenne, Glucose-6-Phosphat-Dehydrogenase-Mangel

Art der Mutation	Beschreibung	Beispiele
Spontanmutation	entsteht zufällig, ohne äußere Einflüsse, während der Zellteilung	
Nicht spontane Mutation	wird durch äußere Einflüsse wie Strahlung, Gifte oder Viren verursacht	
Stumme Mutation	die Änderung an der DNA hat keinerlei Auswirkungen	
Missense Mutation	kann zu fehlerhaften Proteinen führen	
Nonsense Mutation	es entstehen Stopp-Codons, die zur Bildung verkürzter Proteine führen	
Genommutation – Numerische Chromosomen-aberrationen	Vermehrung oder Verminderung eines ganzen Chromosomensatzes oder einzelner Chromosomen	
Polyploidie	der gesamte Chromosomensatz ist vervielfacht, es liegen also statt 46 Chromosomen 69 Chromosomen vor	Polyploide Embryonen sind nicht lebensfähig und sterben bereits in der Frühschwangerschaft ab
Aneuploidie	einzelne Chromosomen eines diploiden Chromosomensatzes fehlen (Monosomie) oder sind mehrfach vorhanden	Monosomie: Turner-Syndrom, 45X0 (gonosomale Monosomie), autosomale Monosomien sind nicht lebensfähig

Trisomie	einzelne Chromosomen sind 3-fach vorhanden	Trisomie: Trisomie 21, 47 XX oder 47 XY (autosomal) Tripple-X-Syndrom, 47 XXX (gonosomal) Klinefelter-Syndrom, 47 XXY (gonosomal)
Chromosomenmutation – Strukturelle Chromosomenaberration	Änderung der Struktur einzelner Chromosomen	
Deletion	Verlust eines Chromosomenabschnittes	Katzenschreisyndrom (Deletion am Chromosom 5) Wolf-Hirschhorn-Syndrom (Deletion am Chromosom 4)
Duplikation	Verdoppelung eines bestimmten Chromosomenabschnittes, welcher vom homologen Chromosom abgebrochen ist	
Insertion	ein Chromosomenabschnitt wird in ein anderes Chromosom eingefügt	
Inversion	ein abgebrochener Chromosomenabschnitt dreht sich um 180 Grad und lagert sich verkehrt herum wieder an das Chromosom an	
Translokation	Translokation – zwei Chromosomen tauschen Bruchstücke untereinander aus	Chronisch myeloische Leukämie (Philadelphiachromosom)
Genmutation	Veränderung des Erbmaterials innerhalb eines Gens	
Punktmutation	nur eine Base innerhalb des Gens ist verändert (meist durch eine andere ersetzt worden) bei der Transition wird eine Purinbase (Adenin, Guanin) oder eine Pyrimidinbase (Thymin/Uracil, Cytosin) durch die andere ersetzt, bei der Transversion wird eine Purinbase gegen eine Pyramidinbase ausgetauscht	Sichelzellanämie
Deletion, Insertion, Inversion	bei der Deletion gehen einige aufeinanderfolgende Nukleotide eines DNA-Stranges verloren, bei der Insertion werden welche eingefügt. Das führt zu einer Veränderung der abzulesenden genetischen Information. Genmutationen größerer Abschnitte: hier gehen lange Gensequenzen verloren (Deletion) oder werden verkehrt (Inversion) oder zusätzlich (Insertion) eingefügt.	Mukoviszidose Chorea Huntington

Tabelle 23
Mutationen

6.7 Fruchtschädigungen durch äußere Einwirkungen

Teratogene
Fehlbildungen hervorrufende Stoffe

Während der Schwangerschaft kann es durch Einwirken teratogener (fruchtschädigender) Noxen zu einer Schädigung der bis dahin gesunden Frucht kommen. **Diese Erkrankungen sind nicht vererbt, aber dennoch angeboren.**

Embryopathie
Schädigung des Kindes während der Embryonalzeit, Fehlbildungen

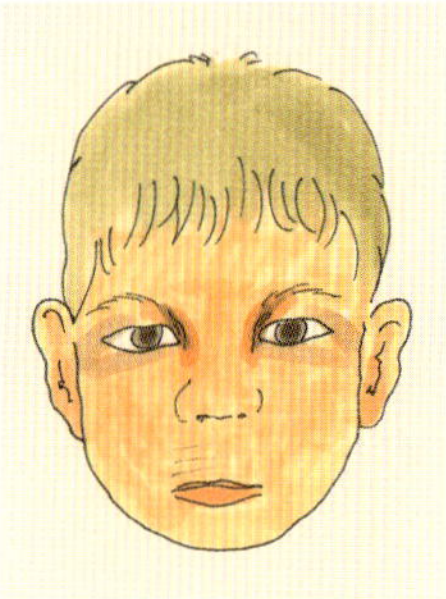

Abbildung 34
Alkoholembryopathie – fetales Alkoholsyndrom

6.7.1 Alkoholembryopathie

Eine der häufigsten Schädigungen durch teratogene Substanzen ist die Alkoholembryopathie. Sie äußert sich in einer geistigen Retardierung und in Minderwuchs und geht in ausgeprägten Fällen mit charakteristischen Gesichtsveränderungen und Organfehlbildungen des Kindes einher. Alkohol gelangt über das Blut der werdenden Mutter in den fetalen Kreislauf und führt zu Störungen der Zellteilung, wobei das Ausmaß der Schädigung nicht nur von der konsumierten Menge, sondern auch vom Stoffwechsel der Mutter und vom Zeitpunkt der Konsumation abhängt. So kann es nach dem Reifegrad des Kindes zu Organfehlbildungen, zu Reifungsstörungen oder zum Abort kommen.

6.7.2 Teratogene Infektionskrankheiten

Eine Vielzahl von Erregern kann bei einer Erkrankung der werdenden Mutter zum Fruchttod oder zu Fehlbildungen des ungeborenen Kindes führen. Häufige Symptome sind Taubheit, Blindheit, geistige und körperliche Retardierung und Fehlbildungen innerer Organe.

Es sei vor allem auf die Toxoplasmose und auf Röteln hingewiesen: Bei der Toxoplasmose handelt es sich um eine durch Katzenkot und rohes Fleisch übertragbare parasitäre Erkrankung, die vor allem eine Schädigung des Gehirns des Ungeborenen verursacht. Röteln sind eine an und für sich harmlose Kinderkrankheit, die bei einer Infektion während der Frühschwangerschaft zu schweren Schäden des Embryos führen können. Bei der sogenannten Rötelnembryopathie kommt es zu Fehlbildungen der Augen und Ohren mit Blindheit und Taubheit, zu Fehlbildungen des Herz-Kreislauf-Systems und zu psychomotorischen Entwicklungsstörungen.

Jede Frau sollte vor der ersten Schwangerschaft gegen Röteln geimpft sein!

6.7.3 Teratogene Medikamente

In den 1950er-Jahren wurde Thalidomid, besser bekannt unter seinem Handelsnamen **Contergan**®, gegen Schwangerschaftserbrechen verordnet. Wie sich herausstellte, verursachte die Einnahme dieses Medikaments besonders während der ersten drei Schwangerschaftsmonate schwere Missbildungen an den Extremitäten der Embryos.

Auch die Einnahme des gerinnungshemmenden Medikaments Marcoumar® in der Frühschwangerschaft kann zu Fehlbildungen an Fingern, Zehen, Augen und Nase und zu geistiger Retardierung des Embryos führen.

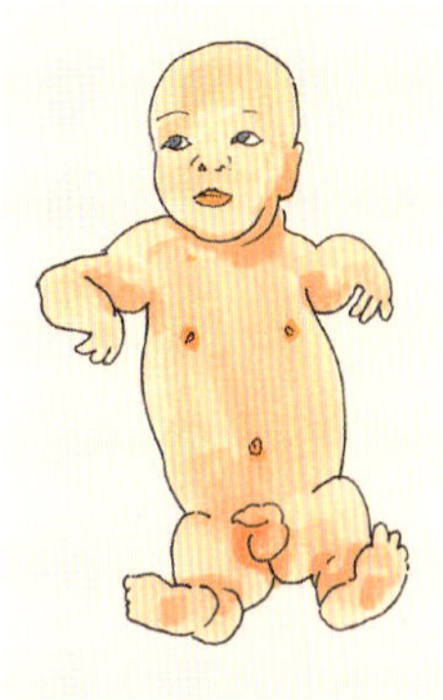

Abbildung 35
Fehlbildungen der Gliedmaßen durch Contergan®

6.7.4 Andere Ursachen für Fehlbildungen

Zahlreiche Fehlbildungen unterschiedlichster Art werden nach hoher Strahlenbelastung, wie sie nach Kernreaktorkatastrophen und Atombombenangriffen auftreten, beobachtet. So stiegen nach dem Reaktorunfall in Tschernobyl die Fälle schwerer Missbildungen signifikant an, es wurde sogar ein deutliches Ansteigen von Neugeborenen mit Trisomie 21 beobachtet.

Auch Vitaminmangel und Vitaminüberdosierungen können Ursachen von Fehlbildungen sein. So verursacht ein Folsäuremangel Spaltbildungen der Wirbelsäule; hochdosierte Gaben von Vitamin A während der Schwangerschaft, wie sie in der **Aknetherapie** zur Anwendung kommen, führen zur Ausbildung von Kiefer- und Gaumenspalten, zu Fehlbildungen am zentralen Nervensystem und an den Herz- und Kreislauf-Organen.

Aknetherapie
Dabei kommt ein Derivat des Vitamins A, die Retinsäure, zur Anwendung.

Während einer Aknetherapie mit Retinsäure muss eine Schwangerschaft ausgeschlossen sein!

Vertiefung des Lernstoffes

Angeborene Krankheiten können ihre Ursache in einer veränderten Erbsubstanz oder in einer Schädigung der Frucht durch teratogene Noxen unterschiedlichster Natur haben. Das Wissen um die Grundlagen der Genetik ist Voraussetzung für das Verständnis der Vorgänge, die Erbkrankheiten nach sich ziehen können. So kommt den Mutationen, also den vererbbaren Änderungen unserer Gene, eine Schlüsselrolle zu. Genetische Defekte können an den Autosomen oder an den Gonosomen lokalisiert sein; sie können rezessiv oder dominant vererbt werden, was zu ganz bestimmten Vererbungsmustern führt. Aber auch häufig auftretende Stoffwechselerkrankungen, wie die Mukoviszidose oder die Phenylketonurie, haben ihren Ursprung in genetisch veränderten Enzymen. Von den vererbten Erkrankungen müssen Krankheiten unterschieden werden, die zwar auch angeboren sind, aber bei welchen die Schädigung der Frucht durch Gifte, Medikamente, Mikroorganismen oder andere Umwelteinflüsse hervorgerufen wurde.

?

1. Unterscheiden Sie die Begriffe „angeborene Erkrankung" und „Erbkrankheit".
2. Was versteht man unter Karyotyp? Wie unterscheidet sich der Chromosomensatz bei Mann und Frau? Erklären Sie, warum eine Körperzelle einen diploiden Chromosomensatz besitzt, eine Keimzelle aber einen haploiden.
3. Welche Phasen laufen in der Schwangerschaft hintereinander ab? Was geschieht in diesen Phasen?
4. Erklären Sie die Begriffe Gametopathie, Blastopathie, Embryopathie, Fetopathie, Aplasie, Hypoplasie und Agenesie.
5. Was ist ein Gen? Was bedeutet homozygot und heterozygot? Worin unterscheidet sich der Genotyp vom Phänotyp? Wie äußert sich ein vererbtes Merkmal, das rezessiv, dominant oder kodominant vererbt wird? Erklären Sie dies anhand der Blutgruppen.
6. Was versteht man unter einer Mutation? Nennen Sie die Ursachen, die zu Mutationen führen können.
7. Unterscheiden Sie numerische von strukturellen Chromosomenaberrationen und nennen Sie Beispiele.
8. Welcher Chromosomensatz liegt bei folgenden Erkrankungen vor: Trisomie 21, Klinefelter-Syndrom, Triple-X-Syndrom, Turner-Syndrom?
9. Nennen Sie die wichtigsten X-chromosomal vererbten Erkrankungen und beschreiben Sie die Symptome.
10. Erklären Sie genau, warum von der Hämophilie überwiegend Jungen betroffen sind, das Rett-Syndrom aber fast nur bei Mädchen vorkommt, obwohl beide Erkrankungen X-chromosomal vererbt werden.

11. Was bedeutet teratogen?
12. Nennen Sie einige äußere Einflüsse, die zu Fehlbildungen des Ungeborenen führen können.
13. Was muss bei einer Aknetherapie mit Retinsäure unbedingt beachtet werden?

Menche, Nicole (2020): Biologie, Anatomie, Physiologie. Urban & Fischer.

Teufel, Andreas (2013): BASICS Humangenetik. Urban & Fischer.

7 Störungen des Zellwachstums und der Zellvermehrung – Anpassungsvorgänge der Zelle

Nach dem Studium dieses Kapitels sollten Sie ...

... die Reaktionen der verschiedenen Arten von Geweben, die dem menschlichen Organismus zugrunde liegen, auf unterschiedliche Belastungen ableiten können.

... die Anpassungsmöglichkeiten von Zellen oder Geweben auf geänderte Beanspruchungen erklären können.

... die Möglichkeiten von qualitativen Zelländerungen kennen und die daraus resultierenden Folgen bewerten können.

7.1 Grundlagen

Zellen sind die kleinsten lebensfähigen Einheiten; das bedeutet, sie sind mit den Grundlagen des Lebens ausgestattet. Sie können wachsen, sich teilen, sie haben einen Stoffwechsel und sie sterben.

Gewebe sind Verbände von Zellen gleicher Funktion. Wir unterscheiden vier verschiedene Gewebearten, aus denen die Organe aufgebaut sind. Die ausgereiften Zellen dieser vier Gewebearten sind alle differenziert, das heißt sie haben ein bestimmtes Aussehen und erfüllen eine bestimmte Funktion. In allen Geweben findet man jedoch auch Zellen, die sich noch durch Mitose teilen können. Je höher spezialisiert ein Gewebe ist, umso weniger kann man mit der Aktivität teilungsfreudiger Zellen rechnen. Sowohl die Teilungsfreudigkeit als auch geringere Differenzierung und die Anzahl dieser Zellen im jeweiligen Gewebe haben einen großen Einfluss auf die Regeneration, die Heilungsfähigkeiten und die Art der Anpassungsvorgänge auf Belastung.

Gewebe
Zellverbände aus gleichartigen Zellen

Epithelgewebe sind Zellverbände, die äußere und innere Oberflächen auskleiden und das Parenchym vieler Organe bilden. Wir unterscheiden demnach Oberflächenepithelien, welche alle inneren und äußeren Oberflächen im Organismus überziehen, und Drüsenepithelien, welche zum Teil durch Aussprossung von Oberflächenepithel entstanden sind und in die Tiefe des Körpers verlagert wurden. Oberflächenepithel besitzt zahlreiche weniger differenzierte Stammzellen, die sogenannten Basalzellen (da sie als unterste Zellschicht an der Basalmembran sitzen), die sich gut teilen und auch weiter differenzieren können.

Parenchym
Anteil in Organen, der für ihre spezifische Funktion verantwortlich ist; Funktionsgewebe

Binde- und Stützgewebe übernehmen vielfältige Aufgaben im Organismus. Bindegewebe bilden Bänder, Sehnen, Muskelfaszien, füllen die

Stroma
bildet das bindegewebige Gerüst der Organe, in das die Parenchymzellen und die versorgenden Gefäße und Nerven eingebettet sind

Hohlräume zwischen den Organen aus oder bilden das **Stroma** in den Organen. Die Stützgewebe, also Knorpel und Knochen, verleihen unserem Körper Struktur und Halt. Die Teilungsfreudigkeit der Bindegewebszellen ist deutlich geringer als jene in Epithelgeweben, aber für Heilungsvorgänge unerlässlich.

Das **Muskelgewebe** ermöglicht uns die Bewegung des Skeletts und vieler innerer Organe. Das Muskelgewebe zeigt so gut wie keine Zellteilungsvorgänge, es heilt dementsprechend unter Narbenbildung und wächst durch Dicken- und Längenwachstum der Muskelfasern.

Das **Nervengewebe** ermöglicht die Kommunikation mit der Umwelt und unserem Innenleben. Prinzipiell sind auch im Nervengewebe teilungsfähige Zellen vorhanden, sie sind aber so gut wie nicht aktiv.

Differenzierung
Möglichkeit von Zellen, sich in höher spezialisierte Zellen zu entwickeln

Diese vier Gewebe sind durch **Differenzierung** aus embryonalen Stammzellen hervorgegangen, wobei bei Erwachsenen nur mehr adulte, wenig differenzierte Stammzellen vorhanden sind und damit die Möglichkeiten der Anpassung an unterschiedliche Bedingungen und die Regenerationsfähigkeiten dieser Gewebearten sehr unterschiedlich sind.

> Je weniger differenziert ein Gewebe ist, umso höher ist seine Fähigkeit zur Zellteilung und zur Zellvermehrung. Je höher differenziert Zellen sind, umso geringer ist ihre Teilungsfähigkeit.

Epithelgewebe kann sich demnach gut regenerieren und durch Teilung vermehren; wir sprechen auch von **Wechselgewebe.** Besonders gut regenerieren demnach Knochenmarkszellen, Darmepithelien und Hautzellen.

Zu den **stabilen Geweben** gehören die Parenchymzellen vieler Organe, wie Leber, Niere, Pankreas und die Binde- und Stützgewebe, deren Zellen sich im Vergleich zum Wechselgewebe bereits viel seltener teilen, die aber dennoch relativ gut regenerieren können (z. B. nach Knochenbrüchen, die in der Regel vollständig heilen).

Muskel- und Nervengewebe sind hingegen **permanente Gewebe** oder sogenannte **Dauergewebe**. Sie teilen sich kaum mehr; verloren gegangene Zellen bleiben in der Regel verloren.

Zellen können sich aber auch anders als durch Teilung an geänderte Bedingungen anpassen. Sie können, wenn es erforderlich ist, wachsen oder schrumpfen und demnach bei Bedarf ihre Größe ändern.

So reagieren Zellen, die die Teilungsfähigkeit verloren haben, auf gesteigerte oder geringere Beanspruchung mit einer Änderung der Zellgröße. Zellen mit hoher Teilungsrate (wie Epithelzellen von Haut oder Schleimhäuten und auch Blutzellen) kompensieren dies durch eine Veränderung ihrer Anzahl.

Gewebe mit mittlerer Teilungsrate (wie Drüsenzellen und Organparenchymzellen) zeigen sowohl Größenveränderungen als auch Anpassungsreaktionen hinsichtlich ihrer Zellzahl.

Gewebeart	Labile Gewebe, Wechselgewebe	Stabile Gewebe	Permanente Gewebe
Charakteristik	ständige Zellerneuerung, von (basalen) Stammzellen ausgehend	ausdifferenzierte Gewebe, aber dennoch teilungsfähige Zellen vorhanden	Zellerneuerung in sehr begrenztem Umfang möglich
Beispiele	Plattenepithel der Haut, Epithelien des Verdauungstraktes, Knochenmark	Leberparenchymzellen, exokrine Pankreaszellen, Nierentubuli, Bindegewebszellen, Endothelzellen	Nervenzellen, Skelettmuskelzellen, Herzmuskelzellen

Tabelle 24
Arten von Gewebe

7.2 Quantitative Anpassungsvorgänge

Unter quantitativen Anpassungsvorgängen der Zelle versteht man **Reaktionen auf vermehrte oder verminderte Beanspruchung** von Geweben, die mit einer Vergrößerung oder Verkleinerung von Geweben oder Organen einhergehen. Gewebe können, je nach Differenzierungsgrad, mit Wachsen oder Schrumpfen der Einzelzelle oder mit einer Veränderung der Zellzahl reagieren.

quantitativ
mengenmäßig

7.2.1 Atrophie

Unter der Atrophie eines Gewebes versteht man eine Verkleinerung eines normal angelegten Gewebes. Es liegt ein Gewebeschwund vor. Dieser kann reversibel oder irreversibel sein.

Atrophie
(griech.) Abmagerung

Atrophien können **physiologisch** auftreten, sie können aber auch Ausdruck eines **krankhaften** Prozesses, also pathologisch sein. Ursächlich können eine Unterversorgung des betroffenen Gewebes oder auch des Gesamtorganismus mit Nährstoffen, wie das bei **Hungerzuständen** der Fall ist, sein. Die zu geringe Zufuhr von Sauerstoff und Nährstoffen bei **Durchblutungsstörungen**, aber auch **Inaktivität** im Rahmen einer Ruhigstellung oder Schonung einer Extremität oder bei Bettlägerigkeit können ebenfalls zu Atrophien führen. Eine **eingeschränkte hormonelle oder nervale Stimulation** kann ebenfalls eine Substanzminderung von Organen und Geweben zur Folge haben.

Einfache und numerische Atrophie

Wird die Atrophie durch eine **Verkleinerung** von Zellen eines Gewebes bei **gleichbleibender Zellzahl** hervorgerufen, spricht man von einer einfachen Atrophie. Man findet sie hauptsächlich in stabilen (Organparenchym) und permanenten (Muskel, Nerven) Geweben, da diese weniger oder gar nicht mehr zur Zellteilung fähig sind.

einfache Atrophie
Organverkleinerung durch Abnahme der Zellgröße bei gleichbleibender Zellzahl

numerische Atrophie
Organverkleinerung durch Abnahme der Zellzahl bei gleichbleibender Zellgröße

Kommt die Organverkleinerung durch einen **Verlust** von Zellen aus dem Gewebsverband zustande, liegt eine **numerische Atrophie** vor. Diese findet man bei Zellen von Wechselgeweben (wie Blutzellen oder Oberflächenepithelien), die eine hohe Teilungsrate aufweisen.

Beide Vorgänge sind im Prinzip nach Wegfall der Ursache reversibel, also umkehrbar, Zellen stabiler Gewebe können wieder wachsen, Zellen von Wechselgeweben durch Teilung wieder vermehrt werden.

Vakatwucherung
Ersatz von Gewebe eines durch Gewebeschwund entstandenen Vakuums durch Fett oder Bindegewebe

Thymusdrüse (Bries)
lymphatisches Organ, liegt retrosternal im oberen Mediastinum; Funktion: Prägung der T-Lymphozyten

Als Folge der Atrophie der Einzelzellen kommt es in der Gesamtheit zu einer Organverkleinerung und häufig durch die relative Zunahme des interstitiellen Bindegewebes zu einer Organverhärtung. In manchen Fällen wird das verlorengegangene Parenchym durch Fettgewebe ersetzt (**Vakatwucherung**), wodurch das Organ noch normal groß erscheint, das Funktionsgewebe aber vermindert ist. So nimmt etwa ab der Pubertät das Gewebe der **Thymusdrüse** zusehends ab und wird allmählich durch einen Fettkörper ersetzt; aus rotem Knochenmark wird beim Erwachsenen teilweise gelbes Fettmark. Die physiologische Organverkleinerung wird auch als **Involution** bezeichnet.

Die Involution der Thymusdrüse oder des in Fettgewebe umgewandelten Knochenmarks ist natürlich nicht mehr reversibel.

Atrophien führen immer zu Funktionsminderungen des betroffenen Organs.

Abbildung 36
Einfache und numerische Atrophie

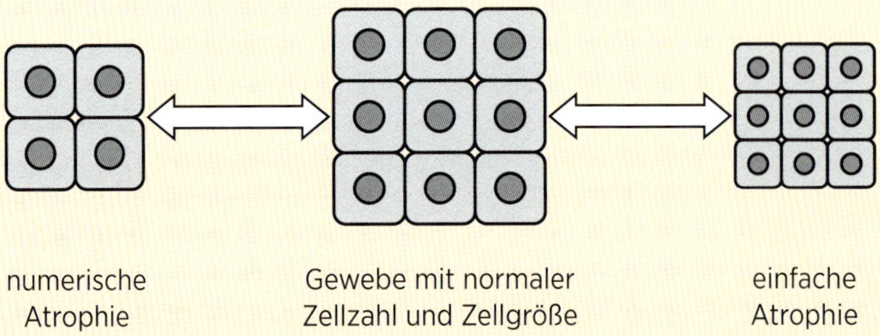

Ursachen von Atrophien sind Mangelernährung, verminderte Blutversorgung, verminderte Aktivität oder Belastung sowie verminderte hormonelle oder nervale Stimulation von Geweben. Einfache Atrophien werden als Gewebe/Organverkleinerung durch eine Reduktion der Zellgröße bei gleichbleibender Zellzahl (Volumenreduktion), numerische Atrophien als Gewebe/Organverkleinerungen durch eine Reduktion der Zellzahl bei gleichbleibender Zellgröße (Zellverlust) definiert.

7.2.1.1 Physiologische Atrophien

Physiologische Atrophien können durch den Wegfall hormoneller Reize im Alter entstehen, wie sie bei der Rückbildung der Gebärmutter oder auch des Endometriums und der Brustdrüse nach der Menopause auftreten. Beim Mann kann eine Atrophie der Hoden vorkommen. Physiologisch ist aber auch der erwähnte Schwund der Thymusdrüse im Erwachsenenalter oder die Altersatrophie vieler Organe, der Haut, der Muskulatur und leider auch des Gehirns.

Endometrium
Gebärmutterschleimhaut

Menopause
letzte Regelblutung

7.2.1.2 Pathologische Atrophien

Atrophien aufgrund krankhafter Ursachen und bei Überschreiten des Ausmaßes physiologischer Abbauprozesse sind pathologische Vorgänge. Dazu gehören die **Hungeratrophie** durch exzessive Nahrungskarenz oder durch Resorptionsstörungen von Nährstoffen bei chronischen Erkrankungen des Magen-Darm-Traktes sowie die **vaskuläre Atrophie** durch Minderdurchblutung von Organen bei Arteriosklerose oder Gefäßstenosen. Einen Muskelabbau nach einem Gipsverband oder den häufigen Abbau der Kieferknochen alter Menschen, die nach dem Verlust ihrer Zähne hauptsächlich breiige Kost zu sich nehmen, fasst man als **Inaktivitätsatrophie** zusammen. **Druckatrophien**, etwa das Wundliegen (Dekubitus), kommen durch die mechanische Beanspruchung in Kombination mit einer Minderdurchblutung des Gewebes durch Gefäßkompression zustande. Bleiben hormonelle Reize übergeordneter Hormondrüsen, wie etwa der Hypophyse bei traumatischen oder entzündlichen Ereignissen, aus, werden die „untergeordneten" Drüsen (Schilddrüse, Nebennierenrinde, Eierstöcke und Hoden) ebenfalls atrophieren und ihre Funktionen einbüßen.

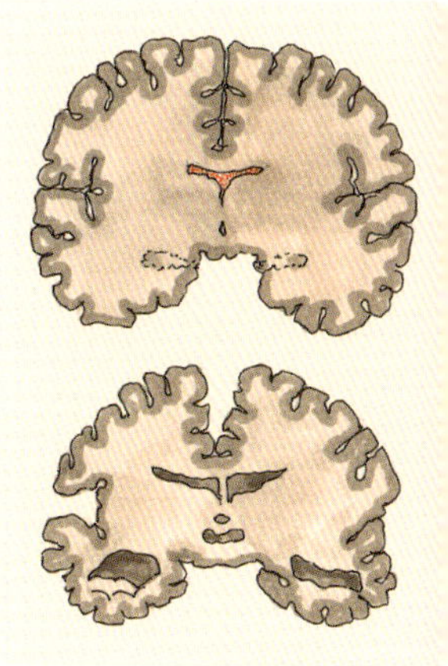

Abbildung 37
Atrophie des Gehirn

Als Marasmus senilis wird eine ausgeprägte Altersatrophie mit zunehmendem Kräfteverlust und geistigem Abbau bezeichnet. Der **Marasmus infantilis** kann bei Säuglingen mit ausgeprägten Gedeihstörungen auftreten.

Unter Kachexie versteht man die generalisierte Atrophie des Organismus durch zehrende Krankheitszustände wie Tumorerkrankungen oder AIDS.

Marasmus senilis
altersbedingter Kräfteschwund

Kachexie
Auszehrung

7.2.2 Hypertrophie

> Unter Hypertrophie versteht man eine Vergrößerung von Organen oder Geweben durch eine Volumenzunahme der Zellen. Sie geht mit einer Steigerung der Organfunktion einher.

Bei der Hypertrophie handelt es sich wie bei der Atrophie um eine **quantitative Veränderung** des Organwachstums, nur eben in die andere Richtung. Es kommt zu einer Zunahme des Zellvolumens und der Anzahl der Zellorganellen, die Hypertrophie ist eine Anpassungsreaktion von Organen an eine gesteigerte Belastung. Diese Art der Gewebevergrößerung findet man wiederum besonders in permanenten (Herz- und Skelettmuskulatur) und stabilen (Leber, Niere) Geweben, die eine eingeschränkte Fähigkeit zur Zellteilung haben. Betroffene Organe zeigen makroskopisch eine Größen- und Gewichtszunahme, mikroskopisch imponiert **die Größenzunahme**

Zellorganellen
„Organe der Zellen" wie Mitochondrien, Golgi-Apparat, endoplasmatisches Retikulum

bei unveränderter Anzahl der Zellen. Bei Wegfall der Ursache ist eine Rückbildung der Hypertrophie wiederum möglich.

Beispiele

Beispiele für Hypertrophien infolge von Mehrbelastung sind die Hypertrophie der Skelettmuskulatur durch **Muskeltraining**, die Herzhypertrophie bei Leistungssportlerinnen oder bei krankhafter Überbelastung des Herzmuskels und eine Nierenhypertrophie bei **einseitiger** Nephrektomie.

Stabile Gewebe wie Drüsen-, Nieren- und glatte Muskelzellen weisen zusätzlich eine **Zunahme der Zellzahl** auf.

Nephrektomie
operative Entfernung der Niere

Durch die Limitierung der Blutversorgung kann es bei der Herzmuskelhypertrophie zu Komplikationen kommen, da die Koronararterien die ausreichende Versorgung des vergrößerten Herzmuskels nicht mehr gewährleisten können. Wir sprechen vom **kritischen Herzgewicht**, das bei etwa 500 Gramm liegt. Durch die Minderversorgung mit Sauerstoff treten Infarkte (Nekrosen) auf.

Koronararterien
Herzkranzarterien, versorgen den Herzmuskel

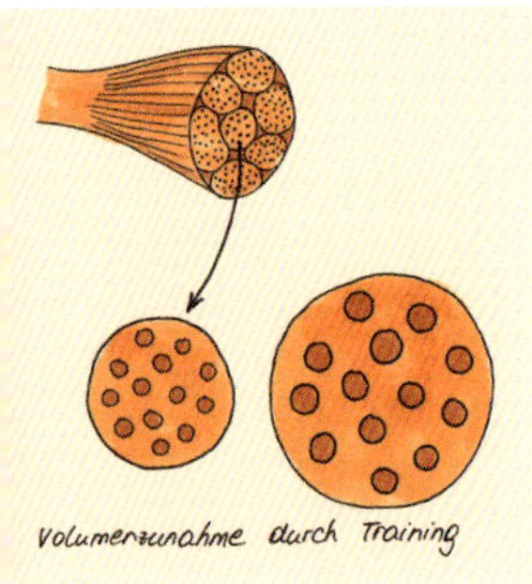

Abbildung 38
Hypertrophie eines Muskels

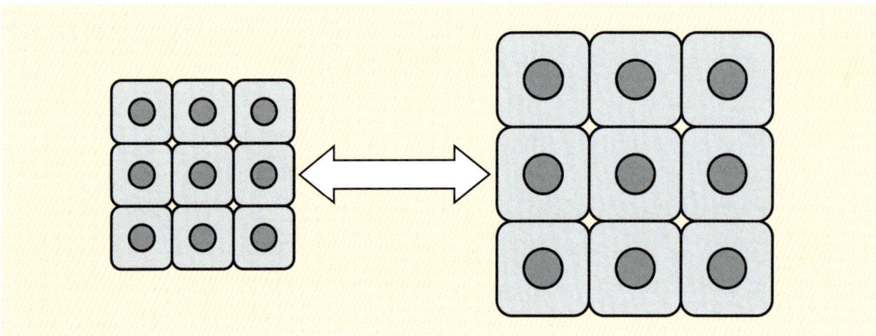

Abbildung 39
Hypertrophie

7.2.3 Hyperplasie

Bei der Hyperplasie liegt eine numerische Organ- oder Gewebevergrößerung vor, hervorgerufen durch eine Zunahme der Zellzahl.

Diese numerische Vergrößerung kann entweder gleichmäßig (diffus), herdförmig oder knotig (nodulär) vorkommen. Auch bei dieser Veränderung spielt die physiologische oder pathologische Mehrbelastung des betroffenen Gewebes oder eine vermehrte hormonelle oder nervöse Stimulation der Zellen die ursächliche Rolle.

Betroffen sind im Gegensatz zur Hypertrophie vor allem Organe, deren Zellen sich gut teilen können, also Oberflächenepithelien und Knochenmark, aber auch Parenchymzellen einiger Drüsen.

Makroskopisch sind diese Organe wiederum vergrößert, mikroskopisch zeigt sich eine **Vermehrung der Zellen**, eventuell mit reichlich Mitosen als Ausdruck der erhöhten Zellvermehrung.

So findet man Hyperplasien des roten Knochenmarks kompensatorisch nach chronischen Blutungen, bei längeren Aufenthalten im Gebirge oder in der Folge chronischer Lungenerkrankungen, da der **Sauerstoffmangel** durch eine Vermehrung des Hormons Erythropoetin aus der Niere und in der Folge der roten Blutzellen wettgemacht werden muss. Auch die intravenöse Verabreichung von **Erythropoetin** (EPO) regt das Knochenmark zur Produktion von Erythrozyten an.

Erythropoetin
Hormon, das bei Sauerstoffmangel von der Niere ausgeschüttet wird und das Knochenmark zur Bildung der roten Blutkörperchen anregt

Synthetisch hergestelltes Erythropoetin wird als Therapeutikum bei einigen Ursachen der Anämie verwendet; es wird aber auch als Dopingmittel missbräuchlich angewandt.

Beispiele

Beispiele für endokrine Hyperplasien sind die Prostatahyperplasie durch **Testosteron-Östrogen-Imbalance** im Alter, die Endometriumhyperplasie des Uterus durch Östrogenwirkung und die Schilddrüsenhyperplasie bei Jodmangel. Mechanische Überbelastungen, wie schlecht sitzende Schuhe oder falsch angepasste Zahnprothesen, verursachen Hyperplasien an der Haut oder der Mundschleimhaut.

Testosteron-Östrogen-Imbalance
Absinken des Testosterons im Alter mit relativem Überwiegen der Östrogene

Die Hyperplasie ist meist ein Prozess, der nach Beendigung der Ursache, mit Ausnahme der knotigen Hyperplasie der Schilddrüse und der Prostata, **reversibel** ist.

Hyperplasien und Hypertrophien sowie beide Formen der Atrophie können prinzipiell auch gemeinsam in Organen vorkommen. Sowohl Hypertrophien als auch Hyperplasien haben eine Funktionssteigerung des betroffenen Organs zum Ziel.

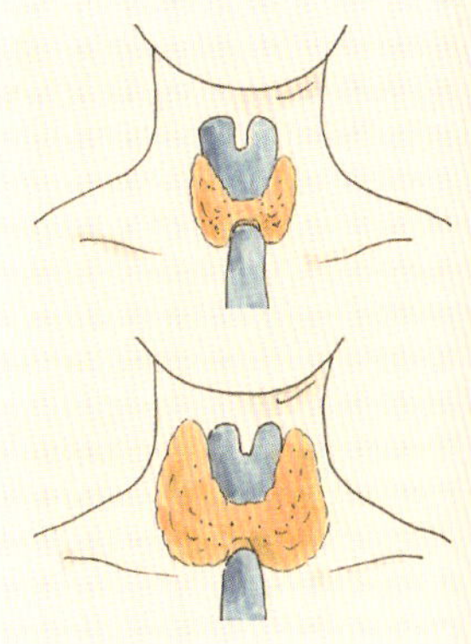

Abbildung 40
Hyperplasie der Schilddrüse

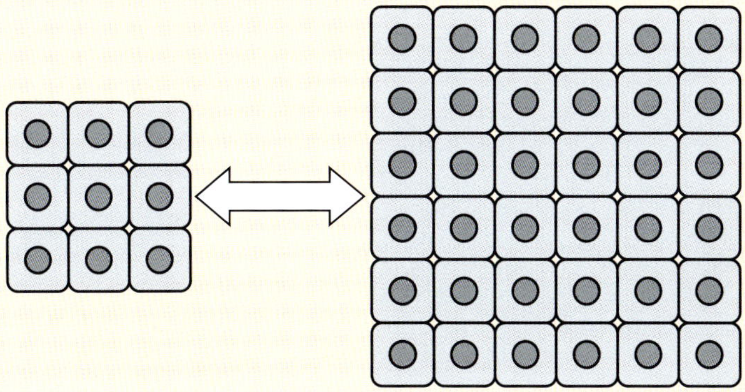

Abbildung 41
Hyperplasie

7.3 Qualitative Störungen des Zellwachstums

Unter einer qualitativen Änderung des Zellwachstums verstehen wir die **Entstehung „anderer" Zellen** durch Umwandlung der Zellen des Ursprungsgewebes. Das können Veränderungen des Differenzierungsgrades bis hin zur Entstehung atypischer Zellen sein.

7.3.1 Metaplasie

Bei der Metaplasie kommt es zu einer Änderung der Differenzierung von Zellen. Es treten anders differenzierte Zellen als das Ursprungsgewebe auf. So kommt es zur Umwandlung eines reifen (voll ausdifferenzierten) Gewebes in ein embryologisch verwandtes differenziertes Gewebe. Der Vorgang der Metaplasie ist prinzipiell reversibel.

Damit anders differenzierte Zellen entstehen können, müssen Stammzellen vorhanden sein, die sich in ein andersartiges Gewebe differenzieren können.

Metaplasien treten vor allem in Wechselgeweben, also Epithelgeweben auf, da zahlreiche differenzierungsfähige Stammzellen vorhanden und so metaplastische Veränderungen möglich sind.

Unter chronischer Einwirkung chemischer (z. B. Magensäure), physikalischer (z. B. Druck) oder immunologischer (z. B. chronische Entzündung) Einflüsse auf ein differenziertes (Wechsel-)Gewebe kommt es zur Umwandlung in ein **widerstandsfähigeres** differenziertes Gewebe.

Epithelzellen sitzen immer einer Basalmembran auf, daher findet man die Basalzellen in der Tiefe der Epithelgewebe an der Basalmembran.

Diese Umwandlung von einem in das andere Gewebe kann nicht direkt, sondern nur über Zellen mit hoher „Wandlungspotenz", also Stammzellen, erfolgen. Solche Stammzellen sind die Basalzellen der untersten Epithelschicht, von denen die Regeneration des entsprechenden Gewebes ausgeht.

Metaplasie kommt daher nicht in hoch differenzierten Geweben vor. Metaplasien sind häufig Vorstufen maligner Tumoren.

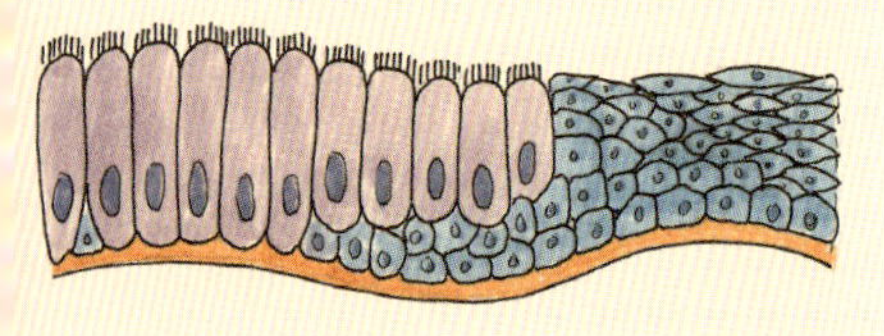

Abbildung 42
Plattenepithelmetaplasie der Atemwege

Bei der **Plattenepithelmetaplasie** wandeln sich „andere" Epithelien in Plattenepithel um, wenn ein Reiz lange auf ein weniger robustes Epithelgewebe einwirkt. Durch das Zigarettenrauchen entsteht etwa robustes, mehrschichtiges Plattenepithel statt des weniger widerstandsfähigen, hochprismatischen respiratorischen Epithels der Atemwege. Gleiches geschieht mit dem einreihigen Zylinderepithel des Gebärmutterhalses bei chronischen Entzündungsvorgängen. Dieser Vorgang entsteht natürlich nur, wenn der Reiz lange andauert. Die Basalzellen teilen sich und ändern langsam ihre Differenzierung, etwa von hochprismatischen Flimmerepithelzellen zu Plattenepithelzellen. Im Bereich des Gebärmutterhalses sind das im Wesentlichen Veränderungen, die durch das humane Papillomavirus enstehen können. Metaplasien können sich wieder zurückbilden, wenn der ursächliche Reiz ausgeschaltet wird, sie können sich aber auch in Richtung Dysplasie und Anaplasie weiterentwickeln und auf diesem Wege bösartig werden.

Bei der **intestinalen Metaplasie** wandelt sich Magenschleimhaut im Rahmen einer chronischen Gastritis in Darmschleimhaut um. Bei der Reflux-Krankheit entsteht magensaftresistentes Zylinderepithel im unteren Abschnitt des Ösophagus, da das mehrschichtige unverhornte Plattenepithel dem sauren Magensaft nichts entgegensetzen kann. Diese als Barrett-Metaplasie bezeichnete Zellveränderung der Ösophagusschleimhaut kann als Krebsvorstufe gewertet werden. Dem Rückfluss von Magensäure in die Speiseröhre muss umgehend entgegengewirkt werden.

gastroösophagealer Reflux
Rückfluss von Magensaft in die Speiseröhre

7.3.2 Dysplasie

Im Unterschied zur Metaplasie entstehen bei der Dysplasie durch chronische Reize keine anders differenzierten Zellen, sondern atypische Zellen, die in der Regel weniger differenziert sind als das Ursprungsgewebe.

Bei der Dysplasie treten Zell- und Kernatypien und vermehrt Mitosen auf, die bei geringgradiger Ausprägung nach Wegfall des Reizes noch reversibel sind. Höhergradige Dysplasien haben eine erhöhte Tendenz, maligne zu entarten; es handelt sich um Präkanzerosen, also „Krebsvorstufen“, wie etwa die Landmannshaut im Bereich des Nackens, hervorgerufen durch exzessive Sonneneinwirkung, oder Präkanzerosen der Darmschleimhaut durch chronische Entzündungen wie bei der Colitis ulcerosa.

7.3.3 Anaplasie

Dauern die schädigenden Einwirkungen auf die Zellen an, dann entwickeln sich aus dysplastischen Zellen anaplastische Zellen. Bei der Anaplasie liegen **typische Zeichen von Malignität**, wie atypische Zellformen und vergrößerte, vielgestaltige Zellkerne, vor. Die Zellen haben ihre Differenzierung verloren, dieser Prozess ist nicht mehr umkehrbar, es sind Krebszellen entstanden.

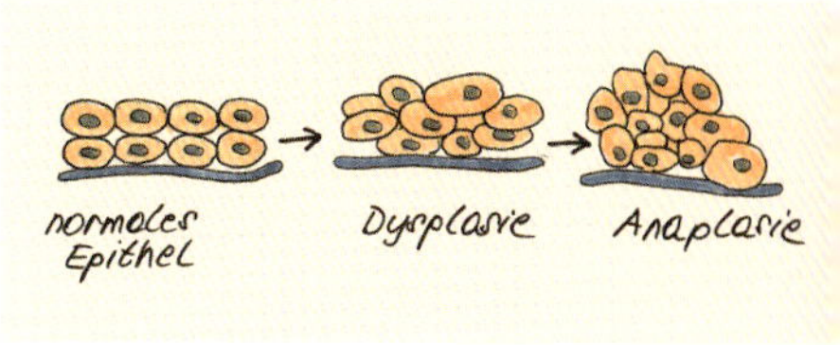

Abbildung 43
Zellveränderungen

Vertiefung des Lernstoffes

Je weniger differenziert Gewebe sind, umso besser können sie sich an geänderte Belastungssituationen anpassen. So lässt sich erklären, warum die Skelettmuskulatur auf konsequentes Training mit einer Zunahme ihrer Masse reagiert und warum Sportler in der Regel ein größeres Herz besitzen als untrainierte Menschen. Andererseits schrumpfen Organe, die ihre Funktion eingeschränkt haben oder die ungenügend stimuliert werden, wie etwa hormongesteuerte Geschlechtsorgane, im Alter. Von diesen quantitativen Änderungen sind qualitative Zellveränderungen, die einer Umwandlung in Krebszellen vorausgehen, zu unterscheiden.

1. Welche vier Gewebearten werden unterschieden?
2. Welcher Organanteil bildet das Stroma, welcher das Parenchym?
3. Welche Eigenschaften unterscheiden niedrig differenzierte von hochdifferenzierten Geweben?
4. Definieren Sie labile, stabile und permanente Gewebe und nennen Sie Beispiele.
5. Wie können Zellen bei quantitativen Anpassungsvorgängen reagieren?
6. Unterscheiden Sie einfache von numerischen Atrophien. Welche Gewebe machen welche der beiden Anpassungsreaktionen durch?
7. Nennen Sie Beispiele für physiologische und pathologische Atrophien.
8. Unterscheiden Sie die Hypertrophie von der Hyperplasie und nennen Sie Beispiele.
9. Welche quantitativen Störungen des Zellwachstums kennen Sie?
10. Welche Gewebe können sich im Sinne einer Metaplasie ändern? Welches Ziel soll damit erreicht werden?
11. Unterscheiden Sie die Begriffe Metaplasie, Dysplasie und Anaplasie. Welche dieser Vorgänge sind noch reversibel?

Nennstiel, Simon (2019): BASICS Allgemeine Pathologie. Urban & Fischer/Elsevier.

8 Zell- und Gewebsschäden

Nach dem Studium dieses Kapitels sollten Sie ...

... den artifiziellen vom gewollten Zelltod unterscheiden können.

... die Formen, Ursachen und Folgen von Nekrosen kennen.

... Adipositas, Lipomatose und fettige Degeneration beschreiben können.

... die unterschiedlichen Einlagerungen von Pigmenten in der Zelle kennen.

Zell- und Gewebsschäden treten durch schädigende Einwirkung unterschiedlicher Noxen auf die Zellen auf, wobei die Intensität und die Dauer der Einwirkung eine nicht unwesentliche Rolle spielen. Die Ursachen der Zell- und Gewebsschädigung können chemischer und physikalischer Natur sein; häufig führt Sauerstoffmangel zu einer Schädigung des Gewebes.

Sauerstoffmangel tritt vor allem bei Durchblutungsstörungen von Organen auf, wobei unterschiedliche Organe verschieden empfindlich auf Sauerstoffmangel reagieren. Je nach Dauer und Schwere der Unterbrechung des Blutflusses können die Folgen noch reversibel sein – oder die betroffenen Zellen können zugrunde gehen.

Ein Maß für die Toleranz gegenüber Sauerstoffmangel ist die sogenannte **Wiederbelebungszeit**: Das ist die Zeitspanne, in der eine Reanimation ohne bleibende Schäden an den verschiedenen Organen möglich ist. So übersteht das Gehirn nur wenige Minuten einer Unterbrechung der Sauerstoffzufuhr ohne bleibende Schäden; der Herzmuskel toleriert 15–30 Minuten, die Lunge bis zu einer Stunde und die Niere sogar bis zu zwei Stunden. Durch Hypothermie, also durch gezieltes Absenken der Körpertemperatur, kann die Wiederbelebungszeit deutlich erhöht werden.

Lokale Minderdurchblutungen kommen vor allem im Versorgungsgebiet arteriosklerotisch veränderter oder durch Stenosen eingeengter Arterien vor. Systemische, also den Gesamtorganismus betreffende, Minderdurchblutungen treten bei einem Kreislaufversagen, wie beim Herzinfarkt oder beim Schock, auf.

Die Liste **chemischer Ursachen** ist lang und reicht von alltäglichen Giften (z. B. Alkohol, Säuren und Laugen) über bestimmte inhalative Stoffe (z. B. toxische Stäube, Ozon) und Medikamente (z. B. Zytostatika und einige Antibiotika) bis zu Schwermetallen (z. B. Quecksilber oder Blei).

Zu den **physikalischen Noxen** zählt man Hitze und Kälte als Ursache von Verbrennungen oder Erfrierungen, mechanische Traumen, ionisierende Strahlung wie Röntgen- oder radioaktive Strahlen und den elektrischen Strom.

Daneben können natürlich auch **belebte Ursachen** wie Bakterien, Viren, Pilze oder Parasiten als Verursacher infrage kommen, die dem Gewebe direkt oder über immunpathologische Prozesse (Antigen-Antikörper-Reaktionen) Schaden zufügen können.

8.1 Zelltod – Nekrose

nekros
(griech.) Leichnam

letal
tödlich

Lyse
Auflösung

Unter **Nekrose** versteht man den Untergang von Zellen oder Geweben in einem lebenden Organismus. Nekrosen sind Folgen von Energiebildungsstörungen der Zelle durch mangelnde Versorgung, die zum Absterben von Zellen oder Geweben führen. Diesem Zelltod gehen vorerst reversible Veränderungen voraus, die ab einem nicht nachweisbaren **„point of no return“** nicht mehr umkehrbar sind. Solche **letal** geschädigten Zellen zeigen Strukturveränderungen, die vor allem durch den Untergang innerer und äußerer Zellmembranen durch Denaturierung von Strukturproteinen zustande kommen. So werden die Zellwände durchlässiger, die Mitochondrien und das endoplasmatische Retikulum lösen sich zunehmend auf, Enzyme treten aus den Lysosomen aus und führen zur **Lyse** der Zelle. Die Zelle löst sich also auf, die Zellbruchstücke werden durch Phagozytose so weit als möglich beseitigt.

Nekrosen rufen Entzündungsreaktionen hervor, der Körper reagiert auf das abgestorbene Gewebe und versucht, es so gut wie möglich zu reparieren. Auch beim Tod des Gesamtorganismus laufen solche Zellveränderungen ab, es kommt in der Folge jedoch nicht mehr zu Reparationsvorgängen. Die Zellen lösen sich auf, aber die Reaktion des Immunsystems erfolgt selbstverständlich nicht mehr.

Protein
Eiweiß

Denaturierung

Unter Denaturierung versteht man eine Zerstörung der räumlichen Struktur von **Proteinen**. Die Denaturierung von Eiweiß kann man sich am besten vorstellen, wenn man an die Zubereitung eines Spiegeleis denkt. Kommt das flüssige, durchsichtige Eiweiß mit dem heißen Fett in der Pfanne in Berührung, verändert es schlagartig Aussehen und Konsistenz. Es wird weiß und fest – es ist denaturiert.

Apoptose
gewollter Zelltod

Im Gegensatz zur Nekrose steht die **Apoptose**, der programmierte Tod einzelner Zellen im Gewebeverband (Zellmauserung). Auch bei der Apoptose gehen Zellen zugrunde und werden von Immunzellen phagozytiert, aber eben nur jene, deren Tod vom Organismus gewollt ist. Außerdem handelt es sich dabei um einzelne Zellen, es gehen nicht ganze Zellverbände zugleich zugrunde.

Entsprechend der Ursache und aufgrund der Zusammensetzung der von Nekrose betroffenen Gewebe unterscheidet man die Koagulationsnekrose (Gerinnungsnekrose) von der Kolliquationsnekrose (Verflüssigungsnekrose).

8.1.1 Koagulationsnekrose

Koagulationsnekrose
Gerinnungsnekrose

Koagulationsnekrosen sind **Gerinnungsnekrosen**, das heißt, die Zelleiweiße unterliegen einer Denaturierung, sie verändern ihre Struktur und verlieren an Funktion. Wie das Eiweiß im Spiegelei können auch Zelleiweiße reagieren, weshalb Koagulationsnekrosen **für eiweißreiche Gewebe typisch** sind und in der Folge von Ischämie, also Sauerstoffmangel, nach Unterbrechung der Durchblutung, nach Säure-, Kälte- und Hitzeeinwirkung auf Organe eintreten. Es sei ausdrücklich darauf hingewiesen, dass es sich bei Gerinnungsnekrosen um Eiweißgerinnung innerhalb der betroffenen Zellen und nicht um die Gerinnung des Blutes handelt.

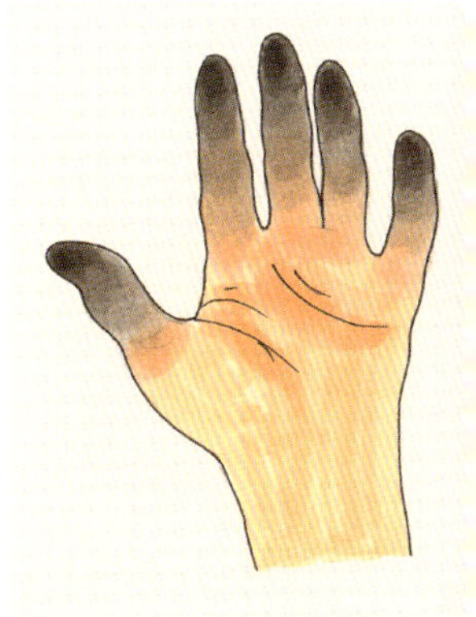

Abbildung 44
Koagulationsnekrose; Erfrierung

So finden wir Koagulationsnekrosen nach **ischämischen Infarkten** eiweißreicher Organe, wie dem Herzmuskel, der Niere oder der Milz, wir finden sie nach ausgeprägten Erfrierungen an den Fingern, Zehen oder unter Umständen auch im Gesicht, sie treten nach Verätzungen der Haut oder Schleimhäute durch starke Säuren oder bei Durchblutungsstörungen an den Extremitäten auf. Ganz deutlich zeigen sich die Stadien einer Nekrose beim Herzinfarkt, wenn durch einen Verschluss der Herzkranzarterien die Durchblutung und so die Sauerstoffversorgung des Herzmuskels nicht mehr gewährleistet ist.

ischämischer Infarkt
Untergang von Zellen durch Unterbrechung der Blutzufuhr

Makroskopisch, das heißt mit freiem Auge sichtbar, imponieren Infarktareale zuerst als blasse (fehlende Durchblutung), erhabene Bezirke, die sich nach etwa 6–8 Stunden lehmgelb verfärben. Die lehmgelbe Farbe ist Ausdruck der Blutleere des betroffenen Herzmuskelareals. Abwehrzellen wandern in das Infarktgebiet ein und phagozytieren die nekrotischen Zellbestandteile. Nach etwa einer Woche bildet sich ein rötlicher Saum aus Granulationsgewebe um die Nekrose, um sie in Narbengewebe umzubauen. Das Granulationsgewebe besteht im Wesentlichen aus Blutkapillaren und jungen Bindegewebszellen (Fibroblasten), welche sich vermehren und die Nekrose schrittweise durch Bindegewebe ersetzen.

Eine Sonderform der Koagulationsnekrose ist die **trockene Gangrän**, die durch Austrocknen des nekrotischen Gewebes entsteht, wodurch eine Bakterienbesiedelung verhindert werden soll. Sie kommt häufig bei Durchblutungsstörungen der Extremitäten vor (z. B. Raucherbein, diabetischer Fuß, Erfrierungen). Auffallend ist die schwarze Verfärbung des nekrotischen Gewebes. Eine trockene Gangrän kommt einer **Mumifizierung** des abgestorbenen Gewebes gleich.

Auch die **Verkäsung** tuberkulöser Granulome ist eine Sonderform der Koagulationsnekrose, es kommt zu einem bröckeligen Zerfall der Nekrose. Dies ist typisch für eine lokale Reaktion der Lunge und der regionalen Lymphknoten nach der Inhalation von Tuberkelbakterien. Die säurefesten Tuberkelbakterien verursachen die Umwandlung der Nekrose in eine weißliche trocken-bröckelige Masse, die an Hüttenkäse oder trockenen Topfen erinnert. Um diesen tuberkulösen Primärherd bildet sich wieder Granulationsgewebe aus, innerhalb der Nekrose kann häufig der Erreger nachgewiesen werden.

8.1.2 Kolliquationsnekrose

Kolliquationsnekrose
Verflüssigungsnekrose

Myelin
Markscheide um Nervenfasern, besteht aus Lipoproteinen

Unter **Kolliquationsnekrosen** versteht man **Verflüssigungsnekrosen** des zugrunde gegangenen Gewebes ohne Eiweißdenaturierung. Diese Form der Nekrose findet man daher in proteinarmen, dafür aber **fettreichen Geweben**, wie dem **myelin**haltigen Gehirn und in Geweben mit gewebsauflösenden Enzymen, wie der Bauchspeicheldrüse. Daher ist die Kolliquationsnekrose typisch für den ischämischen Hirninfarkt (Schlaganfall) nach Unterbrechung der Blutzufuhr. Wird die Blutzufuhr zu einem Hirnareal unterbrochen, kommt es zunächst zu Wassereinlagerungen in die geschädigten Zellen, also zu einem Ödem. Darauf folgt wieder eine Entzündungsreaktion, indem Fresszellen das nekrotische Gewebe beseitigen, es kommt zu einer Verflüssigung der Hirnsubstanz. Einsprossende Blutgefäße ermöglichen in der Folge auch im Gehirn die Narbenbildung.

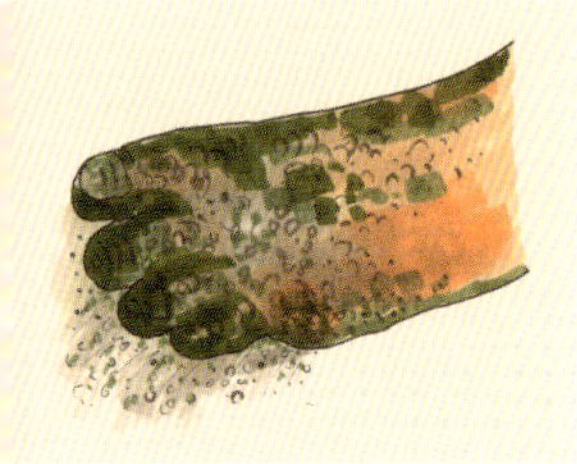

Abbildung 45
Kolliquationsnekrose; feuchte Gangrän

Außerdem kommt es durch Einwirkung von Laugen und auch bei der Einschmelzung von Abszessen durch lytische (auflösende) Enzyme aus den Entzündungszellen zu Verflüssigungsnekrosen (Reifen eines Abszesses). Ein Abszess entsteht durch Nekrose kompakten Gewebes, hervorgerufen durch eiterbildende Bakterien. Auch hier entsteht wieder eine lokale Entzündung, neutrophile Granulozyten phagozytieren die Bakterien, lösen diese auf und schmelzen dabei auch das betroffene Gewebe zu flüssigem Eiter ein.

feuchte Gangrän
Fäulnis des abgestorbenen Gewebes

Sonderformen der Kolliquationsnekrose sind die feuchte Gangrän und die Fettgewebsnekrose. Bei der **feuchten Gangrän** kommt es zur Besiedelung der Nekrose mit Bakterien und Leukozyten und zu einer Verflüssigung des Gewebes. Diese Nekrose ist ebenfalls schwarz-grünlich verfärbt, aber im Gegensatz zur trockenen Gangrän weich, nässend und übelriechend. Ein diabetischer Fuß kann im fortgeschrittenen Stadium also schwarz und trocken oder schwarz, faulig riechend und geschwürig zerfallend in Erscheinung treten. Bei der feuchten Gangrän kommt die Gefahr des Einschwemmens der Bakterien in die Blutbahn mit drohender Sepsis dazu.

Die enzymatische Fettgewebsnekrose ist typisch für die autodigestive (selbstverdauende) Pankreatitis, bei der das umliegende Gewebe durch freigesetzte Enzyme, die Pankreaslipasen, angegriffen wird. Die freigesetzten Fettsäuren verbinden sich in der Folge mit Kalksalzen zu Kalkseifen, man spricht auch von **Kalkspritzernekrosen**. Im Rahmen einer akuten Entzündung der Bauchspeicheldrüse kann es durch die freigesetzten aggressiven Verdauungsenzyme zu diesem lebensbedrohlichen Krankheitsbild kommen.

ischämisch
durch Unterbrechung der Blutzufuhr bedingt

hämorrhagisch
durch Einblutung in das Gewebe bedingt

Sowohl Koagulationsnekrosen als auch Kolliquationsnekrosen können **ischämisch** oder **hämorrhagisch** bedingt sein.

8.1.3 Was geschieht mit der Nekrose?

Das Schicksal von Nekrosen hängt im Wesentlichen vom Ausmaß der Nekrose und von der Art des betroffenen Gewebes ab. So ist eine **vollständige Regeneration** selten, da regenerationsfähige Zellen vorhanden sein müssen, die imstande sind, durch Zellteilung den Defekt wieder auszugleichen. Parenchymzellen von drüsigen Organen und Oberflächenepithelzellen der Haut und der Schleimhäute haben das größte Potenzial zur vollständigen Wiederherstellung. Herzmuskelzellen und vor allem Nervenzellen haben dieses Potenzial hingegen kaum, in diesen Geweben wird es daher zu einer **Narbenbildung** kommen.

Nach größeren Kolliquationsnekrosen in Organen oder nach Abszesseinschmelzung kann es zur Hohlraumbildung und Ausbildung von flüssigkeitsgefüllten Zysten kommen, die in der Folge auch vernarben können.

Oberflächliche Nekrosen werden abgestoßen und fallen einfach ab. Bei tiefer reichenden kommt es zur **Ulkusbildung**, zu einem **Geschwür.**

Die **Verkalkung** ist hingegen ein Leitsymptom für käsige Nekrosen.

Zyste
flüssigkeitsgefüllter Hohlraum

Leitsymptom
für eine Erkrankung charakteristisches Symptom

Ein Geschwür ist ein Gewebedefekt an der Haut- oder Schleimhautoberfläche, der jedoch die Basalmembran durchbricht. Da für eine vollständige Wiederherstellung eine intakte Basalmembran nötig ist, heilen Geschwüre unter Narbenbildung.

Ein **Geschwür** geht in die Tiefe, eine **Geschwulst** ist eine Schwellung.

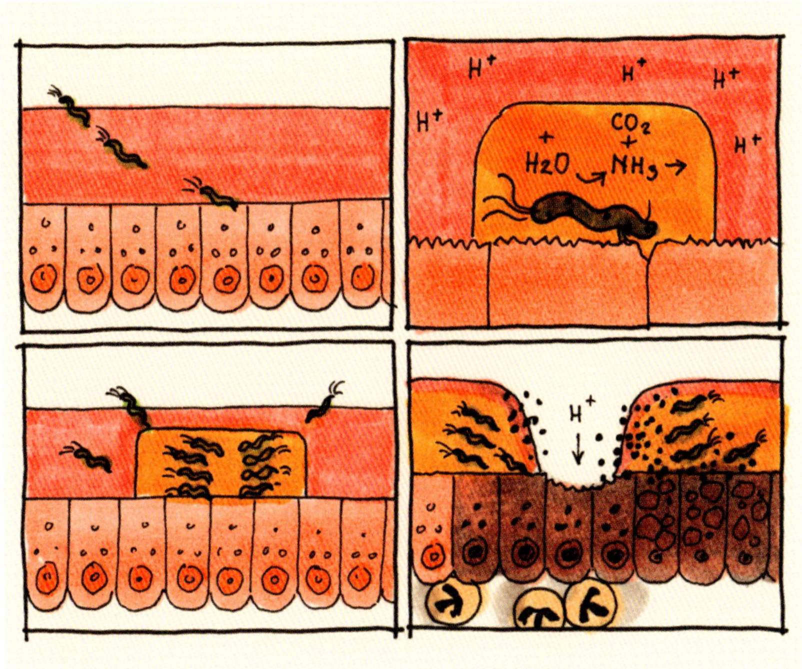

Abbildung 46
Entstehung eines Magengeschwürs durch Helicobacter pylori

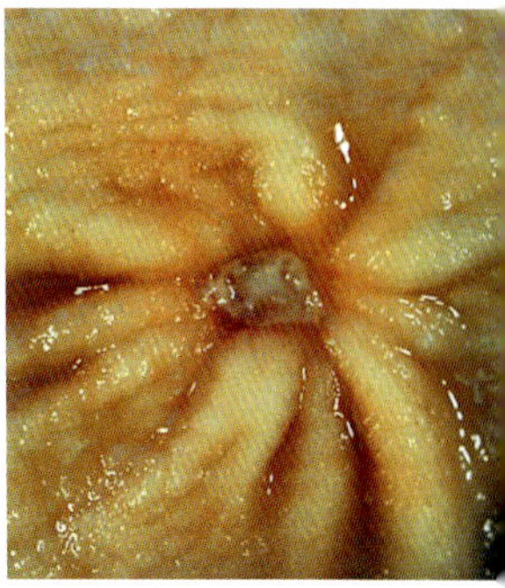

Abbildung 47
Magengeschwür

8.2 Apoptose – oder der programmierte Zelltod

Die Apoptose dient gemeinsam mit der Zellproliferation einem ausgeglichenen Zellumsatz in Wechselgeweben. Eine gealterte oder geschädigte Zelle leitet von sich aus den programmierten Zelltod ein, der Zeitpunkt dafür ist in den Genen der Zelle fixiert. Dabei sterben einzelne Zellen aus einem Zellverband, indem sie schrumpfen und sich auflösen. Diese abgestorbenen Zellen werden von Makrophagen **phagozytiert** und beseitigt.

Zellmauserung
Zellaustausch

Beispiele

Ein Beispiel für den programmierten Zelltod ist die **Mauserung** der roten Blutzellen: Erythrozyten haben eine Lebensdauer von 120 Tagen, sie werden hauptsächlich in der Milz abgebaut und aus den Stammzellen des roten Knochenmarks regeneriert. Auch das Abschilfern von Epithelzellen der Haut oder des Verdauungstraktes ist ein gewollter Vorgang.

8.3 Substanzeinlagerungen in die Zelle

Zellen können auf schädigende Noxen auch mit der **Einlagerung von** überschüssigen **Substanzen** in das Zytoplasma reagieren.

8.3.1 Fetteinlagerung

Adipositas
Fettleibigkeit

Lipomatosis cordis
Vermehrung des subepicardialen Fettgewebes

Fette können durch ein Überangebot von Nahrung, durch Störungen des Fettstoffwechsels oder durch Zellschädigung in Form kleiner Fetttröpfchen (Vakuolen) in den Zellen eingelagert werden. Lagern sich die Fette in den Fettzellen ab, spricht man bei einem generalisierten zu hohen Körperfettanteil von einer **Adipositas**. Die Vermehrung des Fettgewebes um einzelne Organe heißt hingegen **Lipomatose** (**Lipomatosis cordis**).

Als Lipomatose bezeichnet man auch das gehäufte Auftreten von gutartigen Fettgewebsgeschwülsten, den Lipomen.

fettige Degeneration
Verfettung von Organzellen

Es können aber auch andere Zellen als die dafür vorgesehenen Fettzellen betroffen sein, wie es die alkoholbedingte Verfettung der Leberzellen (Fettleber – Steatosis hepatis) oder die durch Sauerstoffmangel hervorgerufene Verfettung der Herzmuskelzellen zeigen. In diesen Fällen liegt eine Störung der Zellfunktion vor, man spricht von **fettiger Degeneration**. Gewebe mit erhöhtem Fettgehalt nehmen eine gelbliche Verfärbung an.

8.3.2 Hyalineinlagerung

Unter Hyalin versteht man **Eiweißeinlagerungen** in der Zelle, die Ausdruck einer Zellschädigung sein können. So findet man Hyalineinlagerungen in Leberzellen, die durch Alkohol, Medikamente oder durch Virusinfektionen der Leber verursacht werden.

8.3.3 Pigmenteinlagerungen

Lipofuszin ist ein gelb-bräunliches Pigment, das im Alter und bei Kachexie im Gehirn, in der Leber, in der Niere, in der glatten Muskulatur und im Herzmuskel gehäuft vorzufinden ist. Chemisch ist Lipofuszin ein Abbauprodukt aus Proteinen und Cholesterin.

Beim **Ikterus** kommt es aufgrund von Leberzellschädigungen oder durch einen vermehrten Abbau der roten Blutkörperchen zu einem Anstieg von Hämoglobin-Abbauprodukten im Blut und dadurch zu einer Gelbfärbung der Haut, der Schleimhäute und vor allem der **Skleren**.

Melanin ist ein körpereigenes Pigment, das durch UV-Bestrahlung der Haut vermehrt gebildet wird und sie bräunlich färbt. Beim **Morbus Addison** kommt es durch die vermehrte Stimulation der Nebennierenrinde durch den Hypophysen-Vorderlappen auch zu einer vermehrten Sekretion von **MSH** und durch die erhöhte Melaninbildung zu verstärkter Pigmentierung der Haut.

Bei der **Anthrakose** kommt es durch eingeatmeten Kohlenstaub zu einer grau-schwärzlichen Verfärbung des Lungengewebes und der regionalen Lymphknoten.

Ikterus
Gelbsucht

Sklera
Lederhaut des Auges

Morbus Addison
chronische Nebennierenrinden-Insuffizienz

MSH
melanozytenstimulierendes Hormon, wird im Hypophysen-Vorderlappen gebildet

Vertiefung des Lernstoffes

Die meisten Zellen haben eine vorgegebene Lebensdauer programmiert, an deren Ende die Apoptose steht. Diese vorgegebene Lebensdauer kann durch einwirkende Noxen erheblich verkürzt werden, die Zelle kann einer Nekrose anheimfallen. Je nach Ursache oder betroffenem Gewebe unterscheiden sich diese Nekrosen und geben sowohl makroskopisch als auch mikroskopisch ein typisches Bild des Zelluntergangs. Zellen neigen aber auch dazu, als Zeichen einer Schädigung oder im Rahmen von Altersveränderungen unterschiedliche Substanzen oder Pigmente einzulagern, die in einer Verfärbung von Organen oder auch in einer Funktionseinschränkung münden.

1. Nennen Sie einige Ursachen für Zell- und Gewebsschäden.
2. Unterscheiden Sie die Begriffe Nekrose und Apoptose.
3. Beschreiben Sie das Aussehen einer Koagulationsnekrose. In welchen Geweben findet sie statt? Welche Sonderformen der Koagulationsnekrose kennen Sie?
4. In welchen Organen kommt es zur Kolliquationsnekrose und wie sieht sie aus? Nennen Sie einige Sonderformen dieses Nekrosetyps.
5. Welchen Verlauf kann die Nekrose nehmen?
6. Was versteht man unter Zellmauserung?
7. Unterscheiden Sie Adipositas, Lipomatose und fettige Degeneration.
8. Unter welchen Umständen und in welchen Organen kommt es zur Einlagerung von Lipofuszin, Hämoglobin-Abbauprodukten, Melanin und Kohlenstaub?

Nennstiel, Simon (2019): BASICS Allgemeine Pathologie. Urban & Fischer/ Elsevier.

9 Regeneration und Reparation – Wundheilung

Nach dem Studium dieses Kapitels sollten Sie ...

... die Unterschiede zwischen Regeneration und Reparation erklären können.

... den stadienhaften Ablauf der Wundheilung kennen.

... die Voraussetzungen und das Resultat der primären und der sekundären Wundheilung unterscheiden können.

... die möglichen Komplikationen der Wundheilung kennen.

... die Grundlagen und Ergebnisse der unterschiedlichen Möglichkeiten der Frakturheilung beschreiben können.

... die Besonderheiten der Nervenheilung nachvollziehen können.

Auch bei der Wundheilung hängt das zu erwartende Resultat nicht nur von der Art und Schwere der Gewebszerstörung, sondern zu einem wesentlichen Teil auch vom Typ des betroffenen Gewebes ab; die Zellteilungsrate ist ein entscheidender Faktor.

Zur Erinnerung

Wechselgewebe haben eine hohe Zellteilungsrate, dadurch findet eine rege Zellerneuerung statt. Zu den Wechselgeweben zählt man Oberflächenepithelien, Blutzellen und die Zellen des lymphatischen Systems. Diese Gewebe zeigen eine rege Zellmauserung, sie regenerieren sehr gut. Wechselgewebe sind aber aufgrund ihrer hohen Teilungsrate sehr empfindlich gegenüber Strahleneinwirkungen und gegenüber der Wirkung von Zytostatika.

In stabilen Geweben kommen Zellteilungen bereits viel seltener vor als in Wechselgeweben. Trotzdem zeigen sie eine gewisse Tendenz zur Zellneubildung. Zu den stabilen Geweben gehören die Bindegewebe, das Parenchym von Leber und Nieren, Drüsengewebe und die glatte Muskulatur. Sie gelten als bedingt regenerationsfähig.

Permanente Gewebe oder Ruhegewebe sind hoch differenzierte Gewebe ohne (nennenswerte) Zellteilung, wie die Herz- und Skelettmuskulatur und das Nervengewebe. Sie regenerieren nicht, es kommt bei Verletzungen zur Narbenbildung. Diese Gewebe sind jedoch wenig strahlenempfindlich und widerstandsfähiger gegen Zytostatika.

9.1 Regeneration

Unter Regeneration versteht man die vollkommene Wiederherstellung zugrunde gegangenen Gewebes in Form und Funktion, es bleiben keine Schäden zurück. Verloren gegangenes Gewebe wird durch das Ursprungsgewebe ersetzt.

Leider erfüllen nicht alle Gewebe die Voraussetzungen für eine Regeneration. Die wichtigste Voraussetzung für den Vorgang der Regeneration ist zweifelsfrei die **Möglichkeit der Zellteilung**, wobei Regeneration nur in Wechselgeweben und eingeschränkt in stabilen Geweben stattfinden kann. Ruhegewebe, in denen Zellteilungen kaum oder gar nicht mehr stattfinden, haben diese Fähigkeit verloren. Epithelzellen haben die besten Aussichten auf Regeneration, da sie sich ständig erneuern. Schon unter normalen Bedingungen weisen die Zellen der Wechselgewebe eine hohe Zellteilungsrate auf. So heilen vor allem innere und äußere Oberflächenepithelien durch Regeneration, aber auch Drüsenepithelien (z. B. Leberzellen) können noch gut regenerieren.

Regenerationsvorgänge laufen sowohl bei der Wund- und Frakturheilung als auch bei der sogenannten **Zellmauserung** ab. Unter Zellmauserung versteht man den Ersatz „verbrauchten“ Gewebes (z. B. von abgeschilferten Haut- und Schleimhautzellen oder „alten“ Blutzellen). Dabei bleibt das betroffene Gewebe sowohl in Form als auch Funktion vollständig intakt. Die obersten Schichten des Plattenepithels der Haut werden ständig abgeschilfert und von unten her, das heißt von den teilungsfähigen Basalzellen, erneuert. Genauso gehen ständig Darmepithelzellen mit dem Stuhl ab; Mitosen in den Zellen der Darmschleimhaut sorgen für Nachschub. Rote Blutzellen (Erythrozyten) haben eine physiologische Lebensdauer von rund 120 Tagen und werden in der gleichen zeitlichen Frequenz von den myeloischen Knochenmarkstammzellen neu gebildet, also regeneriert.

9.2 Reparation

Unter Reparation versteht man den Ersatz von verloren gegangenen Zellen und Gewebe durch minderwertige Zellen oder Gewebe. Man spricht auch von einer unvollständigen Regeneration.

Dieser Vorgang läuft in stabilen Geweben mit geringer Zellteilungsrate und in permanenten Geweben, deren Zellen sich nicht mehr teilen können, ab. Bei der Reparation wird zerstörtes Gewebe nicht mehr vollständig wiederhergestellt, es wird durch minderwertiges Bindegewebe ersetzt. Daraus resultiert eine **Defektheilung** oder eben die Bildung einer Narbe, auch die Funktion kann dadurch eingeschränkt sein. Hier möchte ich wieder auf die Beispiele des Herzinfarkts und des Schlaganfalls verweisen; zerstörte Herzmuskelzellen und Nervenzellen können nicht wiederhergestellt werden, es entsteht Narbengewebe.

9.3 Wundheilung

Die Wundheilung zeigt einen typischen stadienhaften Verlauf, an dessen Ende entweder eine vollkommene Wiederherstellung (Regeneration) oder ein Gewebsdefekt (Reparation) steht.

Das Ergebnis der Wundheilung hängt im Wesentlichen vom betroffenen Gewebe, von der Schwere der Verletzung und von den hygienischen Wundbedingungen ab.

Die Wundheilung ist ein Vorgang, der in mehreren aufeinanderfolgenden Schritten abläuft. Der Verlauf wird dadurch bestimmt, wie groß und wie tief die Wunde ist, ob die Wundränder einander berühren oder zumindest eng aneinanderliegen oder ob sich zwischen den Wundrändern ein Spalt befindet, der durch Granulationsgewebe gefüllt werden muss.

Granulationsgewebe
besteht aus Bindegewebszellen und neu gebildeten Kapillaren.

Zusätzlich müssen für ein optimales Ergebnis die Wundränder glatt gegrenzt sein, die Wunde muss möglichst keimfrei gehalten werden und es dürfen sich keine Fremdkörper in der Wunde befinden. Wie erwähnt, hängt die Heilung auch vom verletzten Gewebe ab, da eine gute Regenerationsfähigkeit des Gewebes optisch und funktionell zu besseren Ergebnissen führt. Aus vorhergehenden Kapiteln ist bekannt, dass nur eine intakte Basalmembran zu optimalen Heilungsergebnissen führen kann, da dort die Stammzellen ihren Platz haben; das heißt, auch die Tiefe einer Wunde ist mit ausschlaggebend, ob sie vollständig regeneriert oder ob eine Narbe zurückbleibt.

9.3.1 Ablauf der Wundheilung

Durch eine Gewebsverletzung werden Gefäße eröffnet. Es blutet in den Wundspalt hinein. Blut besteht aus einer fibrinreichen Flüssigkeit, dem Plasma, und aus den Blutzellen. Die Thrombozyten und das Fibrin bilden einen Wundschorf, der die Wunde verschließt und gegen Austrocknung und Keimbesiedelung schützt. Diese erste Phase heißt, entsprechend dem Austreten des fibrinreichen Exsudates (Blut), **exsudative Phase.**

Die Wunde ist nun fürs Erste verschlossen, soll aber nicht in diesem Zustand bleiben. Daher müssen der Schorf und auch zugrunde gegangenes, nekrotisches Gewebe wieder weggeräumt werden. Diese Aufgabe übernehmen Makrophagen und Mikrophagen (Granulozyten). Wir sprechen von der **resorptiven Phase** der Wundheilung. Im Grunde läuft im Wundgebiet eine lokale Entzündungsreaktion ab, die Phagozyten gehören zu den Zellen unseres Immunsystems.

Fibrin
Protein, das bei der Blutgerinnung aktiviert wird und ein Netz bildet, das die Wunde gemeinsam mit den Thrombozyten verschließt

Makrophagen
Fresszellen, die ganze Zellen phagozytieren können

Mikrophagen
können nur Zellbruchstücke oder Bakterien phagozytieren.

Fibroblasten
junge, aktive Bindegewebszellen; können sich teilen und bilden Fasern

Fibrozyten
alte, ruhende Bindegewebszellen

Nun kann die Wiederherstellung des zerstörten Gewebes beginnen. Blutkapillaren sprossen vom Wundrand ein, und mit dem Blut gelangen Stammzellen in die Wunde, die sich zu Bindegewebszellen, den Fibroblasten, differenzieren. Das nun entstandene Gewebe aus Kapillaren und Fibroblasten heißt Granulationsgewebe. Die Fibroblasten sind in der Lage, kollagene Fasern zu bilden. Dadurch wird das Granulationsgewebe Schritt für Schritt in Narbengewebe umgebaut. Diese Phase nennen wir die **reparative Phase** der Wundheilung.

Diese Schritte laufen im Wesentlichen bei allen Wundheilungsvorgängen ab, gleichgültig, ob es sich um eine oberflächliche Schürfwunde, eine tiefe Schnittwunde oder um einen Gewebsuntergang innerhalb von Organen handelt. Es gibt also mehrere Gründe, warum manche Wunden kaum sichtbar verheilen und andere mehr oder weniger große Narben hinterlassen. Große und tiefe Wunden, in die es massiv hineinblutet und wo es so zur Bildung von reichlich Granulationsgewebe kommt, hinterlassen deutliche Spuren; es kommt zu einer **Defektheilung** oder **Reparation**.

Oberflächliche Wunden und solche mit enganliegenden Wundrändern haben wenig Platz für Granulationsgewebe, sie können ohne Narbenbildung abheilen; es kommt zur **Regeneration**.

Sind bei der Wundheilung zusätzlich die wesentlichen Kriterien eines unkomplizierten Verlaufes erfüllt, nämlich die Möglichkeit der Zellteilung, eine intakte Basalmembran, enganliegende Wundränder, keimarme Wundverhältnisse, Abwesenheit von Fremdkörpern in der Wunde und eine ausreichende Blutversorgung, dann steht einer vollständigen Wiederherstellung des Gewebes nichts mehr im Wege. Man spricht von einer **„restitutio ad integrum“**, einer **Wiederherstellung zur Unversehrtheit**.

Anders gesagt: Die Wunde darf nicht zu groß oder zu tief sein, sie muss sauber sein, es muss sich um Wechselgewebe oder zumindest um stabiles Gewebe handeln und es darf nicht zu viel Granulationsgewebe entstehen, das sich in der Folge in Narbengewebe umwandelt.

Plasma - Serum

Als Plasma wird der flüssige Anteil des Blutes bezeichnet, der zwar keine Blutzellen mehr enthält, aber die Gerinnungsfaktoren und somit das Fibrin noch besitzt. Es kann also noch gerinnen! (Plasma = Serum plus Fibrin.)

Das Serum ist jener flüssige Anteil des Blutes, der übrig bleibt, wenn das Blut geronnen ist, der also ohne Blutzellen und ohne Fibrin ist, da in dem Gerinnsel sowohl die Blutzellen als auch das Fibrin stecken.

9.3.2 Primäre Wundheilung - Sanatio per primam intentionem

Von einer primären Wundheilung spricht man bei einer **unkompliziert** verlaufenden Heilung von Wunden mit eng aneinanderliegenden, glatten

Wundrändern, wie z. B. bei Schnittwunden, insbesondere bei Operationswunden. Sind die Wundränder gequetscht, müssen sie vor dem Nähen, Klammern oder Kleben gerade geschnitten werden, und zwar so, dass kein nekrotisches Gewebe mehr zurückbleibt. Oberflächliche Wunden ohne Zerstörung der Basalmembran, also Schürfwunden, heilen auch primär. Die Wunde muss zusätzlich keimarm, also gut gereinigt, und gut durchblutet sein. Schnittwunden müssen innerhalb von sechs bis acht Stunden chirurgisch versorgt werden. **Liegen die oben genannten Kriterien vor, dann heilt die Wunde innerhalb von sechs bis acht Tagen vollständig.**

Besonders nach chirurgischen Eingriffen oder nach Traumen durch scharfkantige Gegenstände (Schnittverletzungen) heilen Wunden primär; nach wenigen Tagen ist nur mehr eine feine Narbe sichtbar. Aber auch große, oberflächliche Wunden, z. B. Schürfwunden, heilen auf diesem Weg.

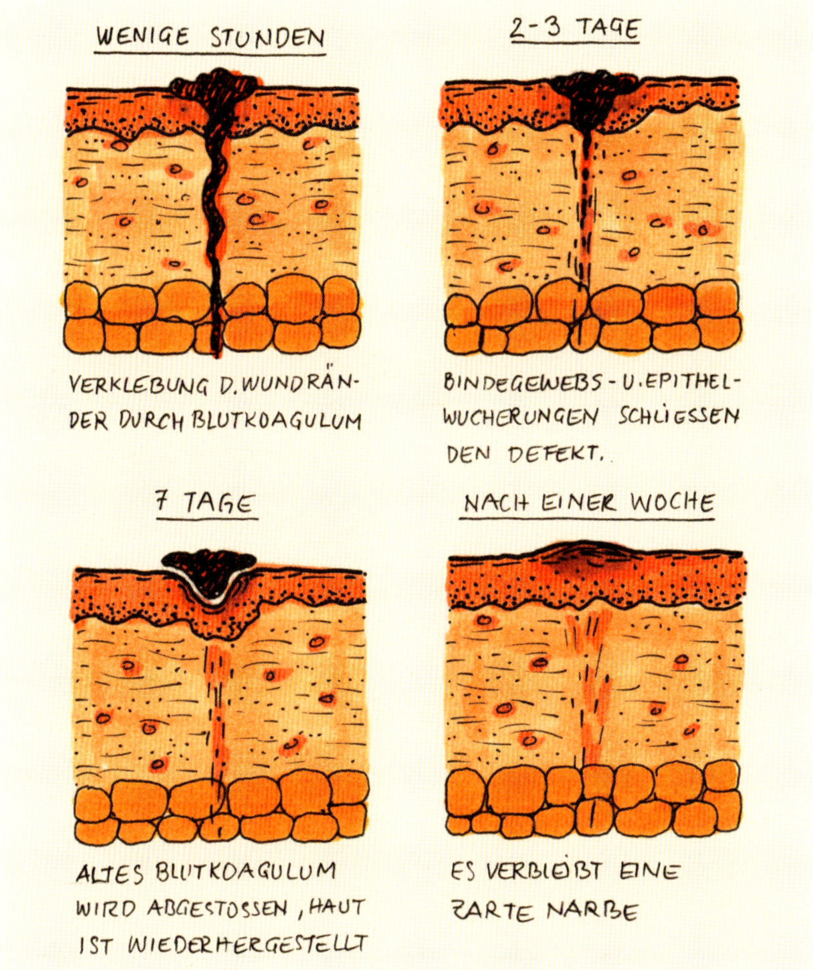
WENIGE STUNDEN
2-3 TAGE
VERKLEBUNG D. WUNDRÄNDER DURCH BLUTKOAGULUM
BINDEGEWEBS- U. EPITHELWUCHERUNGEN SCHLIESSEN DEN DEFEKT.
7 TAGE
NACH EINER WOCHE
ALTES BLUTKOAGULUM WIRD ABGESTOSSEN, HAUT IST WIEDERHERGESTELLT
ES VERBLEIBT EINE ZARTE NARBE

Abbildung 48
Primäre Wundheilung

9.3.3 Sekundäre Wundheilung – Sanatio per secundam intentionem

Klaffen bei einer Wunde die Wundränder auseinander oder liegt ein größerer Gewebsdefekt vor, muss die Wunde durch ausreichend Exsudat verschlossen werden, was eine stärkere Bildung von Granulationsgewebe und in der Folge die Entstehung einer Narbe nach sich zieht. Ist eine Wunde verschmutzt und tritt eine Wundinfektion auf, resultiert ebenfalls ein sekundärer Wundverschluss mit Narbenbildung. **Die sekundäre Wundheilung dauert Wochen bis Monate.**

> Lassen sich die Wundränder nicht aneinanderlegen oder ist die Wunde infiziert, heilt sie per secundam intentionem, unter Bildung von reichlich Granulationsgewebe, ab. Es verbleibt eine deutliche Narbe.

Abbildung 49
Sekundäre Wundheilung

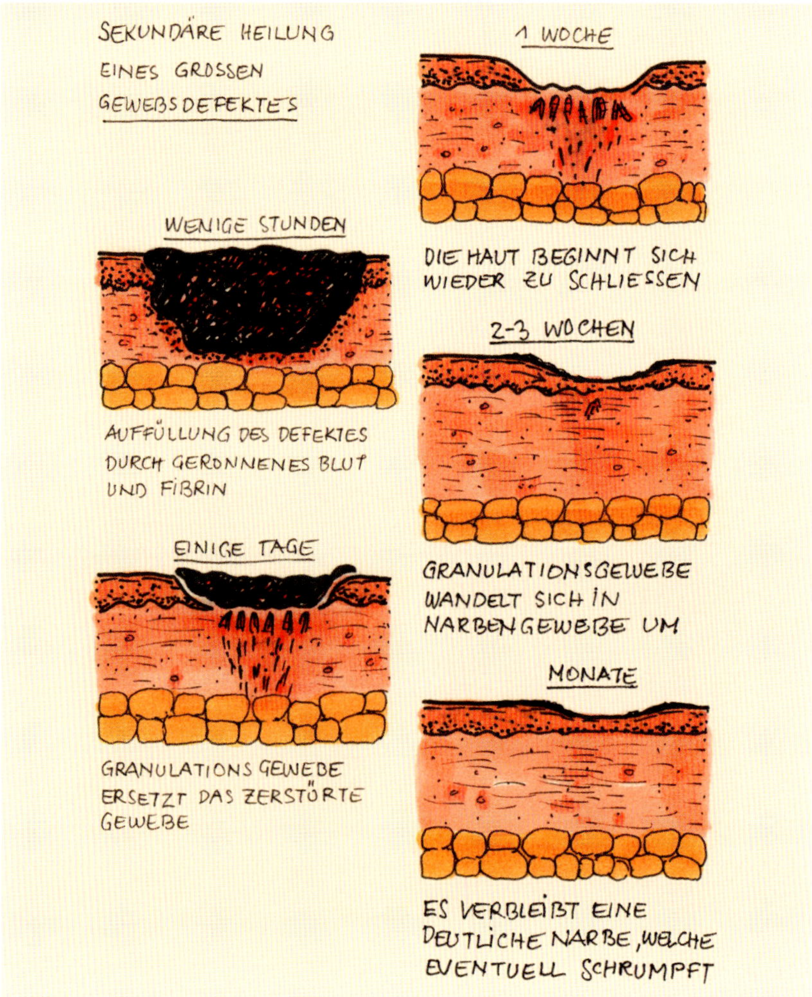

In medizinischen Befunden ist häufig zu lesen, dass eine Wunde p. p. (per primam intentionem) verheilt ist – dann werden Sie mit dem Ergebnis durchaus zufrieden sein, die Narbenbildung ist gering. Ist sie allerdings p. s. (per secundam intentionem) verheilt, wird das Resultat zu wünschen übrig lassen, es kommt zu einer deutlichen Narbe.

9.3.4 Komplikationen bei der Wundheilung

Als Komplikationen bei der Wundheilung gelten Wundinfektionen, das Auftreten von überschießendem Narbengewebe (Keloid), besonders nach Verbrennungen, die vermehrte Bildung von Granulationsgewebe (Granulome – „wildes Fleisch“) und die Entstehung flüssigkeitsgefüllter Hohlräume (Serome).

Die Wahrscheinlichkeit für das Auftreten einer **Wundinfektion** und die Schwere einer solchen Komplikation ist von mehreren Faktoren abhängig. Keine große Verwunderung wird die Tatsache hervorrufen, dass Anzahl und Art der Keimbesiedelung eine wesentliche Rolle bei Wundinfektionen spielen. Häufig dringen Eitererreger in das verletzte Gewebe ein. Je nach Tiefe der Wunde ist auch an eine Infektion mit anaeroben Erregern wie Tetanus oder Gasbrand zu denken, die zu schweren systemischen Erkrankungen führen können. Diese Erreger sind überall in der Erde zu finden und überleben als Sporen auch widrigste Umweltbedingungen.

Anaerobier
Mikroorganismen, die unter Ausschluss von Sauerstoff gedeihen

Auch der Zeitpunkt der bakteriellen Besiedelung, die Beschaffenheit der Wundränder und die Durchblutung der Wunde beeinflussen das Geschehen – Wunden, die bereits durch Granulationsgewebe verschlossen sind, und Wunden mit glatten Wundrändern ohne nekrotisches Gewebe und mit guter Durchblutung haben gute Voraussetzungen, nicht infiziert zu werden. Deshalb ist es wichtig, Wunden vor der Versorgung gewissenhaft zu reinigen, nekrotisches Wundmaterial und nach Möglichkeit Fremdkörper zu entfernen. Zusätzlich ist immer zu überprüfen, ob ein ausreichender Impfschutz gegen Tetanus vorhanden ist.

Eine wesentliche Rolle für die Infektion von Wunden spielt die Anwesenheit von Fremdkörpern in der Wunde, womit auch Nahtmaterial gemeint sein kann.

Für die experimentelle Erzeugung eines subkutanen Abszesses waren ohne die Anwesenheit von Fremdmaterial etwa eine Million Keime „notwendig“, bei Anwesenheit eines ungeknoteten Fadens reichten bereits 10 000 Keime aus, um einen Abszess hervorzurufen. Ein geknoteter Faden, durch den zusätzlich die Durchblutung der Wunde eingeschränkt war, schaffte es schon mit nur 100 Keimen, eine Wundinfektion hervorzurufen.

Pseudoarthrose
Scheingelenk

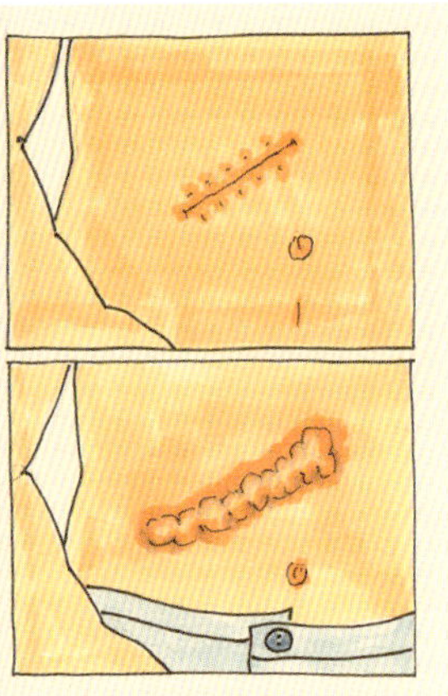

Abbildung 50
Narbenkeloid

Epidermis
Oberhaut

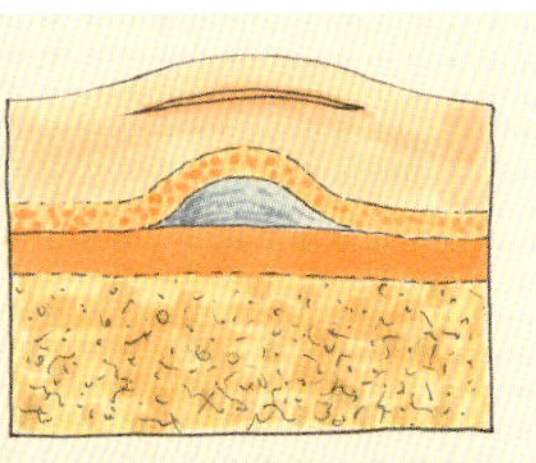

Abbildung 51
Narbenserom

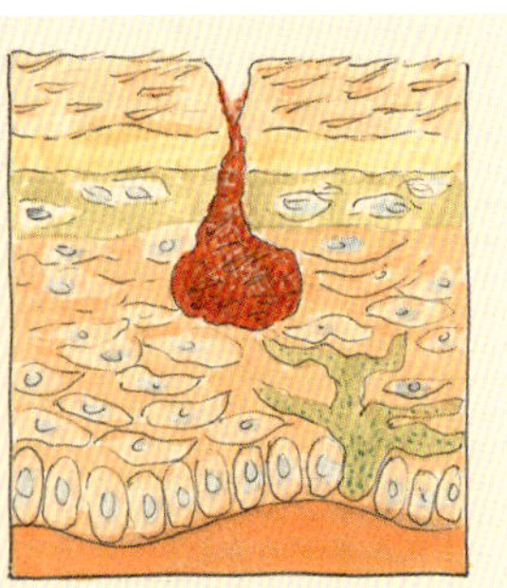

Abbildung 52
Epidermoidzyste

Von einer **Wundruptur** oder **Wunddehiszenz** spricht man, wenn sich eine chirurgisch versorgte Naht wieder öffnet. Das kann der Fall sein, wenn die Wunde infiziert ist oder der Patient die Anweisungen zur Schonung ignoriert. Auch Pseudoarthrosen sind Dehiszenzen eines Frakturspaltes, die Bruchenden des Knochens bleiben gegeneinander beweglich.

Hyperplastische Narben, also ausgeprägte Narben, entstehen vor allem an durch Zug beanspruchten Körperregionen, wie am Rücken und an den Extremitäten. Überschießende Narben an normal beanspruchten Körperregionen nennt man **Narbenkeloide**. Sie treten häufig, aber bei Weitem nicht ausschließlich nach Verbrennungen und bevorzugt bei Menschen mit dunkler Hautfarbe auf, eine genetische Disposition ist vorhanden. Narbenkeloide können sich weit über das ursprüngliche Verletzungsareal verbreiten und entstellend wachsen.

Bleiben Fremdkörper im Gewebe liegen, kommt es zur Bildung von Granulationsgewebe um den Fremdkörper; man spricht von einem **Fremdkörpergranulom**. Es ist ein Ausdruck eines frustranen Versuchs der Abwehrzellen, den Fremdkörper zu phagozytieren. Das Granulationsgewebe grenzt den Fremdkörper gegen die Umgebung ab und das Immunsystem toleriert diesen Zustand häufig. Manchmal kommt es nach Jahren zu einer Entzündung in diesem Bereich, die Anlass für eine operative Entfernung des Fremdkörpers wird.

Manchmal können durch eine Verletzung Anteile der Epidermis in die Tiefe der Wunde verlagert werden und nach der Heilung dort verbleiben. Die Epithelzellen vermehren sich weiter und können wie an der Hautoberfläche verhornen und zur Ausbildung einer **Epidermoidzyste** führen.

Bleiben Flüssigkeitsansammlungen in Hohlräumen im Wundbereich bestehen, sprechen wir von **Seromen**.

9.4 Frakturheilung – Heilung von Knochenbrüchen

Wie jede Art von Wunden heilen auch Knochen nach ähnlichen Kriterien primär oder sekundär.

9.4.1 Primäre Frakturheilung

Primär kann ein Knochen nur dann verheilen, wenn die Knochenenden sehr nah aneinanderliegen und in dieser Position auch fixiert werden. Berühren sich die Knochenenden, wachsen die Knochenlamellen direkt von einem in das andere Knochenende ein, man spricht von **Kontaktheilung**. Weichen die Knochenenden weniger als 1 mm voneinander ab, geschieht eine **primäre Spaltheilung**, bei der der Knochendefekt zuerst bindegewebig ersetzt wird und dann in Knochen umgewandelt wird. Diese Form der Knochenheilung findet nach chirurgischer Versorgung einer Fraktur statt, die Bruchstücke werden durch Platten, Nägel, Schrauben oder dergleichen miteinander verbunden. Einsprießende Blutkapillaren und die Aktivität von Osteoblasten (aktive Knochenzellen) ermöglichen zunächst die Bildung eines primitiven Geflechtknochens, der sich erst über Wochen und Monate in stabilen Lamellenknochen umbaut. Osteoklasten (Knochenfresszellen) räumen den Lamellenknochen ab, Osteoblasten bilden neue Knochengrundsubstanz und kollagene Fasern.

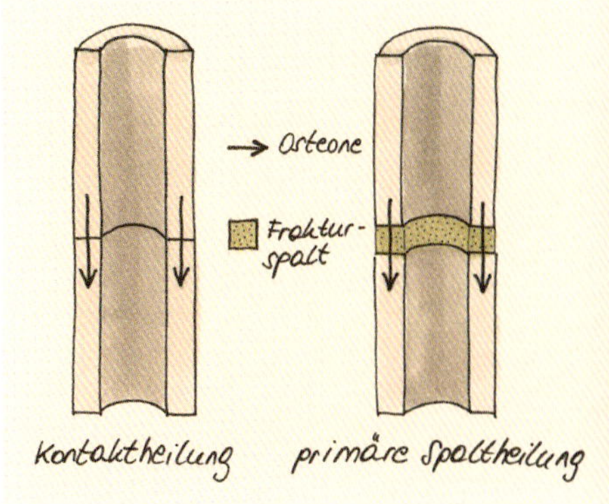

Abbildung 53
Primäre Frakturheilung

9.4.2 Sekundäre Frakturheilung

Ist der Spalt zwischen den Knochenenden größer und sind die Knochenenden nicht vollkommen stabil fixiert, dann entsteht nach der Fraktur ein Frakturhämatom, in das, ähnlich der Wundheilung, Kapillaren und Fibroblasten einsprossen und eine bindegewebige Narbe, einen Kallus, bilden. Dieser wird innerhalb von ein bis vier Wochen in einen provisorischen knöchernen Kallus aus primitivem Geflechtknochen umgewandelt, der zuletzt wieder in einen definitiven Kallus aus Lamellenknochen umgebaut wird.

Kallus
Knochennarbe, Knochenschwiele

Verschiedene Knochen heilen unterschiedlich schnell. So beträgt die durchschnittliche Heilungsdauer eines Schlüsselbeins etwa drei bis vier Wochen, der Oberarmknochen heilt in sechs bis acht Wochen und ein Oberschenkelknochen in acht bis zwölf Wochen. Wirklich vollständig belastbar ist der Knochen erst wieder nach einigen Monaten.

Als Komplikationen können auch hier, besonders bei offenen Frakturen, **Entzündungen** des Knochens und des Knochenmarkes, eine sogenannte Osteomyelitis, durch Besiedlung mit Bakterien auftreten. Nach Abheilen eines infizierten Knochenbruches resultiert häufig ein überschießender **Kallus** aus minderwertigem Knochengewebe, der einer hyperplastischen Narbe entspricht.

Störungen der Ossifikation des bindegewebigen Kallus können zu einer Pseudoarthrose, einem Pseudogelenk, führen. Die Frakturenden bleiben dabei gegeneinander beweglich, der Bruchspalt verknöchert nicht.

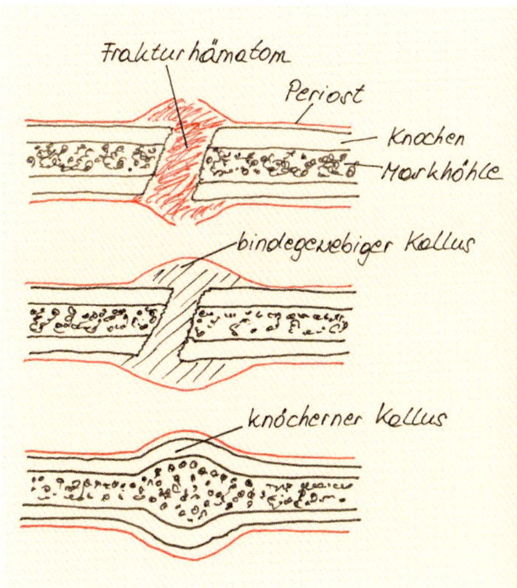

Abbildung 54
Sekundäre Frakturheilung

Knochen wird immer als Geflechtknochen angelegt und erst in zweiter Linie in den stabilen Lamellenknochen umgebaut. Dieser Vorgang läuft auch bei der Frakturheilung ab.

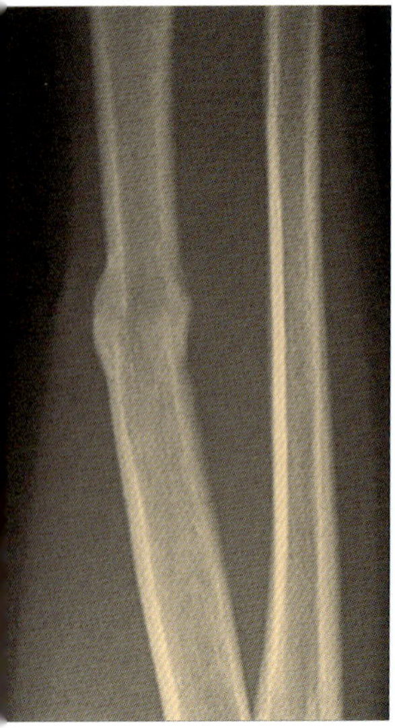

Abbildung 55
Kallusbildung nach Radiusfraktur
(Bildausschnitt aus einem Röntgenbild eines Unterarmes)

9.5 Nervenheilung

Gänzlich zugrunde gegangene Nervenzellen können nur in sehr begrenztem Umfang ersetzt werden; abgetrennte Neuriten (lange Nervenzellfortsätze) können unter günstigen Bedingungen wieder nachwachsen. Wesentlich für die Regeneration von Axonen ist, dass der Spalt zwischen proximalem und distalem Axonabschnitt weniger als 5 mm beträgt und dass die Schwann'schen Zellen, die das Axon umhüllen, als „Leitschiene" erhalten sind. Ist das nicht der Fall, dann treffen die Nervenenden nicht mehr aufeinander und es entstehen knotige Verdickungen aus den wachsenden Neuriten, aus Schwann'schen Zellen und aus Bindegewebszellen. Man spricht dann von **Amputationsneuromen** oder **Narbenneuromen**.

Glatt durchtrennte Nerven können End-zu-End zusammengenäht werden. Nach chirurgischer Entfernung von Nervenstücken, z. B. bei einem bösartigen Tumor der Nervenscheide oder bei Verletzungen von Nerven, wird mit unterschiedlichem Erfolg versucht, „Leitschienen" zwischen den durchtrennten Nervenenden durch implantierte Hautnerven zu schaffen. Das gelingt jedoch nur über eine Strecke von wenigen Zentimetern. Neueste Versuche an Tieren mit Leitschienen, oder besser Leitgittern, aus einer extrem reißfesten Spinnseide geben berechtigte Hoffnung, auch Distanzen von mehr als 5 cm überbrücken zu können.

Eine **Nervenzelle** (ein Neuron) besteht aus einem Nervenzellkörper, den baumartig verzweigten Dendriten, an denen der Reiz zur Nervenzelle geleitet wird, und aus dem Neuriten oder auch Axon, einem langen Fortsatz, der den Nervenreiz von einer Nervenzelle zur nächsten oder zum Erfolgsorgan weiterleitet.

Vertiefung des Lernstoffes

Die Heilung von Wunden oder Knochenbrüchen ist ein fast alltäglicher Vorgang, den wohl viele schon am eigenen Leib erfahren haben. Warum heilen aber manche Wunden vollständig ab, während andere unschöne Narben hinterlassen oder zu schlimmen Komplikationen führen? Wegen des häufigen Auftretens aller Arten von Wunden verdient das Verständnis der besonderen Gegebenheiten und der Folgen von Heilungsvorgängen unser größtes Augenmerk.

1. Welche Gewebe haben die Möglichkeit zur Regeneration, welche können nur durch Reparation heilen? Welche Endresultate sind bei diesen beiden Heilungsvorgängen zu erwarten?
2. Wie heißen die einzelnen Phasen der Wundheilung, welche Vorgänge laufen dabei ab?
3. Was bedeutet „primäre Wundheilung“? Welche Kriterien müssen dafür vorliegen und wie lange dauert dieser Heilungsvorgang? Nennen Sie einige Beispiele für eine primäre Wundheilung.
4. Wann heilt eine Wunde sekundär, wie lange dauert die Heilung in diesem Fall?
5. Was sagen die Kürzel p. p. und p. s. in einem Arztbericht aus?
6. Was versteht man unter einem Narbenkeloid, einer Epidermoidzyste und einem Narbenserom?
7. Wie stehen die Frakturenden bei einer Kontaktheilung, einer Spaltheilung und einer sekundären Knochenheilung zueinander?
8. Worin unterscheiden sich Geflecht- und Lamellenknochen?
9. Wie lange dauert eine primäre und eine sekundäre Knochenheilung?
10. Was ist ein Kallus, wann entsteht er?
11. Welche Anteile einer Nervenzelle können regenerieren?

Asmussen, Peter D. / Söllner, Brigitte (2010): Die Prinzipien der Wundheilung. Wundtypen, Wundheilungsvorgänge und Wundheilungsstörungen. CM Medienverlag.

10 Veränderungen extrazellulärer Strukturen

Nach dem Studium dieses Kapitels sollten Sie ...

... den extrazellulären Raum definieren können.

... die verschiedenen Arten der Fibrose, deren Ursache und Lokalisation beschreiben können.

... die wichtigsten Lokalisationen von Gewebsverkalkungen kennen und die unterschiedlichen Konkremente unterscheiden können.

Im extrazellulären Raum können vermehrt Flüssigkeit, aber auch Amyloid oder kollagene Fasern eingelagert werden. Diese Einlagerungen können lokal oder systemisch vorhanden sein, die Ursachen sind mannigfaltig.

10.1 Fibrose

Bei der Fibrose kommt es zu einer **Vermehrung kollagener Fasern** im Gewebe durch eine erhöhte Fibroblastentätigkeit. Diese kollagenen Fasern sind arm an Flüssigkeit, die betroffenen Gewebe erscheinen daher hart und derb (Narbengewebe). Fibrosen entstehen besonders im Verlauf chronischer Entzündungen und in der Folge chronisch eiweißreicher Ödeme, als Ersatz nach Nekrosen oder bei chronischem Blutstau.

fibra
(lat.) Faser

10.1.1 Leberzirrhose

Die Leberzirrhose ist eine Fibrose, die **im Endstadium zahlreicher Lebererkrankungen** (z. B. Hepatitis B und C, Alkoholabusus) auftritt und mit einer Nekrose des Leberparenchyms und einer daraus resultierenden relativen Vermehrung des lebereigenen Bindegewebes einhergeht, wodurch die Leber schrumpft und derb wird.

Die Leber kann ihre Syntheseleistungen (Fibrin, Gerinnungsfaktoren, Albumine), Stoffwechselleistungen und Abbauleistungen nicht mehr erbringen. Die Pfortader (Vena portae) bringt das Blut aus den Verdauungsorganen in die Leber, damit es dort entgiftet wird und die aufgenommenen Nährstoffe umgebaut und verwertet werden können. Das Blut verlässt über die Lebervene die Leber und fließt über die Vena cava inferior zurück ins rechte Herz. Durch den bindegewebigen Umbau der Leber kommt es zur portalen Hypertension und Ausbildung von Umgehungskreisläufen.

Zusätzlich kommt es durch die veränderten Druckverhältnisse im Pfortaderkreislauf und durch den wegen des Albuminmangels verminderten kolloidosmotischen Druck in den Gefäßen zum Ascites, der Bauchwassersucht.

portale Hypertension
Hochdruck im Pfortaderkreislauf mit Blutrückstau im Abflussgebiet. Durch den **Blutstau** kommt es zur Ausbildung erweiterter Venen, wie den Ösophagusvarizen und Bauchwandvarizen, dem „caput medusae“, das an den schlangenbesetzten Kopf der Medusa erinnert.

idiopathisch
ohne erkennbare Ursache

palmare Fibromatose
Dupuytren'sche Kontraktur

plantare Fibromatose
Morbus Ledderhose

10.1.2 Idiopathische Fibrosen

Idiopathische Fibrosen entstehen aus unbekannter Ursache und kommen im Bereich der Handfläche mit Verhärtung der Palmaraponeurose und Beugefehlstellung der Finger und in schwächerer Ausprägung auch im Bereich der Plantaraponeurose vor.

10.1.3 Vernarbung

Lokal entstandene Fibrosen als Gewebsersatz nach Gewebsdefekten bezeichnet man als **Narbe**, eine gesteigerte Narbenbildung als **Schwiele**. Bei einer überschießenden Narbenbildung spricht man von einem **Narbenkeloid**.

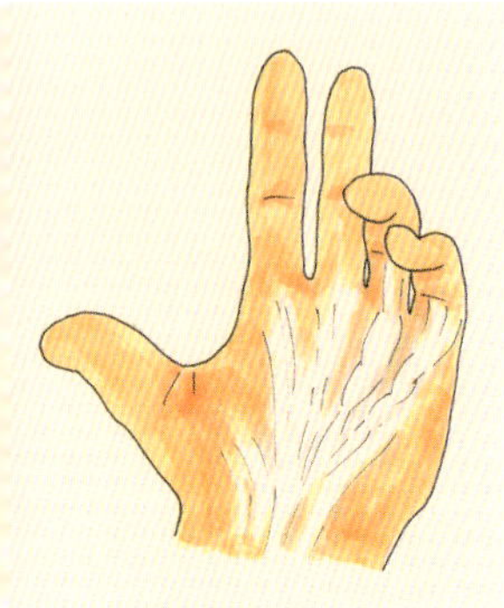

Abbildung 56
Dupuytren'sche Kontraktur

10.1.4 Sklerodermie

Bei dieser Erkrankung handelt es sich um eine **Autoimmunerkrankung** mit generalisierter Fibrose der Haut und der Organe, mit Maskengesicht und Versteifung der Gelenke, Schluckbeschwerden bei Befall des Ösophagus und Ventilationsstörung bei Lungenbefall. Die systemische Form dieser Erkrankung nimmt häufig einen schicksalhaften Verlauf und endet nicht selten mit dem Tod der Betroffenen.

10.2 Verkalkung

Cholelithiasis
Gallensteinleiden

Urolithiasis
Konkremente in den ableitenden Harnwegen

Sialolithiasis
Konkremente in Speicheldrüsen

Nephrolithiasis
Nierensteinleiden

Bei einer pathologischen Verkalkung kommt es zu Kalkablagerungen an Stellen, wo unter physiologischen Bedingungen kein Kalk zu finden ist. Solche **Kalkeinlagerungen** kann man in mangelversorgten Geweben wie in sklerotisch veränderten Blutgefäßen (Gefäßverkalkung), im Rahmen chronisch-fibrinöser Entzündungen wie beim Panzerherz oder nach Gewebsnekrosen (typischerweise bei der tuberkulösen Verkäsung) finden.

Kalziumstoffwechsel
wird durch die Hormone Parathormon, Vitamin-D-Hormon und Calcitonin gesteuert

Bei Störungen des Kalziumstoffwechsels kann es besonders im sauren Milieu zum Auftreten **metabolischer** (stoffwechselbedingter) Kalkablagerungen in gesunden Geweben kommen, etwa in der Niere oder in der Haut.

Von **Konkrementen** sprechen wir bei Ablagerungen von Kalk, aber auch von anderen Substanzen wie Cholesterin, Bilirubin oder Harnsäure, in Hohlorganen wie der Gallenblase, den ableitenden Harnwegen oder bei „Steinbildungen" in den Speicheldrüsen.

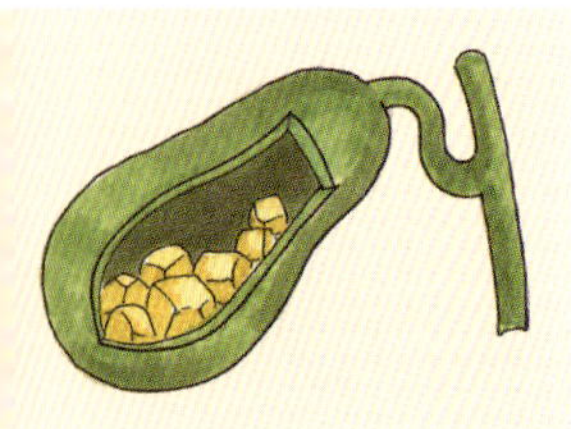

Abbildung 57
Gallensteine

Vertiefung des Lernstoffes

Nicht nur Zellen reagieren auf schädigende Einflüsse mit der Einlagerung von Substanzen, auch die Interzellularsubstanz kann davon betroffen sein. So kann die Zunahme von Bindegewebsfasern in der Leber zur Zirrhose mit Organverhärtung und Funktionsverlust führen; die Einlagerung von Fetten und Kalksalzen in Gefäßwänden kann eine Verengung des Gefäßlumens mit nachfolgender Minderversorgung der Organe zur Folge haben. Substanzablagerungen in Hohlorganen, wie der Gallenblase oder den ableitenden Harnwegen, bezeichnet man hingegen als Konkremente oder „Steine".

1. Was ist eine Leberzirrhose, wie kann es dazu kommen?
2. Dupuytren'sche Kontraktur und Morbus Ledderhose: Was versteckt sich hinter diesen beiden Begriffen?
3. In welchen Organen findet man Konkremente bei einer Cholelithiasis, einer Urolithiasis und einer Sialolithiasis?

Nennstiel, Simon (2019): BASICS Allgemeine Pathologie. Urban & Fischer/ Elsevier.

11 Entzündungspathologie

Nach dem Studium dieses Kapitels sollten Sie ...

... das Ziel einer Entzündung im Organismus definieren können.

... belebte und unbelebte Entzündungsursachen unterscheiden können.

... die wesentlichen Komponenten der Entzündung, Entzündungsmediatoren, die Reaktionen in den Blutgefäßen und die Entzündungszellen kennen.

... die fünf lokalen und die allgemeinen Entzündungszeichen kennen.

... eine Infektion von einer Infektionskrankheit und Bakteriämie von Sepsis unterscheiden können.

... die unterschiedlichen Verläufe der akuten und der chronischen Entzündung beschreiben können.

... die Folgen einer Entzündung kennen.

Entzündungen werden mit der Endung *-itis* versehen, z. B. Gastritis, Hepatitis, Pankreatitis.

Eine Entzündung ist eine Abwehrreaktion auf eine Schädigung des Gewebes, die durch chemische oder physikalische Einwirkungen, durch das Eindringen von Mikroorganismen oder Parasiten in den Organismus oder durch endogene Noxen hervorgerufen wird.

Das Ziel der Entzündung ist die Beseitigung der schädigenden Noxe und die Wiederherstellung des zugrunde gegangenen Gewebes.

11.1 Grundlagen

Für eine bessere Nachvollziehbarkeit der Entzündungsvorgänge werden zunächst die Eckpfeiler des menschlichen Abwehrsystems erläutert.

Wir unterscheiden eine **angeborene Immunität**, die beim Erstkontakt mit einem Erreger sofort und unspezifisch reagiert, von einer **erworbenen spezifischen Immunität**, die nach einem ersten Erregerkontakt mit der Bildung von Antikörpern antwortet und ab diesem Zeitpunkt einen Erreger sehr effizient bekämpfen kann. Die Zellen der **unspezifischen Abwehr** stürzen sich unselektiv auf jeden Eindringling in den Körper und bekämpfen ihn durch Enzyme oder phagozytieren ihn. Die **spezifische Abwehr** reagiert hingegen über Antikörper auf jeden Erreger selektiv. Man unterscheidet sowohl bei der angeborenen als auch bei der erworbenen Abwehr eine zelluläre und eine humorale, stoffliche Komponente.

	Zelluläre Komponente	Humorale Komponente
Angeborene, unspezifische Abwehr	**Monozyten:** Makrophagen; phagozytieren Erreger, aber auch veränderte oder abgestorbene Körperzellen **Neutrophile Granulozyten:** Mikrophagen; phagozytieren vor allem Bakterien, bilden den Eiter **Eosinophile Granulozyten:** greifen durch Enzyme Parasiten direkt an, können auch phagozytieren **Basophile Granulozyten:** beinhalten Histamin und Heparin, spielen eine Rolle bei allergischen Reaktionen **Mastzellen:** ähnlich Basophilen im Gewebe **Natürliche Killerzellen:** greifen virusinfizierte Zellen, Tumorzellen und Transplantate an **Dendritische Zellen:** phagozytieren Mikroorganismen oder Fremdstoffe, präsentieren deren Antigene den T-Lymphozyten und induzieren so eine spezifische Immunreaktion.	Komplementsystem Zytokine (Akute-Phase-Proteine) Chemokine Interferone
Erworbene, spezifische Abwehr	T-Lymphozyten B-Lymphozyten	(B-Lymphozyten: wandeln sich in Plasmazellen um) bilden Antikörper

Tabelle 25
Komponenten des menschlichen Abwehrsystems

11.2 Ursachen der Entzündung

Entzündungsursachen können sehr unterschiedlich sein: Sie können von außen (exogen) oder vom Körper selbst ausgehend (endogen) auf die Gewebe einwirken und belebt oder nicht lebend sein.

Mikroorganismen
Kleinstlebewesen, meist Einzeller

Viren
sind streng genommen keine Mikroorganismen, da sie ohne Wirtszelle nicht lebensfähig sind.

Häufige **lebende Ursachen** sind in erster Linie Mikroorganismen, wie Bakterien, Viren oder Pilze; in manchen Regionen unserer Erde spielen aber auch Parasiten, wie Würmer, Egel und Plasmodien (Malaria) eine nicht zu unterschätzende Rolle.

Zu den **unbelebten Ursachen** zählen physikalische Noxen (Kälte, Hitze, Traumen, Strahlen), chemische Noxen (Toxine, Säuren, Laugen) oder auch Allergene.

11.3 Entzündungskomponenten

Beim Ablauf einer Entzündung spielen mehrere Faktoren zusammen: So kommt es zu einer Änderung der Durchblutung des betroffenen Gewebes mit einer erhöhten Durchlässigkeit der Kapillarwände und zum Einwandern und zur Aktivierung von Entzündungszellen. Sowohl aus dem geschädigten Gewebe als auch aus den an der Entzündung beteiligten Abwehrzellen werden **Mediatoren** (Botenstoffe) freigesetzt, die den Ablauf der Entzündung steuern.

11.3.1 Entzündungsmediatoren

Entzündungsmediatoren sind körpereigene biochemische Substanzen, die sowohl von Entzündungszellen gebildet werden, als auch im Blutplasma und im Gewebe vorhanden sind und bei Entzündungsvorgängen aktiviert werden. Sie leiten die Entzündungsvorgänge ein und halten den Fortgang der Entzündung aufrecht.

Arachidonsäurederivate wie **Prostaglandine, Prostazykline und Leukotriene** werden von Entzündungszellen freigesetzt; sie bewirken eine Vasodilatation und eine Steigerung der Permeabilität der Gefäßwände. Sie fördern also die Durchblutung im Entzündungsgebiet, steigern die Durchlässigkeit der Kapillarwände und ermöglichen den Austritt eines Exsudates (Serum, Plasma, Blut) in das Gewebe. Zusätzlich fördern sie die Chemotaxis, das ist das Anlocken der Entzündungszellen an den Ort der Entzündung.

Vasodilatation
Gefäßerweiterung

Prostaglandine sind an der Entstehung des **Entzündungsschmerzes** beteiligt, indem sie sensorische Nervenendigungen reizen und aktivieren.

Vasoaktive Amine wie **Histamin**, das vorwiegend aus den Mastzellen und den basophilen Granulozyten freigesetzt wird, bewirken ebenfalls eine Vasodilatation und eine Steigerung der Gefäßpermeabilität. In der Folge verlangsamt sich der Blutstrom im Bereich des entzündeten Gewebes und es kommt zur Ödembildung durch austretende Flüssigkeit. Histamin hat auch eine starke systemische Wirkung, es senkt den Blutdruck, verengt die Bronchien und erhöht die Sekretion der Magensäure. Es spielt eine prominente Rolle bei allergischen Reaktionen. **Serotonin** aus den Blutplättchen hat ebenfalls eine starke Gefäßwirkung.

vasoaktiv
die Gefäßwand beeinflussend

Permeabilität
Durchlässigkeit der Gefäßwände

Die Blutgerinnung wird durch den **PAF** (plättchenaktivierenden Faktor) aus dem Gefäßendothel, der zusätzlich eine stark vasodilatatorische Wirkung hat, durch Prostaglandine und durch das Gerinnungssystem selbst aktiviert.

Endothel
innere Auskleidung von Gefäßen

Entzündungsmediatoren bewirken eine vermehrte Durchblutung (Rötung) des Entzündungsareals, den Austritt von Flüssigkeit ins Gewebe (Schwellung) und den Schmerz im betroffenen Gewebe (siehe Kardinalsymptome lokaler Entzündungen).

11.3.2 Gefäßreaktion

Bei Entzündungsvorgängen spielen die kleinen Blutgefäße, besonders die Arteriolen, Venolen und Kapillaren, eine übergeordnete Rolle. Erst durch diese Blutgefäße gelangen die **Entzündungszellen** und die an der Entzündungsreaktion beteiligten Stoffe (Entzündungsmediatoren), wie Histamin, Serotonin und dergleichen, an den Ort der Entzündung.

Diese Mediatoren bewirken im Entzündungsgebiet eine initiale Vasokonstriktion mit vorübergehender Ischämie. In der Folge führen sie durch

initiale Vasokonstriktion
am Beginn stehende Gefäßverengung

Ischämie
Blutarmut

eine Vasodilatation des arteriellen Kapillarschenkels bei gleichzeitiger Vasokonstriktion des venösen Schenkels zu einer Blutansammlung in den dazwischengeschalteten Kapillaren und dadurch zu einer vermehrten Durchblutung des betroffenen Gewebes. Zusätzlich kommt es durch die Permeabilitätserhöhung der Gefäßwände zum Austreten eines **Exsudates** ins Gewebe.

Es werden also die abfließenden Gefäße verengt und die zufließenden erweitert, dadurch sammelt sich das Blut im Entzündungsgebiet an. Gleichzeitig werden die Gefäße undicht, wodurch es gemeinsam mit dem erhöhten Druck in den Kapillaren zum Auswärtsströmen von Flüssigkeit in das Gewebe kommt (Ödeme).

Abbildung 58
Gefäßreaktion im Gewebe bei einer Entzündung: initiale Ischämie mit nachfolgender Hyperämie

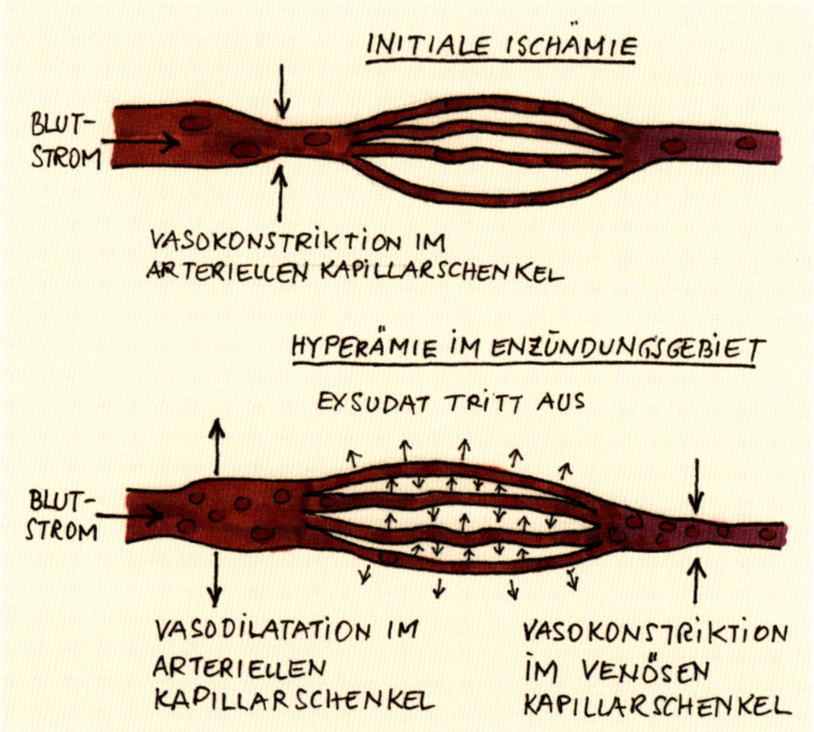

Hyperämie
vermehrte Durchblutung

Exkurs: Exsudat – Transsudat

Exsudate sind entzündlich bedingte Absonderungen von Blutbestandteilen durch Gefäßwände; sie treten durch die zusätzliche Permeabilitätserhöhung der Gefäßwände auf.

Transsudate sind meist nicht entzündlich bedingt. Transsudate entstehen durch einen erhöhten hydrostatischen Druck oder durch einen verminderten kolloidosmotischen Druck, wie sie bei Stauungsödemen in der Lunge oder bei einem Ascites bei Leberzirrhose ursächlich infrage kommen.

Exsudate sind proteinreich, Transsudate sind proteinarm.

11.3.3 Entzündungszellen

Durch Stoffe, die aus den geschädigten Gewebszellen austreten, werden Entzündungszellen (Granulozyten, Lymphozyten, Makrophagen) aus dem Blut in das Gewebe gelockt. Diesen Vorgang nennt man Chemotaxis, die auslösenden Lockstoffe **Chemotaxine**. Diese Abwehrzellen treten aktiv durch die „Spalten“ der Gefäßwände hindurch, um ihre Arbeit im Entzündungsbereich zu erfüllen. Das Durchtreten der Zellen durch die Gefäßwände heißt Diapedese.

Hauptakteure einer akuten Entzündung sind die neutrophilen Granulozyten, die als Mikrophagen Bakterien und zugrunde gegangenes Zellmaterial phagozytieren und unschädlich machen, die eosinophilen Granulozyten, welche besonders bei Parasitenbefall und allergischen Reaktionen vermehrt auftreten und die basophilen Granulozyten, welche ebenfalls an allergischen Reaktionen beteiligt sind.

Chemotaxis
Anlocken von Entzündungszellen

Diapedese
Durchwandern der Gefäßwände durch Entzündungszellen

neutrophile Granulozyten
blass färbbare Granula

eosinophile Granulozyten
rot färbbare Granula

basophile Granulozyten
blau färbbare Granula

Monozyten sind Makrophagen, sie können wesentlich größere Partikel als Mikrophagen „fressen“ und vernichten. Sie werden ebenso wie die **dendritischen Zellen** als antigenpräsentierende Zellen bezeichnet, da sie nach der Phagozytose von Mikroorganismen deren Antigene dem Immunsystem präsentieren und die Aktivierung der T-Zellen einleiten.

Lymphozyten stehen im Dienste der spezifischen Abwehr; das heißt, sie reagieren auf Antigene mit spezifischen Antikörpern, wobei die B-Lymphozyten für die Bildung von Antikörpern im Blut verantwortlich sind. Die Lymphozyten bewahren den Körper auch vor einer neuerlicher Erkrankung durch bereits bekannte Erreger.

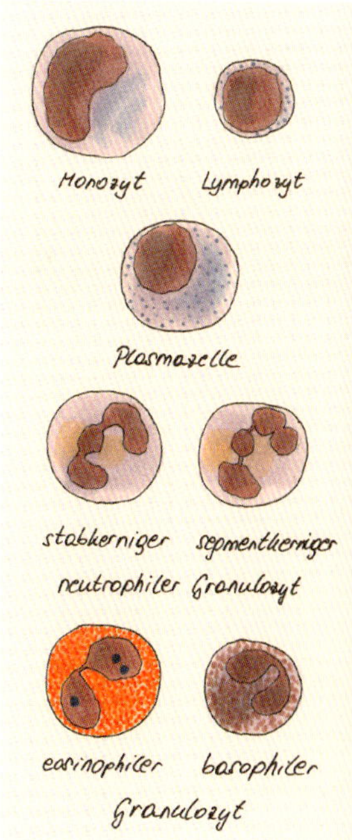

Abbildung 59
Entzündungszellen

11.3.4 Physiologische Grundlagen des Immunsystems

Um einen Organismus gesund zu erhalten, bedarf es eines potenten **Abwehrsystems**, das einerseits in der Lage ist, eingedrungene Erreger und Parasiten **abzuwehren**, und das andererseits stark genug ist, die Kontrolle über veränderte Körperzellen und ihre Elimination zu steuern. Das Immunsystem funktioniert in einem definierten Rahmen: Ist es zu „großzügig“, kann der Organismus nicht ausreichend geschützt werden; ist seine Toleranz zu gering, kann es sich gegen körpereigene Strukturen wenden und Ursache zahlreicher Autoimmunerkrankungen werden.

Das Immunsystem besteht aus unterschiedlichen Ebenen, die in gewisser Weise hintereinandergeschaltet, aber dennoch komplex miteinander verwoben sind und sich so gegenseitig beeinflussen.

Das menschliche Abwehrsystem lässt sich in eine **angeborene, unspezifische Immunität** und eine **erworbene, spezifische Immunität** unterteilen. Beide Systeme sind aber miteinander verknüpft und arbeiten eng zusammen. *Angeboren* bedeutet, dass dieses Abwehrsystem bereits bei der Geburt funktionstüchtig ist und uns von unserem ersten Lebenstag an schützt. Unspezifisch heißt, dass die Komponenten der angeborenen Immunität jeden Eindringling in den Organismus bekämpfen, es arbeitet also nicht selektiv. Das angeborene unspezifische System funktioniert ohne Antigen-Antikörper-Reaktionen und es besitzt keine Gedächtnisfunktion. *Erworben* heißt, dass sich diese Immunität erst im Laufe des Lebens durch den Kontakt mit Erregern und Fremdpartikeln entwickelt. Spezifisch bedeutet das, dass dieses System gegen Eindringlinge, mit denen es einmal Kontakt hatte, spezifische Abwehrstoffe bildet. Diese Abwehrstoffe sind die Antikörper; gegen die Antigene jedes Erregers müssen eigene spezifische Antikörper gebildet werden.

Antigene sind Eiweiße an den Oberflächen unterschiedlicher Zellen und Krankheitserreger, die vom Immunsystem erkannt und gegen die Antikörper gebildet werden können. **Antikörper** oder Immunglobuline werden von den Plasmazellen gebildet, sie binden sich an ihre spezifischen Antigene und regen das Immunsystem zu Abwehrreaktionen gegen den Träger dieser Antigene an.

In der Regel sind Antikörper so spezifisch, dass sie nur an die Struktur eines ganz bestimmten Antigens passen. Ein intaktes Immunsystem, welches während der Prägung erlernt hat, körpereigene Antigene zu tolerieren, richtet sich nur gegen fremde und potenziell gefährliche Antigene, welche in den Organismus gelangen. Werden jedoch gegen harmlose Antigene Abwehrmaßnahmen eingeleitet, spricht man von einer Allergie, werden körpereigene Antigene als fremd bewertet und Antikörper dagegen gebildet, liegt eine Autoimmunerkrankung vor.

Die erworbene Immunität besitzt zusätzlich eine Gedächtnisfunktion, die das Immunsystem schnell gegen bereits bekannte Erreger handeln lässt. Sowohl die T- als auch die B-Zellen besitzen an ihrer Oberfläche Antikörper, welche ihr spezifisches Antigen erkennen und eine entsprechende Immunantwort auslösen.

Beide Abwehrsysteme bestehen aus einer **zellulären und einer humoralen Komponente**. Die zelluläre Komponente setzt sich aus den oben genannten Abwehrzellen zusammen, die humorale Komponente besteht aus gelösten Stoffen im Blut und in den Körperflüssigkeiten. Es handelt sich im Wesentlichen um Botenstoffe, welche Immunreaktionen hervorrufen und beschleunigen.

11.3.4.1 Physikalische und chemische Abwehrmechanismen – erste Abwehrschranke

Allein durch den Aufbau von Oberflächenepithelien, durch physiologische Abläufe im Körper und das Vorhandensein von Abwehrstoffen in Körpersekreten besteht eine äußere Schutzbarriere gegen das Eindringen von Erregern in den menschlichen Organismus.

Die unverletzte äußere Haut bildet durch ihre oberste Zellschicht, die aus einem mehrschichtigen verhornten Plattenepithel besteht, eine wirksame **mechanische Barriere** gegen das Eindringen von Krankheitserregern. Zusätzlich beinhalten Sekrete aus Talg- und Schweißdrüsen, die die Haut als sogenannter **Säureschutzmantel** benetzen, bakterien- und virenabtötende Substanzen.

Im **Magen-Darm-Trakt** erzeugt die Sekretion von **Salzsäure** aus den Belegzellen ein Milieu, das viele mit der Nahrung aufgenommenen Krankheitserreger abtötet. Zusätzlich verringert die **Peristaltik**, die wellenförmige Bewegung der glatten Eingeweidemuskulatur, die Kontaktzeit der bei der Verdauung entstandenen Fäulnisbakterien mit der Darmschleimhaut.

Das **Flimmerepithel** der Atemwege transportiert Schleim und somit eingeatmete Erreger und Fremdkörper in den Rachen, bevor sie in tiefere Lungenabschnitte gelangen; sie werden verschluckt und in der Folge verdaut.

Durch Besiedelung der Haut und der Schleimhäute mit Mikroorganismen, der sogenannten **Normalflora**, wird durch die Konkurrenz um Nährstoffe die Besiedelung mit pathogenen Keimen erschwert (Darmflora, Döderleinflora im weiblichen Genitale).

Enzyme, wie die **Lysozyme** in der Tränenflüssigkeit und **Defensine** in Epithelzellen, greifen Erreger direkt an und lösen sie auf.

Enzym
Katalysator, der biochemische Reaktionen beschleunigt, ohne selbst an der Reaktion teilzunehmen

11.3.4.2 Angeborenes, unspezifisches Abwehrsystem

Dieser Anteil des Immunsystems schützt von Geburt an den menschlichen Organismus. Er reagiert schnell und ohne vorherigen Kontakt auf jeden mikrobiellen Erreger, der in den Körper eindringt. Wie bereits erwähnt, unterscheidet man sowohl bei der angeborenen als auch bei der erworbenen Abwehr zwischen einer **zellulären** und einer **humoralen Komponente**.

Zelluläre unspezifische Immunität

Die unspezifischen Abwehrzellen sind Phagozyten, welche einerseits direkt Eindringlinge abtöten, andererseits das spezifische Abwehrsystem auf eingedrungene Erreger aufmerksam machen. Zu den Zellen der angeborenen Abwehr zählen die Granulozyten, die Monozyten, die dendritischen Zellen und die natürlichen Killerzellen.

Neutrophile Granulozyten sind Mikrophagen; sie haben schwach färbbare Granula in ihrem Zytoplasma, die Enzyme zum Abbau von Bakterien enthalten. Diese Zellen kommen vor allem vermehrt bei **bakteriellen Infekten** im Blut vor; sie phagozytieren Bakterien, „verpacken" sie in kleine Vakuolen, die mit den Granula verschmelzen, wodurch die Erreger verdaut werden können. Neutrophile sammeln sich im Entzündungsgebiet an und bilden gemeinsam mit verdauten Bakterien und nekrotischem Gewebe den Eiter. Sie sind Eiterbildner.

Mikrophagen
Phagozyten, die kleine Teile wie Bakterien oder Teilbruchstücke phagozytieren können

Neutrophile können aber auch bei Entzündungsreaktionen im Organismus erhöht sein, ohne dass Erreger als Auslöser in Frage kommen; zum Beispiel im Rahmen von Autoimmunreaktionen, bei Verbrennungen, Herzinfarkt oder dergleichen.

Eosinophile Granulozyten, welche besonders bei Parasitenbefall und allergischen Reaktionen im Blut erhöht sind, beherbergen in ihren rot färbbaren Granula (Vesikeln, membranumhüllte Bläschen) zellschädigende Proteine, die sie im Falle einer allergischen Reaktion, bei Parasitenbefall oder im Verlauf von Entzündungsreaktionen freisetzen.

Basophile Granulozyten enthalten Histamin und Heparin, welche allergische und entzündliche Reaktionen hervorrufen; sie spielen auch bei autoimmunologischen Prozessen eine tragende Rolle. Histamin führt zu einer Gefäßerweiterung, gemeinsam mit dem Heparin zu einer erhöhten Durchlässigkeit von Blutgefäßen und in der Folge zu Schwellung und Blutdruckabfall.

Monozyten sind hingegen große Fresszellen, also Makrophagen, die aus den Blutgefäßen in die Gewebe einwandern und an Ort und Stelle ihre Abwehrtätigkeit verrichten. Diese großen Phagozyten können wesentlich größere Partikel als Mikrophagen (neutrophile und in geringerem Ausmaß eosinophile Granulozyten) aufnehmen und vernichten. In ihrem Zytoplasma befinden sich kleine Bläschen, die Lysosomen. Diese beinhalten lytische (auflösende) Enzyme zur Verdauung der aufgenommenen Partikel, wie Mikroorganismen oder entartete und überalterte Körperzellen. Sie entwickeln sich in unterschiedlichen Geweben in spezifische Abwehrzellen weiter, wie in die Kupffer-Sternzellen der Leber, die Mikrogliazellen im Gehirn oder die Alveolarmakrophagen der Lunge.

Natürliche Killerzellen entstammen der lymphatischen Knochenmarkszelle, agieren aber unspezifisch. Sie erkennen Oberflächenveränderungen an mit Viren befallenen und bösartig veränderten Körperzellen. Ihre Enzyme lassen die Zellwände der erkrankten Zellen durchlässiger werden, wodurch diese die Apoptose einleiten und absterben. Sie schützen so den Organismus auch vor potentiellen Krebszellen.

Dendritische Zellen haben an ihrem Zellkörper Zytoplasmafortsätze, die an Dendriten erinnern. Sie erkennen in den Organen des Körpers fremde Antigene, phagozytieren diese und wandern weiter in die Lymphknoten. Dort präsentieren sie ihre phagozytierten Antigene an ihrer eigenen Zelloberfläche, wodurch die Lymphozyten eine spezifische Immunantwort einleiten. Sie sind ein hocheffektives Überwachungssystem unseres Körpers.

Dendritische Zellen und Monozyten zählt man zu den **„antigenpräsentierenden Zellen"**, sie sind ein wesentliches Verbindungsglied zwischen unspezifischer und spezifischer Immunität. Die Antigene phagozytierter Erreger werden an ihrer Zelloberfläche präsentiert und anderen Komponenten des Immunsystems zugänglich gemacht.

Humorale (stoffliche) Komponente

Zahlreiche stoffliche Anteile der angeborenen Immunität werden als humorale Komponente zusammengefasst.

Das **Komplementsystem** besteht aus neun Faktoren, welche in einer nicht aktiven Form im Körper vorliegen. Wird ein Faktor durch ein Bakterium oder durch einen AG-AK-Komplex aktiviert, dann werden kaskadenartig die anderen Faktoren auch in ihre aktive Form umgewandelt. Dadurch laufen unterschiedliche Abwehr- und Entzündungsreaktionen ab. Das Komplementsystem markiert Erreger und macht sie so für Makrophagen erkennbar (Opsonisierung), es lockt Abwehrzellen an den Ort der Entzündung (Chemotaxis) und erhöht die Durchlässigkeit der Zellmembran körperfremder Zellen, was zu deren Untergang beiträgt.

Lysozyme sind Enzyme mit antibakterieller Wirkung in verschiedenen Körperflüssigkeiten.

Interferone schützen noch gesunde Körperzellen vor Virusbefall. Sie gehören ebenso wie die Interleukine zu den Zytokinen, hormonähnlichen Botenstoffen des Immunsystems.

Das **C-reaktive Protein (CRP)** aktiviert das Komplementsystem. Es zählt zu den sogenannten **Akute-Phase-Faktoren** und steigt besonders im Rahmen bakterieller Infektionen im Blut an. Der CRP-Wert wird bestimmt, um den Verlauf bakterieller Erkrankungen einschätzen zu helfen.

Interleukine sind Eiweiße, die die Teilung und die Differenzierung von Abwehrzellen beeinflussen. Auch sie locken Abwehrzellen an „den Ort der Entzündung“ (Chemotaxis) und tragen zur Umwandlung von B-Zellen in Plasmazellen bei.

11.3.4.3 Erworbene, spezifische Abwehr

Sie wird im Laufe des Lebens erworben, funktioniert über Antigen-Antikörper-Reaktionen und besitzt eine Gedächtnisfunktion, erinnert sich also an einen Erreger und bekämpft ihn so schnell und effektiv.

Zelluläre Komponente

Die Lymphozyten sind die Zellen der erworbenen Abwehr, wobei die T-Lymphozyten tatsächlich als ganze Zellen mit ihren Oberflächenantikörpern an die Antigene andocken, die B-Lymphozyten jedoch Antikörper ins Blut freisetzen. Die B-Lymphozyten werden im Folgenden zur humoralen Immunität gezählt, da sie nach ihrer Umwandlung in Plasmazellen die Antikörper, sprich Immunglobuline, als „stoffliche“ Komponente bilden.

T-Lymphozyten werden im Thymus (Bries) geprägt, erkennen mit ihrem Oberflächen-Antikörper das passende Antigen und machen es unschädlich. Nach ihrer spezifischen Funktion lassen sich unterschiedliche Gruppen von T-Zellen unterscheiden. Die **zytotoxischen Zellen** erkennen Körperzellen, welche von Viren befallen sind, und entartete Körperzellen, welche sie direkt angreifen und zerstören. **T-Helferzellen** aktivieren das Immunsystem, indem sie die Umwandlung von B-Zellen in Plasmazellen induzieren. **T-Suppressorzellen** unterdrücken schließlich überschießende Immunreaktionen und modulieren Immunreaktionen.

Humorale Komponente

B-Lymphozyten erkennen über ihren Membranantikörper die entsprechenden Antigene (AG) und wandeln sich bei Kontakt mit „ihrem" Antigen in Plasmazellen um, welche dann eine große Anzahl spezifischer Antikörper (AK) bilden.

Antikörper oder Immunglobuline sind Y-förmige Proteine, wobei sich die Antigene an die beiden kurzen Arme binden und der lange Arm mit anderen Abwehrzellen kommuniziert, wodurch bei Antigenkontakt entsprechende Abwehrreaktionen ausgelöst werden. Jeder Antikörper passt nach dem „Schlüssel-Schloss-Prinzip" nur genau zu seinem passenden Antigen. Hat ein Antikörper an das Antigen eines Krankheitserregers angedockt, entsteht ein AG-AK-Komplex, welcher von Fresszellen erkannt und durch Phagozytose wieder eliminiert werden kann.

Dieses Prinzip findet auch Anwendung bei der **aktiven Impfung**, bei der inaktivierte Erreger oder deren Bestandteile appliziert werden und der Körper spezifische Antikörper gegen das eingebrachte Antigen bildet. Die Spezifität lässt sich anhand von Impfungen auch leicht erklären: Besteht ein Impfschutz gegen das Rötelnvirus, erkranken wir bei einem erneuten Kontakt mit den Erregern nicht; ein Schutz gegen Masern oder Polio besteht aber deshalb keinesfalls.

Derselbe Vorgang läuft in unserem Körper beim Durchmachen einer Infektionserkrankung ab; viele Erkrankungen werden wir aus diesem Grund auch nur einmal im Leben bekommen können.

AG-AK-Komplexe können dem Organismus aber auch Schaden zufügen, wie es nach der Verabreichung gruppenfremden Blutes oder im Rahmen von Immunerkrankungen der Fall ist.

Nach Aussehen und Funktion lassen sich fünf Antikörperklassen unterscheiden:

Immunglobulin M-IgM (Frühantikörper) bestehen aus 5Y, welche sternförmig miteinander verbunden sind. IgM sind die ersten Antikörper, die bei einer Infektion im Blut ansteigen, sie werden dementsprechend auch als Frühantikörper bezeichnet. Sie dienen der Agglutination von Antigenen und neutralisieren diese. Auch die körpereigenen Blutgruppen-AK des ABo-Systems gehören dieser Immunglobulinfraktion an, sie können aufgrund ihrer Größe die Plazentaschranke nicht überwinden und den Fetus so nicht schädigen.

Immunglobulin G-IgG (Spätantikörper) sind kleine Antikörper, sie bestehen aus nur einer Y-Untereinheit und werden bei einem erneuten Kontakt mit einem Erreger gebildet. Sie machen den weitaus größten Anteil der AK im Blut aus und bleiben dort auch lange bestehen. IgG dienen dem immunologischen Gedächtnis und sind für die Immunität gegen Krankheiten nach Impfungen oder durchgemachten Erkrankung verantwortlich. Da sie so klein sind, sind sie plazentagängig und gelangen in den fetalen Blutkreislauf. So schützen sie das Ungeborene. Da jedoch auch die Rhesusantikörper zur Gruppe der IgG gehören, können sie den Fetus schädigen und einen Morbus hämolyticus neonatorum hervorrufen.

Immunglobulin A-IgA (sekretorische Antikörper) bestehen aus zwei Y-Untereinheiten und kommen in diversen Körperflüssigkeiten wie Speichel, Bronchialsekret oder der Muttermilch vor. Sie schützen den Organismus direkt an der Eintrittspforte der Schleimhäute und über die Muttermilch das gestillte Kind.

Immunglobulin E-IgE sind wiederum kleine Immunglobuline, welche vor allem gegen Parasiten und bei allergischen Reaktionen ausgeschüttet werden. Sie bewirken die Freisetzung von Histamin, welches im Rahmen von anaphylaktischen Reaktionen die Gefäßweitstellung und einen Blutdruckabfall verursacht.

Immunglobulin D-IgD sitzen an der Oberfläche von B-Zellen und dienen der Erkennung von Antigenen.

Träger der spezifischen zellulären Immunität sind die T-Zellen. Die B-Zellen wandeln sich hingegen nach Antigenkontakt in Plasmazellen um, welche Antikörper bilden. Sie sind somit die Träger der humoralen spezifischen Immunität. Die erworbene spezifische Immunität verfügt auch über eine Gedächtnisfunktion, wodurch bei einem erneuten Kontakt mit dem Erreger die Immunantwort sehr schnell erfolgen kann.

Neugeborene sind für einige Zeit nach der Geburt durch die Antikörper der Mutter geschützt, die sie über die Plazenta oder über die Muttermilch aufgenommen haben.

11.4 Entzündungszeichen

11.4.1 Lokale Entzündungszeichen

Lokale Entzündungszeichen beschreiben die Vorgänge, die sich am Ursprungsort der Entzündung abspielen. Wahrscheinlich jeder konnte schon einmal beobachten, wie sich eine Entzündung in einer infizierten Wunde lokal entwickelt. Die gleichen Vorgänge laufen auch in tiefer liegenden Geweben und in inneren Organen (z. B. bei einer Lungenentzündung) ab, ohne dass es uns vielleicht bewusst wird. Entsprechend den oben angeführten Gefäßreaktionen entstehen diese lokalen Entzündungszeichen, die von Celsus beschrieben und später modifiziert von Galenos als Kardinalsymptome der Entzündung zusammengefasst wurden. Am Beginn der Entzündung kommt es zu einer Minderdurchblutung des Areals, auch „initiale Ischämie“ genannt; diese nur wenige Minuten dauernde Phase führt zu lokalen Gewebsnekrosen. Darauf folgt eine Phase der Gefäßerweiterung mit folgenden **Kardinalsymptomen**:

Aulus Cornelius Celsus
römischer Medizinschriftsteller im 1. Jh. n. Chr.

Galenos von Pergamon
griechischer Arzt im 2. Jh. n. Chr.

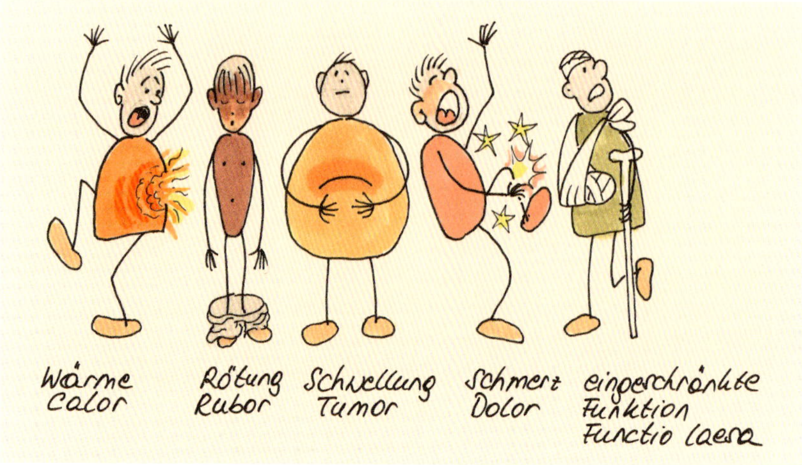

Abbildung 60
Kardinalsymptome der lokalen Entzündung

Rubor, die Rötung, und **Calor**, die Wärme, treten durch die gesteigerte Durchblutung des betroffenen Gewebes auf. Der **Tumor**, die Schwellung, kommt durch das Exsudat im Gewebe, hervorgerufen durch die Permeabilitätserhöhung der Kapillaren, zustande. **Dolor**, der Schmerz, wird durch die freigesetzten Prostaglandine induziert – und die **Functio laesa**, also die eingeschränkte Funktion, ist die Folge aller vorhergegangenen Symptome. Gleichzeitig treten Abwehrzellen aus den Blutgefäßen aus und wandern in das betroffene Gewebe. Je nach Dauer, Schwere und Ausbreitung der Entzündung treten zunehmend auch systemische Entzündungszeichen auf; das heißt, der Körper reagiert auf die Entzündung und trifft Maßnahmen, um diese auszuheilen.

11.4.2 Allgemeine unspezifische Entzündungszeichen

Der menschliche Körper reagiert auf eine ablaufende Entzündung mit einer Reihe von typischen Erscheinungen. Endogene und exogene Pyrogene (fiebererzeugende Stoffe) und Entzündungsmediatoren bewirken charakteristische Veränderungen der Körpertemperatur und sorgen für entzündungstypische Blutbefunde.

Im Blut kommt es, je nach Dauer des Entzündungsgeschehens, zum Ansteigen der **Leukozyten**, einer Leukozytose, und einem vermehrten Auftreten der „jungen" Formen der neutrophilen Granulozyten, da durch den gesteigerten Verbrauch mehr Zellen neu gebildet werden müssen. Diese jungen Abwehrzellen werden stabkernige Neutrophile genannt, da ihre Zellkerne nierenförmig und noch unsegmentiert sind. Das vermehrte Auftreten junger Abwehrzellen im Blut ist die von Laborbefunden bekannte Linksverschiebung.

Manche Infektionen, besonders Virusinfekte, bewirken auch ein Absinken der Leukozytenzahl; wir sprechen hier von einer Leukopenie.

Leukozytose
Ansteigen der weißen Blutzellen; bei bakteriellen Erkrankungen meist bedingt durch das Ansteigen der neutrophilen Granulozyten

Linksverschiebung
vermehrtes Auftreten der stabkernigen jungen Formen der neutrophilen Granulozyten

Leukopenie
Absinken der weißen Blutzellen

Fieber entsteht, wie schon erwähnt, durch **Pyrogene**, die von Krankheitserregern freigesetzt, aber auch vom Organismus selbst gebildet werden. Pyrogene können Endo- und Exotoxine von Bakterien, virale Bestandteile oder auch vom menschlichen Immunsystem selbst produzierte Abwehrstoffe, wie die schon bekannten Prostaglandine, sein. Fieber ist eine vom Körper gewollte Temperaturerhöhung. Das Ziel ist einerseits eine Hemmung des Wachstums und der Vermehrung der Mikroorganismen, andererseits werden dadurch die Antikörper-Produktion und die Proliferation der T-Zellen gesteigert.

Zusätzlich kann es zu einem Anstieg der **Gammaglobuline** (Antikörper), des **C-reaktiven Proteins** (CRP, Akute-Phase-Protein), eines wichtigen Entzündungsparameters im Blut, und wegen der veränderten Blutzusammensetzung (vermehrte Entzündungszellen) zu einer **beschleunigten Blutkörperchensenkungsgeschwindigkeit** (BSG) kommen.

Allgemeine unspezifische Entzündungszeichen treten häufig bei Entzündungen auf, sind aber wenig charakteristisch für bestimmte Ursachen der Entzündung.

11.4.3 Ablauf der Entzündung

Entzündungsreaktionen können zahlreiche Ursachen haben. So wurde schon darauf hingewiesen, dass bei Heilungsvorgängen, die durch traumatische Gewebszerstörung verursacht wurden, initial Entzündungsreaktionen zu beobachten sind. Strahleneinwirkung, wie der Sonnenbrand oder auch Röntgenstrahlen im Rahmen von Bestrahlungstherapien, bewirken mehr oder weniger ausgeprägte Entzündungen. Autoimmunerkrankungen äußern sich als entzündliche Prozesse des betroffenen Gewebes. Eine besondere Bedeutung kommt Entzündungen zu, die durch Erreger hervorgerufen werden. Dringt ein Krankheitserreger in einen Organismus ein, sprechen wir von einer **Infektion**. Ruft der Erreger Symptome hervor, ist daraus eine **Infektionskrankheit** entstanden. Die Potenz unseres Immunsystems bzw. die Resistenz des Organismus und die Virulenz des Erregers sind die bestimmenden Faktoren für den weiteren Verlauf der Infektion.

Infektion
Erreger ist in den Körper eingedrungen

Infektionskrankheit
Körper reagiert auf den Erreger

Bakteriämie, Virämie, Fungämie
Erreger sind im Blut

Befinden sich Bakterien im Blut, ohne dass es zu den typischen Zeichen einer Infektionskrankheit durch den Erreger kommt, spricht man von einer **Bakteriämie**, handelt es sich um Viren oder Pilze, spricht man von **Virämie** und **Fungämie**. In diesen Fällen sind die Erreger zwar im Blut nachweisbar, sie werden aber durch unser Immunsystem in Schach gehalten; es zeigen sich noch keine Krankheitszeichen.

Erreger können direkt durch Tröpfcheninfektion oder Schmierinfektion Krankheiten hervorrufen, sie können sich auch über die Lymphbahnen und das Blutgefäßsystem (hämatogen) im ganzen Körper verbreiten. Bei einem eklatanten Missverhältnis zwischen Resistenz des Organismus und Virulenz des Erregers zugunsten des Erregers, können Erreger in unterschiedliche Organe verschleppt werden und zu einer lebensbedrohlichen Erkrankung, einer **Sepsis**, führen. Kann die Infektion nicht beherrscht werden, kommt es zu einer massiven Reaktion unseres Immunsystems (SIRS) und zum gefürchteten, oft letalen septischen Schock.

Sepsis
Ausbreitung des Erregers im Körper über das Blut mit schwerer, oft lebensbedrohlicher systemischer Entzündungsreaktion; „Blutvergiftung"

Um die Sepsis genau definieren zu können, müssen die Kriterien eines SIRS – Systemisches Inflammatorisches Response-Syndrom – erklärt werden. Ein **SIRS** liegt dann vor, wenn mindestens zwei der folgenden Kriterien erfüllt sind, das heißt, dass unser Immunsystem heftig reagiert.

- Fieber über 38,0 °C oder Hypothermie unter 36,0 °C
- Tachykardie (zu schneller Herzschlag) mit einer Herzfrequenz von über 90 Schlägen/min
- Tachypnoe (zu schnelle Atmung) mit einer Atemfrequenz von über 20 Atemzügen/min
- Leukozytose über 12 000 Leukozyten/mm^3 Blut, Leukopenie unter 4 000/mm^3 Blut oder deutliche Linksverschiebung (stabkernige neutrophile Granulozyten erhöht)

Eine **Sepsis** liegt vor, wenn als Ursache des SIRS ein Erreger durch Blutkultur nachgewiesen werden kann und mindestens zwei der oben genannten Kriterien eines SIRS, also einer systemischen Immunantwort des Organismus, vorliegen.

Eine **schwere Sepsis** liegt vor, wenn zusätzlich zu den Kriterien der Sepsis noch mindestens eine der folgenden lebensbedrohlichen Komplikationen auftritt:

- Hirnschädigung mit eingeschränkter Bewusstseinslage, Desorientiertheit, Unruhe, Delirium
- Blutdruckabfall unter 90 mmHg systolisch
- Thrombozytopenie (Abfall der Blutplättchen)
- verminderter Sauerstoffgehalt (Hypoxie) des arteriellen Blutes
- akutes Nierenversagen
- metabolische Azidose (Übersäuerung des Organismus)

Die Sepsis stellt eine lebensbedrohliche Situation dar und nimmt ihren Ausgang häufig von „banalen" Infektionen der Harnwege oder von infizierten Wunden. Kann eine Sepsis nicht beherrscht werden, kommt es zum septischen Schock.

Entzündungen zeigen je nach der Immunitätslage der Erkrankten und nach der Virulenz des Erregers unterschiedliche **Verläufe**:

Dramatisch schnelle Krankheitsverläufe werden auch als foudroyant oder fulminant bezeichnet.

Eine Entzündung, die stürmisch beginnt und einen kurzen Verlauf bis zu 48 Stunden, häufig mit einem tödlichen Ausgang, zeigt, bezeichnet man als **perakute Entzündung**. Ein solcher Verlauf tritt bei Immunschwäche oder bei Befall durch stark pathogene Keime auf (z. B. Miliartuberkulose bei AIDS-Kranken).

Subakute Verläufe weisen auf ein verzögertes Krankheitsgeschehen ohne eindeutigen zeitlichen Beginn hin.

Eine **akute Entzündung** beobachtet man häufig als klassischen Verlauf vieler bakterieller und viraler Infektionen. Sie zeigt einen plötzlichen Beginn und einen kurzen Verlauf von wenigen Tagen bis wenigen Wochen, an deren Ende die Heilung oder auch der Tod steht. Akute Verläufe beobachten wir auch bei vielen Kinderkrankheiten wie Röteln oder Feuchtblattern, bei grippalen Infekten oder banalen Durchfallerkrankungen.

Heilt die Krankheit nicht aus und kommt es zu einem verzögerten Heilungsvorgang, ist der Übergang in eine chronische Verlaufsform möglich. Entwickelt sich die Erkrankung aus einem ursprünglich akut aufgetretenen Krankheitsereignis, sprechen wir von einer **sekundär chronischen Erkrankung**. So kann z. B. eine ursprünglich akute Bronchitis einen chronischen Verlauf nehmen.

Von einer **primär chronischen Entzündung** sprechen wir, wenn auf einen unklaren Beginn ein schleichender Verlauf folgt und die Symptome länger als vier Wochen andauern. So zeigen die chronische Polyarthritis oder entzündliche Darmerkrankungen wie die Colitis ulcerosa oder der Morbus Crohn primär chronische Verläufe. Alle drei Erkrankungen zählen zu den Autoimmunerkrankungen, die Polyarthritis ist eine rheumatische Gelenkserkrankung, Colitis ulcerosa und Morbus Crohn betreffen den Darm.

Colitis ulcerosa, Morbus Crohn
geschwürig chronische Darmerkrankungen

Chronische Entzündungen können Monate bis Jahre andauern und enden häufig mit einer Defektheilung. Viele dieser Erkrankungen bestehen ein ganzes Leben lang.

Eine in Schüben verlaufende **rezidivierende Entzündung** zeigt Phasen einer akuten Exazerbation der chronischen Erkrankung, die von entzündungsfreien/-armen Intervallen unterbrochen sind. Die Multiple Sklerose oder eine rezidivierende chronische Pankreatitis zeigen typische schubhafte Verläufe.

Exazerbation
deutliche Verschlechterung

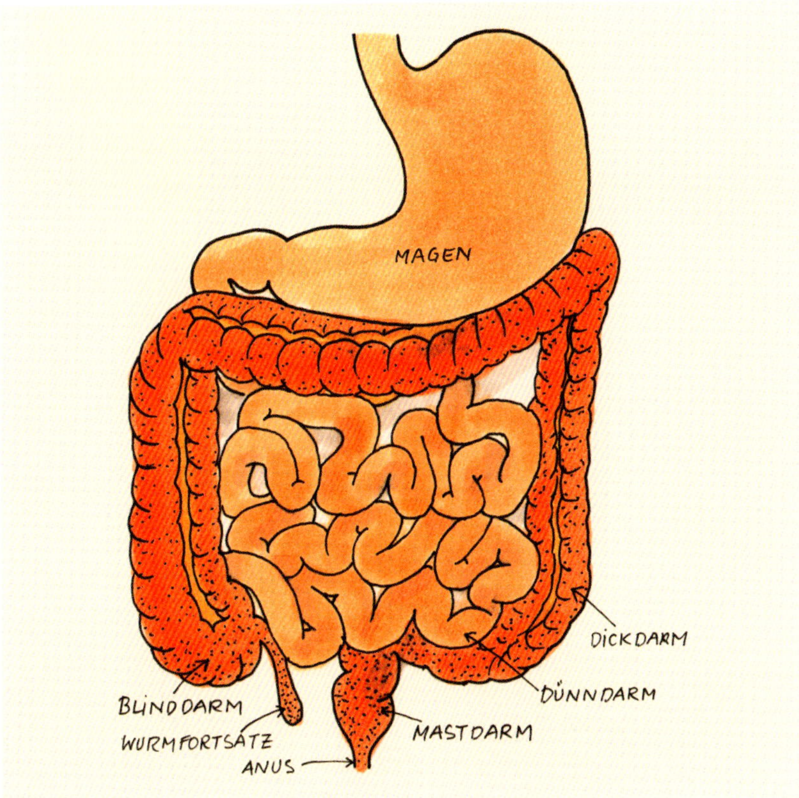

Abbildung 61
Magen-Darm-Trakt
M. Crohn und Colitis ulcerosa gehören zu den chronisch rezidivierenden Darmerkrankungen, wobei beim M. Crohn der gesamte Magen-Darmtrakt betroffen sein kann, besonders jedoch die untersten Dünndarmabschnitte (Ileum) und der Blinddarm (Coecum). Die Colitis ulcerosa ist hingegen im gesamten Dickdarm (Colon) und im Mastdarm (Rectum) lokalisiert.

	Krankheitsbeginn	Krankheitsverlauf
perakut	stürmisch	kurz, bis 48 Stunden
akut	plötzlich	wenige Tage bis Wochen
sekundär chronisch	aus akuter Form entstanden	Monate bis Jahre
primär chronisch	kein klar abgrenzbarer Krankheitsbeginn	Monate bis Jahre
rezidivierend	schleichend oder akut	in Schüben

Tabelle 26
Beginn und Verlauf von Entzündungen

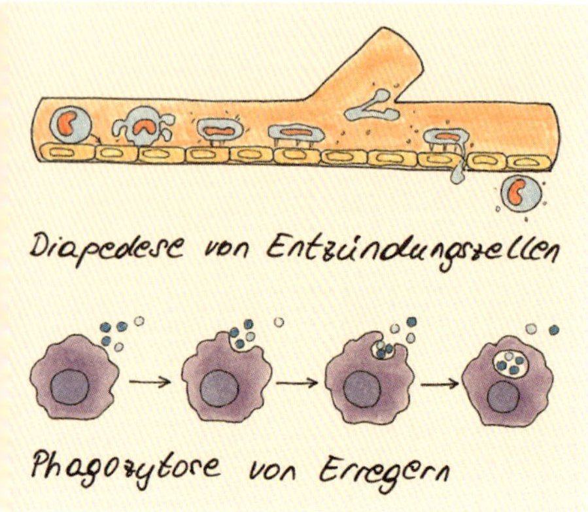

Abbildung 62
Diapedese und Phagozytose

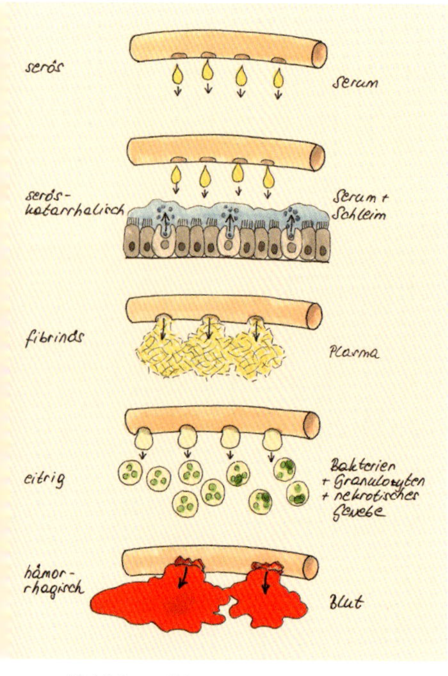

Abbildung 63
Verlauf der akuten Entzündung

11.4.4 Verlauf der akuten Entzündung

Akute Entzündungen zeigen die klassischen Entzündungssymptome bei einem phasenhaften Verlauf. Durch das Weitstellen der Kapillaren, die Verlangsamung des Blutstromes und die erhöhte Durchlässigkeit der Kapillarwände sind die besten Voraussetzungen für ein Durchtreten der Entzündungszellen aus den Gefäßen in das betroffene Gewebe gegeben. Leukozyten werden an den Ort der Entzündung gelockt (Chemotaxis) und durchwandern die Gefäßwände aktiv durch **Diapedese**.

Zu Beginn insbesondere einer durch Bakterien hervorgerufenen Entzündung treten neutrophile Granulozyten vermehrt ins betroffene Gewebe aus, die als Mikrophagen diese Erreger phagozytieren und verdauen. Zusammen mit den zerstörten Erregern und zugrunde gegangenen Gewebezellen bilden sie den **Eiter** (Pus).

Auch andere Granulozyten treten in der akuten Entzündungsphase auf: So spielen die eosinophilen Granulozyten bei Parasitenbefall und die Basophilen und Eosinophilen bei allergischen Reaktionen eine wichtige Rolle. Erst im späteren Verlauf kommen Lymphozyten und Makrophagen dazu.

Zusätzlich kommt es bei akuten Entzündungen durch die Gefäßerweiterung und die veränderte Gefäßpermeabilität zum Austreten eines Exsudates, dessen Zusammensetzung nach der Schwere der Endothelschädigung variiert und dadurch für die jeweilige Entzündung charakteristisch ist. Nach seiner Zusammensetzung lassen sich folgende akute Entzündungsformen unterscheiden:

11.4.4.1 Seröse Entzündung

Bei der serösen Entzündung liegt eine relativ geringe Gefäßschädigung mit schwacher Durchlässigkeit der Gefäße vor, wodurch das Exsudat niedermolekulare Eiweiße, aber kein Fibrin enthält, es handelt sich also um Serum.

Seröse Entzündungen finden sich an der Haut in Form von Bläschen oder Blasen bei Virusinfektionen (Herpes), nach Insektenstichen oder nach Verbrennungen und als Ergüsse im Rahmen entzündlicher Prozesse seröser Häute (Pleuritis, Perikarditis). Seröse Entzündungen verlaufen meist mild und heilen vollständig ab.

Seröse Entzündungen und Ergüsse treten häufig ohne Infektion im Rahmen allergischer Reaktionen oder toxisch bedingt auf, das Exsudat ist klar und dünnflüssig.

Pus
(lat.) Eiter
Streptokokken und Staphylokokken sind Eitererreger, neutrophile Granulozyten sind Eiterbildner

Serum
Blutflüssigkeit ohne Blutzellen und ohne Fibrin; gerinnt nicht mehr!

11.4.4.2 Serös-katarrhalische Entzündung

Im Falle einer serös-katarrhalischen Entzündung ist dem Exsudat **Schleim aus Schleimdrüsen** beigemengt, daher kommt diese Form der Entzündung nur im Bereich von Schleimhäuten vor, etwa als Schnupfen an der Nasenschleimhaut oder als wässrig-schleimiger Durchfall bei Erkrankung der Darmschleimhaut.

11.4.4.3 Fibrinöse Entzündung

Kommt es durch massivere Schädigungen des Endothels zu einem zusätzlichen Durchtreten von **Fibrin**, kann das Exsudat quasi gerinnen, es ist trüb und entspricht dem Plasma. Durch Aktivieren des Gerinnungssystems entstehen Fibrinnetze, die eine Barriere gegen die Ausbreitung der Entzündung bilden.

Plasma
Blutflüssigkeit ohne Blutzellen, aber mit Fibrin; kann noch gerinnen!

Fibrinöse Entzündungen treten im Bereich seröser Häute auf, sie können in der Folge verkleben oder in Narbengewebe umgewandelt werden und zu Verwachsungen und Schwartenbildung führen.

Wir sprechen von Pseudomembranen, wenn diese gut ablösbar sind (pseudomembranös-fibrinös) oder auch in tiefere Schichten reichen und beim Ablösen blutende Schleimhautdefekte verursachen (pseudomembranös-nekrotisierend).

Pseudomembranen
Beläge auf Schleimhäuten aus Fibrin und zugrunde gegangenen Zellen

Pseudomembranös-fibrinöse Entzündungen treten besonders im Rahmen einer Entzündungsreaktion der Pleura (Pleuritis) oder der serösen Häute des Herzbeutels, etwa nach einem Myokardinfarkt, auf (Perikarditis).

Pseudomembranös-nekrotisierende Entzündungen sind durch tiefgehende Gewebsnekrosen mit Schädigung der Basalmembranen gekennzeichnet, die Membranen haften dadurch fest und sind nicht ohne blutige Verletzung ablösbar. Bei der Diphterie findet man solche Beläge im Bereich des Rachens, bei der pseudomembranösen Colitis im Dickdarm.

11.4.4.4 Eitrige Entzündung

Viele bakterielle Entzündungen sind gekennzeichnet durch die Bildung von Eiter, der durch die Phagozytose und nachfolgende Lyse der Erreger durch neutrophile Granulozyten entsteht. Im eitrigen Exsudat findet man daher neutrophile Granulozyten und Bakterien wie Streptokokken, Staphylokokken, Gonokokken, Pneumokokken oder Meningokokken, außerdem Fibrin und nekrotisches Gewebe.

Nach der Lokalisation, dem Erregertyp und der Menge an gebildetem Eiter unterscheiden wir folgende Formen der eitrigen Entzündung:

Abszess

Führt eine bakteriell-eitrige Entzündung zur Nekrose von kompaktem Gewebe und zur Entstehung von Eiter in der dadurch sekundär entstandenen Gewebehöhle, spricht man von einem Abszess. Als Erreger kommen Bakterien wie Staphylokokken, vor allem Staphylokokkus **aureus**, infrage. Wie der Name des Erregers schon vermuten lässt, erscheinen reife Abszesse gelb.

aureus
(lat.) aus Gold, golden

Abszesse können aber auch im Gewebe innerer Organe auftreten: Man denke an einen Leberabszess, Darmabszess oder Hirnabszess. Hautabszesse entstehen durch direkte Verunreinigung mit Staphylokokken, Organe werden im Rahmen einer Bakteriämie über den Lymph- oder Blutweg erreicht.

Abszesse im Bereich von Haarbälgen der Haut bezeichnet man als **Furunkel**; fließen sie zu großen Eiteransammlungen zusammen, nennt man sie **Karbunkel**. Furunkel und Karbunkel sind die typischen Hautveränderungen bei Akne.

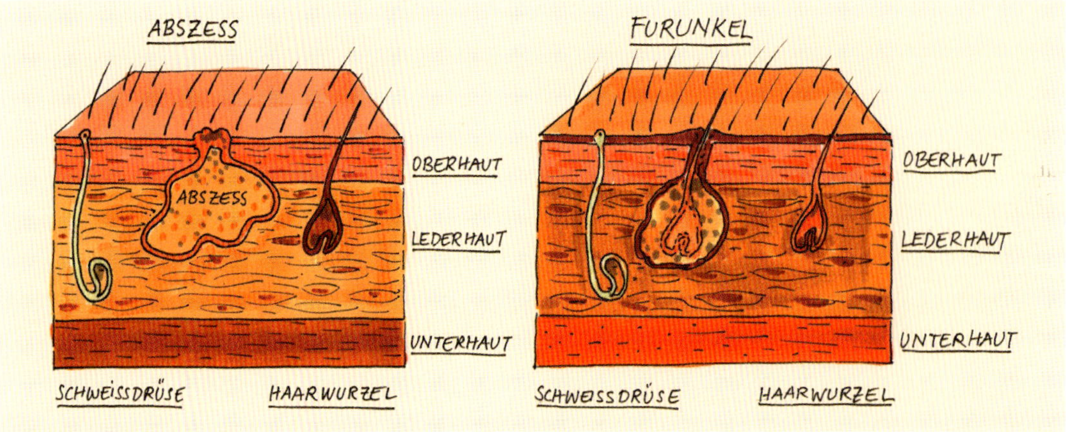

Abbildung 64
Abszess, Furunkel

Empyem

Sammelt sich Eiter in einer schon primär vorhandenen Körperhöhle an, etwa in der Pleurahöhle oder im Herzbeutel, sprechen wir von einem Empyem.

Abbildung 65
Empyem

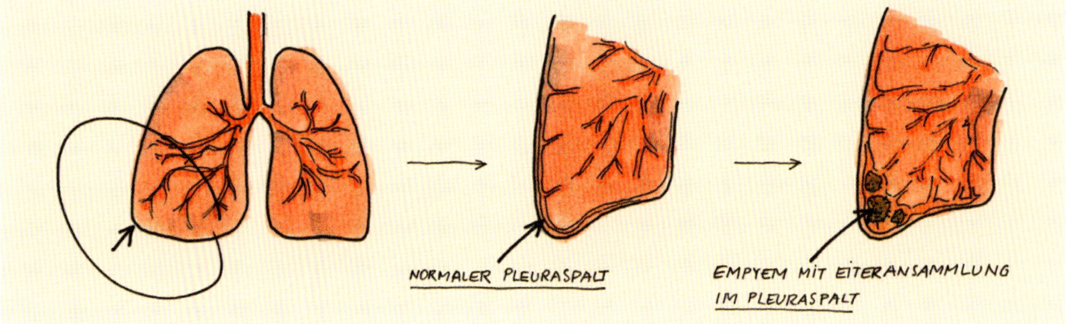

Phlegmone

Breitet sich eine bakterielle Entzündung diffus im Gewebe mit eher geringer Eiterbildung aus, ist eine Phlegmone entstanden. Meist sind Streptokokken die Verursacher einer Phlegmone, wie etwa des Erysipels im Bereich der Haut, das eher durch seine hochrote Verfärbung und Hitze als durch ausgeprägte Eiterbildung imponiert. Erysipel und Phlegmone unterscheiden sich dahingehend, dass das Erysipel nur die obersten Hautschichten betrifft, die Phlegmone jedoch auch tiefere Gewebsschichten infiltriert und eine schwere Erkrankung darstellt.

Erysipel
Rotlauf

Staphylokokken ▸ Abszess

Streptokokken ▸ Erysipel, Phlegmone

11.4.4.5 Hämorrhagische Entzündung

Treten infolge schwerster Endothelschädigungen Erythrozyten mit dem Exsudat ins Gewebe aus, sprechen wir von einer hämorrhagischen Entzündung. Das Exsudat ist **blutig**. Hämorrhagische Entzündungen werden häufig durch Toxine von Viren oder Bakterien, wie bei der hämorrhagischen Grippepneumonie oder der Pest, ausgelöst. Im Falle einer hämorrhagischen Pankreatitis sind freigesetzte Verdauungsenzyme die Ursache. Hämorrhagische Entzündungen haben im Allgemeinen eine ungünstige Prognose.

haem
(griech.) Blut

11.4.4.6 Nekrotisierende Entzündung

Nekrotisierende Entzündungen sind durch einen vermehrten Gewebsuntergang gekennzeichnet. Auch bei dieser Entzündungsform können Bakterientoxine für die Nekrosen verantwortlich sein (Gasbrand durch Clostridium perfringens) oder es werdendurch den Entzündungsprozess aggressive Gewebssubstanzen freigesetzt, die zu Gewebszerstörungen führen können (nekrotisierende Pankreatitis).

nekros
(griech.) Leiche, Toter

Clostridium perfringens
Erreger des Gasbrands

Liegt eine oberflächliche Nekrose mit Zerstörung der Basalmembran vor, bezeichnen wir sie als **Ulkus** (Geschwür). Häufige Formen des Ulkus sind das Magen- und das Zwölffingerdarmgeschwür, bei dem es durch ein Ungleichgewicht zwischen dem schützenden Magenschleim und dem aggressiven sauren Magensaft, häufig unter Mitwirkung von Helicobacter pylori, zu einer Schleimhautnekrose und damit zur Ausbildung eines Geschwürs kommt, das narbig abheilt.

Helicobacter pylori
gramnegatives Stäbchenbakterium; besiedelt die Magenschleimhaut

Entstehen Nekrosen in soliden Organen, wie etwa der Lunge, und brechen sie in ein Gangsystem wie die Bronchien ein, über das sie sich entleeren können, entstehen Hohlräume, die **Kavernen**.

Besteht keine Möglichkeit, die Nekrose über Ausführungsgänge zu entleeren, wird sie durch **Granulationsgewebe** abgekapselt.

Ulcus ventriculi
Magengeschwür

Ulcus duodeni
Zwölffingerdarmgeschwür

11.4.4.7 Gangräneszierende Entzündung

Wird eine Gewebsnekrose mit Fäulniserregern superinfiziert, kommt es zu einem jauchigen Zerfall. Daraus resultiert eine übelriechende Kolliquationsnekrose mit grünlich-schwarzer Verfärbung. Als Beispiele wären eine feuchte Gangrän beim diabetischen Fuß oder ein Zerfall infizierten Tumorgewebes zu nennen.

Kolliquationsnekrose
Verflüssigungsnekrose

11.4.5 Verlauf der chronischen Entzündung

Hashimoto-Thyreoiditis
chronisch entzündliche Autoimmunerkrankung der Schilddrüse

Chronische Entzündungen haben einen langen Verlauf von Monaten bis Jahren. Sie können **primär chronisch** (ohne klar erkennbaren Beginn, wie z. B. bei der Hashimoto-Thyreoiditis) oder **sekundär chronisch** (aus einer akuten Entzündung hervorgegangen) verlaufen. Chronische Entzündungen können auch **rezidivierend** (schubweise) verlaufen. Bei der chronischen Entzündung spielen im Gegensatz zur akuten **Entzündung Lymphozyten, Plasmazellen und Makrophagen** die übergeordnete Rolle, es kommt im Zuge der lang andauernden Entzündungsvorgänge zu einem Verlust der spezifischen Gewebszellen und zur Narbenbildung.

Auch bei der chronischen Entzündung kennen wir unterschiedliche Verlaufsformen:

11.4.5.1 Chronisch lymphozytäre Entzündung

Lupus erythematodes
systemische Autoimmunerkrankung; typisch ist eine schmetterlingsförmige Rötung im Gesicht

Wie der Name schon andeutet, treten bei dieser Entzündungsform überwiegend Lymphozyten im Gewebe auf, die bekanntlich die Träger der spezifischen, also antigeninduzierten Abwehr sind. Dementsprechend findet man diese Form der Entzündung häufig im Rahmen **allergischer Entzündungsreaktionen**, besonders bei **autoallergischen**, gegen den eigenen Körper gerichteten Erkrankungen. So kann man die chronisch lymphozytäre Entzündung bei der Hashimoto-Thyreoiditis (einer Autoimmunreaktion gegen Schilddrüsengewebe), bei der chronisch atrophischen Gastritis, beim Lupus erythematodes oder bei der Sklerodermie finden. Im Laufe der Entzündung kommt es zu einer Destruktion und zu einer narbigen Umwandlung und Fibrosierung des betroffenen Gewebes. So führt die Sklerodermie – durch eine chronisch fortschreitende Verhärtung der Haut und vieler Organe – zu Maskengesicht, Bewegungseinschränkungen, Malabsorption und einem Elastizitätsverlust der Lunge sowie häufig zum Tod.

11.4.5.2 Chronisch granulierende Entzündung

Myokard
Herzmuskel

Bei dieser Verlaufsform kommt es nach dem Abbau des nekrotischen Gewebes zur Ausbildung eines **Granulationsgewebes**, das hauptsächlich aus Kapillaren und Fibroblasten besteht, wodurch vermehrt Bindegewebsfasern gebildet werden. Das Granulationsgewebe grenzt das gesunde gegenüber dem erkrankten Gewebe ab (Demarkation), das erkrankte Gewebe wird resorbiert und heilt unter Narbenbildung aus.

Ein klassisches Beispiel für den Ablauf einer chronisch granulierenden Entzündung ist der stadienhafte Ablauf eines Myokardinfarktes, bei dem bereits nach wenigen Tagen das Granulationsgewebe als roter Saum um das Infarktgebiet sichtbar wird und durch zentrales Fortschreiten letztendlich die Infarktnekrose durch Narbengewebe ersetzt.

11.4.5.3 Chronisch granulomatöse Entzündungen

Die chronisch granulomatöse Entzündung ist eine Reaktion des Immunsystems auf spezifische Erreger oder Fremdmaterial, die durch einen Wall von Makrophagen und T-Lymphozyten an einem weiteren Ausbreiten gehindert werden sollen. Das morphologische Substrat der granulomatösen Entzündung ist das **Granulom**, ein derbes Knötchen oder ein Knoten.

Die unterschiedlichen Granulome lassen Rückschlüsse auf die spezifische auslösende Ursache zu, wie Tuberkel- oder Leprabakterien oder Treponema pallidum, den Erreger der Lues.

Lues
Syphilis, Geschlechtskrankheit

Fremdkörpergranulome bilden sich hingegen um unbelebte Materialien, die in den Körper gelangt sind und nicht abgebaut werden können, etwa Metallsplitter oder Bleistiftspitzen nach „Klassenkämpfen". Sie werden von Granulationsgewebe umwachsen, abgekapselt und somit unschädlich gemacht.

11.5 Entzündungsfolgen

Im günstigsten Fall kommt es zu einer Restitutio ad integrum, einer vollständigen Abheilung ohne Spätfolgen.

Restitutio ad integrum
Herstellung zur Unversehrtheit

Narbe
faserreicher Gewebsersatz

Kann das zerstörte Gewebe nicht mehr wiederhergestellt werden, wird es durch minderwertiges Gewebe ersetzt. So kommt es zum Beispiel nach einem Herzinfarkt oder auch einem Geschwür zur Reparation und zur Ausbildung einer **bindegewebigen** Narbe.

Fibrinreiche Exsudate werden häufig nicht mehr vollständig resorbiert, es kann zu **Verklebungen** und sogar **Verwachsungen** mit erheblichen Funktionseinschränkungen kommen. Solche Folgen beobachtet man an serösen Häuten wie der Pleura nach einer Pleuritis oder am Herzbeutel nach einem Infarkt oder einer Entzündung. Chronische Entzündungen des Herzbeutels können zu Fibrosierungen und sogar zu Kalkeinlagerungen führen, die die Ausdehnung des Herzens stark behindern; man spricht vom **Panzerherzen**.

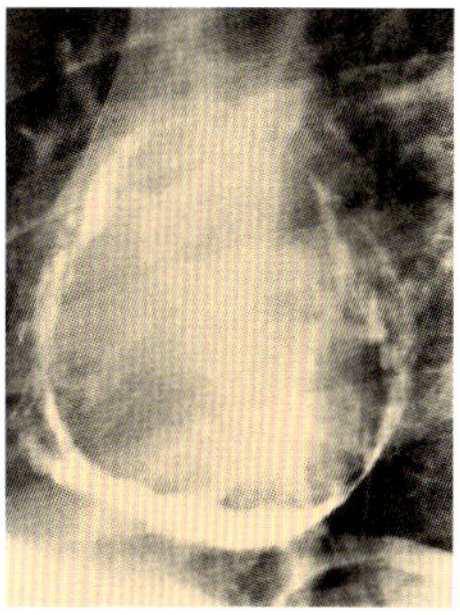

Abbildung 66
Panzerherz

Fisteln entstehen nach Durchbruch der Entzündung in einen Hohlraum zur Entleerung des Sekretes. So brechen häufig Abszesse im Bereich der Haut nach Einschmelzung an die Oberfläche durch und entleeren den Eiter nach außen. Fisteln können aber auch im Rahmen chronischer Entzündungen in inneren Organen auftreten; häufig entstehen Fisteln im Analbereich durch Entzündungen der Duftdrüsen um den After.

Funktionsstörungen können vor allem nach Entzündungen im Bereich von Gelenken auftreten, die häufig zu Knorpelschäden und Versteifungen führen, oder durch Verwachsungen nach fibrinösen Entzündungen im Bereich innerer Organe.

Vertiefung des Lernstoffes

Entzündungen sind uns im Allgemeinen nicht willkommen, trotzdem weisen diese Vorgänge auf eine Reaktion unseres Abwehrsystems auf unterschiedliche Noxen hin, mit dem Ziel, diese krankmachende Ursache zu besiegen. Dass das nicht immer gelingt, zeigen uns die verschiedenen Möglichkeiten von Entzündungsfolgen. Der Entzündungsvorgang ist ein sehr komplexes Geschehen, bei dem Entzündungszellen aus dem Blut und viele stoffliche Komponenten aus den Geweben, den Endothelien und den beteiligten Abwehrzellen zusammenspielen. Je nach Ursache, Abwehrlage des Organismus und daraus resultierender Gewebsschädigung zeigen Entzündungen mannigfaltige Verlaufsformen, die es zu unterscheiden gilt. Jedem bekannt, aber vielleicht nicht bewusst, sind die von Celsus und Galenos beschriebenen Kardinalsymptome der lokalen Entzündung.

?

1. Definieren Sie den Begriff der Entzündung mit eigenen Worten.
2. Welche Zellen gehören der angeborenen unspezifischen Abwehr an, welche Zellen zählt man zur erworbenen spezifischen Abwehr?
3. Nennen Sie die humoralen Abwehrmechanismen der angeborenen und der erworbenen Immunität.
4. Was versteht man unter Mikroorganismen?
5. Welche Aufgabe erfüllen Entzündungsmediatoren?
6. Beschreiben Sie die Gefäßreaktionen, die während eines klassischen Entzündungsprozesses ablaufen.
7. Was sind die wesentlichen Unterschiede zwischen Exsudat und Transsudat? Nennen Sie Beispiele für ihr Vorkommen.
8. Diapedese und Chemotaxis: Wer macht was und wozu?
9. Welche Entzündungszellen spielen bei akuten und welche bei chronischen Entzündungen die übergeordnete Rolle?
10. Nennen Sie die fünf Kardinalsymptome der lokalen Entzündung.
11. Welche Veränderungen des weißen Blutbildes findet man bei einer Leukozytose, einer Linksverschiebung und einer Leukopenie?
12. Welche Unterschiede bestehen zwischen Infektion und Infektionskrankheit und zwischen Bakteriämie und Sepsis?
13. Wie unterscheiden sich ein seröser, ein fibrinöser und ein hämorrhagischer Entzündungsverlauf?
14. Abszess und Phlegmone – was unterscheidet die beiden?

Schmetzer, Oliver (2015): BASICS Immunologie. Urban & Fischer.

12 Tumorpathologie

Nach dem Studium dieses Kapitels sollten Sie ...

... die Begriffe Metaplasie, Dysplasie und Anaplasie unterscheiden können.

... die Unterschiede zwischen malignen, semimalignen und benignen Tumoren ableiten können.

... die Begriffe Karzinom und Sarkom unterscheiden und zuordnen können.

... die Mechanismen der Tumorentstehung und der Tumorunterdrückung kennen.

... die Bedeutung von Mutationen bei der Tumorentstehung verstehen.

... Risikofaktoren für die Krebsentstehung kennen.

... die Eigenschaften maligner Tumoren nachvollziehen können.

... die typischen Wege der Metastasenausbreitung kennen.

... die Begriffe „Grading" und „Staging" zuordnen können.

Wir erinnern uns kurz an die Vorgänge von Zellen oder Geweben als Reaktionen auf unterschiedliche Reize, seien sie funktioneller, chemischer, physikalischer oder biologischer Natur.

So können Zellen **quantitativ**, also durch Größenzunahme oder Zellvermehrung, oder **qualitativ** mit einer morphologischen Veränderung der Einzelzelle auf veränderte Bedingungen reagieren.

Sowohl die Hypertrophie als auch die Hyperplasie sind nach Beendigung der Ursache, mit Ausnahme der knotigen Hyperplasie, zumindest ihrer Definition nach reversibel.

Als qualitative Änderungen der Zelle seien die Metaplasie, die Dysplasie und die Anaplasie genannt, die nur zum Teil rückgängig gemacht werden können.

Unter **Metaplasie** versteht man die Umwandlung differenzierter Zellen in ein **anders** differenziertes Gewebe, hervorgerufen durch einen lange anhaltenden Reiz. So können wir bei Rauchern eine Umwandlung des respiratorischen Epithels in den Atemwegen in das widerstandsfähigere Plattenepithel oder bei lang andauerndem gastroösophagealen Reflux die Bildung von Zylinderepithel anstelle des Plattenepithels des Ösophagus finden. Die Metaplasie ist prinzipiell ein **reversibler** Vorgang, wenn die Noxe ausgeschalten wird, trotzdem wird sie als fakultative **Präkanzerose** gewertet. Dauert die schädigende Wirkung lange genug an, dann entstehen atypische Zellen und letztlich Krebs.

Noxe
schädigende Einwirkung

fakultativ
nicht zwingend, möglich

Dysplasie
Zellatypie, Krebsvorstufe

Bei der Dysplasie erkennen wir im Gegensatz zur Metaplasie morphologisch veränderte Zellen; auch der Differenzierungsgrad dieser Zellen kann im Vergleich zum Muttergewebe vermindert sein, wodurch die Zellteilungsrate und die Vermehrung dieser Zellen beschleunigt werden. Dysplasien sind **Präkanzerosen**, das heißt, bei rechtzeitiger möglicher Behandlung sind sie heilbar, ohne Therapie können sie bösartig werden.

morphologisch
der Form nach

Von **Anaplasie** sprechen wir bei Zellveränderungen, die einen irreversiblen Verlust der Differenzierung mit deutlichen morphologischen Zell- und Kernveränderungen zeigen. **Anaplastische Zellen sind Krebszellen!** Sie zeigen eine deutlich erhöhte Tendenz zur Teilung und unterliegen keiner Steuerung mehr.

12.1 Grundlagen der Tumorpathologie

Tumor bedeutet nicht mehr und nicht weniger als **Schwellung**, egal, ob gut- oder bösartig; denken wir an den Tumor als Kardinalzeichen der akuten Entzündung. Trotzdem meinen wir mit Tumor häufig eine Gewebsgeschwulst durch Neubildung.

Geschwulst
Schwellung (zu viel)

Geschwür
Gewebsdefekt (zu wenig)

Von diesem Begriff leitet sich auch der Name jener Disziplin ab, die sich mit der Entstehung, dem Wachstum und der Bekämpfung von Tumoren beschäftigt, nämlich die Geschwulst**lehre** oder Tumorpathologie.

Als **Neoplasie** bezeichnen wir einen neu aufgetretenen Tumor, der auch nach Wegfall der Ursache sein Wachstum nicht einstellt, sondern weiterwächst; er zeigt also **autonomes** (selbstständiges) Wachstum – und dieses Wachstum ist nicht reversibel, er wächst also weiter und bildet sich nicht mehr zurück!

Wesentlich für den weiteren Verlauf einer Tumorerkrankung ist die **Wertigkeit** oder **Dignität** eines Tumors. Sie gibt uns Aufschluss darüber, ob ein Tumor gutartig oder bösartig ist.

12.2 Benigne Tumoren

Benigne Tumoren sind gutartige Geschwülste, die wir aufgrund ihrer typischen Eigenschaften als solche klassifizieren.

Abbildung 67
Verdrängendes Wachstum benigner Tumoren

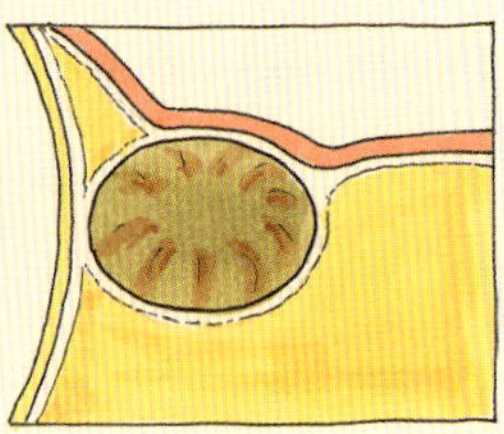

Gutartige Neubildungen zeigen in der Regel ein langsames Wachstum, sie sind scharf begrenzt, das heißt, sie überschreiten die Organgrenzen nicht und sind häufig von einer bindegewebigen „Kapsel" umhüllt, da sie das umgebende Gewebe komprimieren. Sie sind deshalb gegen ihre Umgebung meist gut verschieblich, wachsen aber verdrängend.

Gutartige Tumoren bestehen histologisch aus ausgereiftem Gewebe, das ihrem Ursprungsgewebe sehr ähnlich ist, und sie metastasieren nie. Im

Allgemeinen rufen sie kaum Allgemeinsymptome hervor, und nach vollständiger Entfernung des Tumors gilt eine Patientin in der Regel als geheilt.

Gutartige Tumoren epithelialen Ursprungs heißen **Papillome** oder, wenn sie vom Drüsengewebe oder von sekretorischen Epithelien ausgehen, **Adenome**.

Gutartige Epitheltumoren zeigen häufig ein **polypöses** Wachstum, sie können gestielt oder auch breitbasig ihrer Unterlage aufsitzen.

Epitheliale Tumoren
gehen vom Epithelgewebe aus.

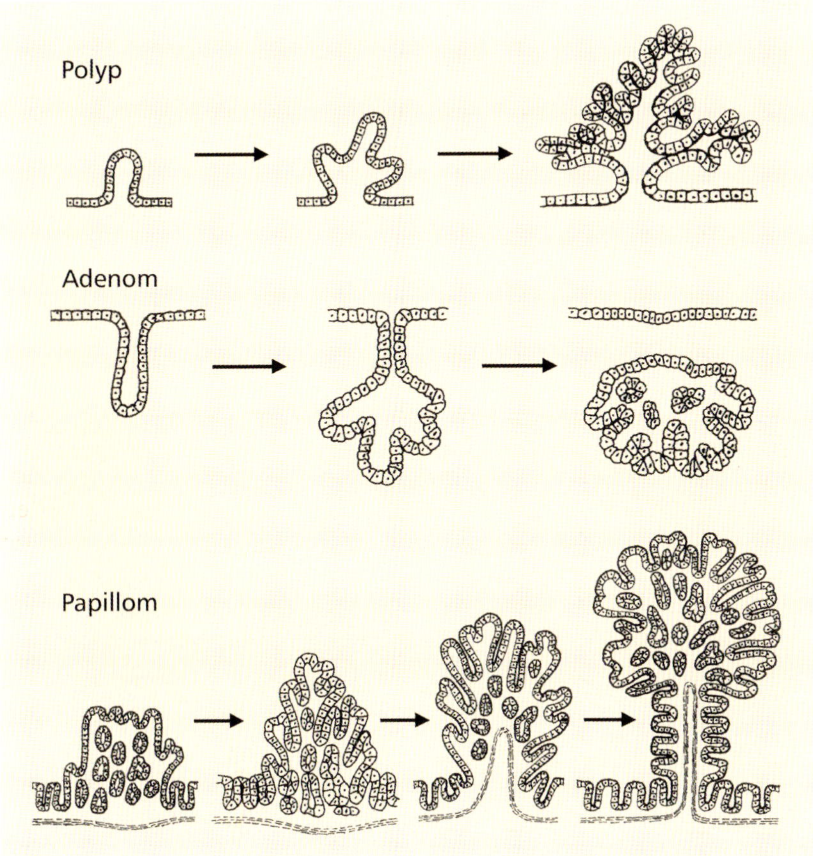

Abbildung 68
Unterschiedliches Wachstum von Polyp, Adenom, Papillom
(Bankl, 2004, S. 82)

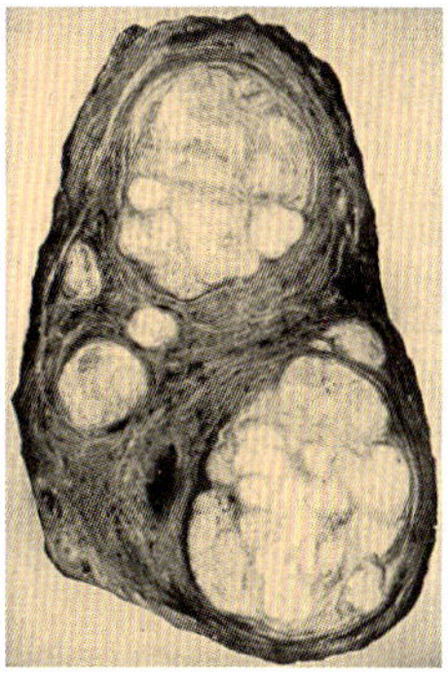

Abbildung 69
Multiple Myome

Gutartige mesenchymale Tumoren werden nach dem Ursprungsgewebe mit der Endung *-om* benannt, etwa Lipom, das vom Fettgewebe ausgeht, das Myom mit seinem Ursprung im Muskelgewebe, ein Osteom des Knochens oder Chondrom des Knorpels.

Abhängig von ihrer Größe können benigne Tumoren verdrängend wachsen und durch ihre Lage auch lebensbedrohlich werden, etwa ein Meningeom im Gehirn oder ein Kehlkopfpapillom, das die Luftwege verlegen kann. Im Bereich von Ausführungsgängen können sie komprimierend wachsen und zu einem Sekretstau führen. Ungünstig wirken sich auch hormonproduzierende benigne Tumoren aus, wie etwa ein insulinproduzierender Inselzelltumor des Pankreas.

Mesenchym
Daraus entwickeln sich das Bindegewebe, Knochen und Knorpel sowie das Muskelgewebe, die Niere und das Knochenmark.

Meningeom
Hirntumor

Meningen
Hirnhäute

12.3 Semimaligne Tumoren

Semimaligne, also „halbbösartige" Tumoren zeigen sowohl Eigenschaften gutartiger als auch bösartiger Tumoren.

Rezidiv
Wiederauftreten einer Erkrankung

Semimaligne Tumoren wachsen lokalinvasiv, das heißt, sie wachsen in die nähere Umgebung ein und sind dadurch lokal gewebszerstörend. Nach operativer Entfernung neigen sie zu Rezidiven, aber sie metastasieren nicht! Ein häufig auftretender semimaligner Tumor ist das Basaliom, das an der dem Sonnenlicht ausgesetzten Haut, häufig im Gesicht und am Nacken, entsteht und bei ungünstiger Lage durch das lokal zerstörende Wachstum, etwa im Augenlidbereich, zur Verunstaltung und zu Funktionseinschränkungen führen kann.

12.4 Präkanzerosen

Unter Präkanzerosen versteht man „Krebsvorstufen", wobei diese nicht unbedingt entarten müssen, aber das Potenzial dazu besitzen.

Colon
Grimmdarm

Gaster
Magen

Landsmannhaut
Synonym für Seemannshaut

Als Präkanzerosen gelten chronisch entzündliche Schleimhautveränderungen wie die Colitis ulcerosa, eine chronische Erkrankung des Dickdarmes, oder die chronisch atrophische Gastritis der Magenschleimhaut. Auch die durch langjährige Sonnenexposition hervorgerufene Veränderung an der Haut am Nacken, im Gesicht und an den Händen, die sogenannte Landsmannhaut, stellt eine Präkanzerose dar.

12.5 Maligne Tumoren

Maligne Tumoren sind bösartige Neubildungen.

Abbildung 70
Infiltratives und invasives Wachstum maligner Tumoren

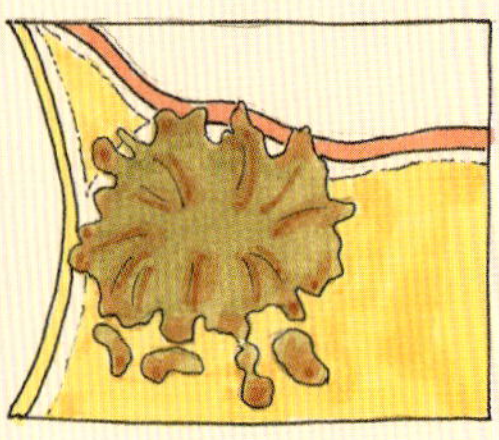

Maligne Tumoren haben folgende Eigenschaften, die sie von gutartigen Tumoren unterscheiden: Sie zeigen ein rasches Wachstum, wobei Organgrenzen kein Hindernis darstellen; das heißt, sie wachsen **infiltrativ** in andere Organe ein und zeigen keine scharfe Begrenzung. Durch dieses aggressive Wachstum durchbrechen sie die Basalmembran und brechen auch in Blut- und Lymphgefäße ein, wodurch Krebszellen in andere Organe **metastasieren** können. Meist rufen sie deutliche **Allgemeinsymptome**, wie Schmerzen oder Gewichtsverlust, hervor. Anders als bei gutartigen

Tumoren tritt häufig keine Heilung nach Tumorentfernung auf, sie wachsen erneut, sie bilden **Rezidive**.

Gehen sie vom Epithelgewebe aus, sprechen wir von **Karzinomen**; sind sie mesenchymalen Ursprungs, heißen sie **Sarkome**; im Volksmund sprechen wir in jedem Fall von Krebs.

Mesenchym
embryonales Bindegewebe

Epithelgewebe finden wir an allen Körperoberflächen, sowohl an äußeren als auch an inneren. Aber auch viele Organe, wie die Leber, die Schilddrüse oder die Bauchspeicheldrüse, bestehen zu einem Großteil aus Epithelzellen, die das Organparenchym bilden.

Parenchym
Funktionsgewebe eines Organs

Entsprechend dieser Definition sprechen wir vom Darmkarzinom (Schleimhautepithel), vom Leberzellkarzinom (Leberparenchym) und vom Pankreaskarzinom, aber vom Osteosarkom im Knochen oder vom Myosarkom bei einem bösartigen Tumor der Muskulatur.

Tabelle 27
Vergleich von benignen, malignen und semimalignen Tumoren

Eigenschaften	Benigne Tumore	Semimaligne Tumore	Maligne Tumore
Wachstum	langsam, verdrängend, nicht invasiv	invasiv und destruierend, wächst in das umgebende gesunde Gewebe ein und zerstört es	Schnell, wachsen infiltrierend in umgebendes Gewebe ein und zeigen dabei destruierendes, zerstörendes, Wachstum
Verschieblichkeit	gut, da gegen die Umgebung abgegrenzt		schlecht, da sie Organgrenzen überschritten haben und gegen umliegendes Gewebe nicht abgegrenzt sind
Metastasierung	keine	keine (so gut wie nie)	häufig
Rezidive	sehr selten	Häufig, auch nach vollständiger Entfernung	häufig
Histologisches Bild	Zellen ähneln dem Muttergewebe, sind gut differenziert	Da der häufigste semimaligne Tumor, das Basaliom der Haut, von den Basalzellen ausgeht, zeichnet er sich durch eine hohe Zellteilungsfreudigkeit aus	Zellen haben ihre Differenzierung verloren, unterscheiden sich vom Ursprungsgewebe und zeigen rege Teilung, vermehren sich also schnell
Klinisches Bild	meist keine Krankheitssymptome, außer der Tumor macht durch seine Lokalisation Beschwerden.	Lokale Symptomatik durch das zerstörende Wachstum	Neben der lokalen Symptomatik treten auch systemische Krankheitszeichen wie Fieber, Müdigkeit, Nachtschweiß, Anämie, Blutgerinnungsstörungen und einiges mehr auf

Das **Carcinoma in situ (Cis)**, oder auch **Tumor in situ (Tis)**, ist ein auf sein Ursprungsgewebe begrenztes Karzinom. Es breitet sich nur innerhalb der Epithelzellen aus, ohne die Basalmembran, auf der die unterste Epithelschicht verankert ist, zu durchbrechen. Dadurch fehlt diesem Tumor die Eigenschaft der Metastasierung, er bleibt lokal begrenzt. Solche Tumoren findet man zum Beispiel im Bereich der Milchgänge der Brust (DCIS – Duktales Carcinoma In Situ).

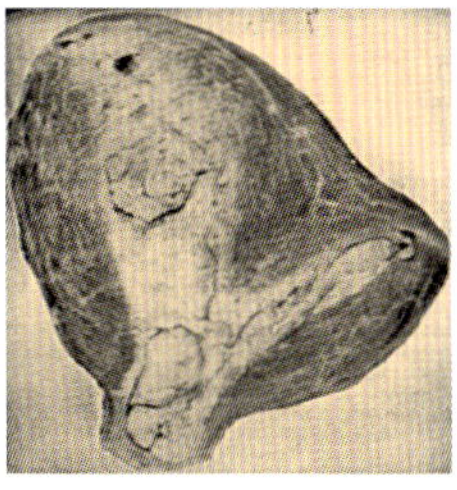

Abbildung 71
Karzinom Corpus uteri

Epidemiologie
beschäftigt sich mit Ursachen, Folgen und Verbreitung von Krankheiten

12.5.1 Tumorepidemiologie

Das Risiko, an einem bestimmten Tumor zu erkranken, hängt wesentlich vom Alter, vom Geschlecht, von der Risikoexposition und von der geografischen Lage ab. Auch genetische Faktoren sowie Ernährungs- und Lebensgewohnheiten tragen wesentlich zur Tumorentstehung bei.

Die Wahrscheinlichkeit, an einem malignen Tumor zu sterben, beträgt in Österreich etwa 1 zu 5, also nur jede bzw. jeder fünfte Erkrankte stirbt an ihrem bzw. seinem Tumor. Die Wahrscheinlichkeit, an einem malignen Tumor zu erkranken, ist demnach wesentlich höher. Bösartige Tumoren haben in den letzten Jahrzehnten sowohl als Krankheitsursache als auch als Todesursache zugenommen, was nicht unbedingt belegt, dass wir ungesünder leben als die Generationen vor uns. Vielmehr steigt mit der höheren Lebenserwartung auch die Wahrscheinlichkeit, an einem Tumor zu erkranken, da viele Tumorerkrankungen erst im höheren Lebensalter vermehrt auftreten. Andererseits haben sich Tumoren, die vor der Industrialisierung oder in Zeiten, in denen weniger Menschen übergewichtig waren, kaum eine Rolle spielten, vervielfacht.

Das **Lebensalter** spielt bei der Tumorentstehung auch dahingehend eine wesentliche Rolle, dass bestimmte Tumoren ihren Krankheitsgipfel in gewissen Lebensabschnitten zeigen. So kommen akute lymphatische Leukämien, Knochen- oder Weichteiltumoren überwiegend im Kindes- und Jugendalter, Lungenkarzinome und Rektumkarzinome aber fast ausschließlich im mittleren und höheren Lebensalter vor.

Als **geografischen „Risikofaktor“** könnte man als Beispiel Australien mit einer signifikant höheren Melanomrate durch das Ozonloch oder das häufige Auftreten von Zervixkarzinomen in Ostafrika nennen. Beim Mammakarzinom und beim Darmkrebs liegen dagegen die Industrieländer an der Spitze der Erkrankungsrate.

12.5.2 Pathobiologie maligner Tumoren

In diesem Kapitel soll erklärt werden, wie es zur Entstehung maligner Zellen kommt. Da sich Zellen durch Teilung vermehren und dabei neue Zellen entstehen, ist es naheliegend, den Zeitpunkt der Entstehung bösartig veränderter Zellen in dieser Phase zu vermuten. Die Änderung der genetischen Information von Zellen entsteht allerdings häufig schon vor der Teilung durch eine Vielzahl schädigender Einflüsse. Der Organismus besitzt aber auch Schutz- und Reparaturmechanismen, um veränderte Gene und Zellen rechtzeitig erkennen und eliminieren zu können.

Mutation
Änderung der genetischen Information

12.5.2.1 Mutation

Siehe Kapitel 12.5.4 „Risikofaktoren für die Entstehung von Tumoren“.

12.5.2.2 Mechanismen der Krebsentstehung

Körperzellen vermehren sich durch Mitose, wobei aus einer Zelle zwei idente Tochterzellen mit diploidem Chromosomensatz entstehen. Dieser Vorgang ist bei Krebszellen gesteigert, wodurch es zu einer schnellen Proliferation (Vermehrung durch Zellteilung) im betroffenen Gewebe kommt.

Proliferation
Vermehrung von Gewebe, Wucherung

Die Proliferation wird durch bestimmte Gene der Zelle, die **Protoonkogene** und die **Tumorsuppressorgene**, reguliert.

Protoonkogene sind Gene, die die Zellteilungsvorgänge regulieren. Diese schützenden Gene können durch Mutation, hervorgerufen durch unterschiedliche Einflüsse, in Gene umgewandelt werden, die ein **Tumorwachstum** bewirken. Solche nun entstandenen **Onkogene** können etwa durch Strahlen, Gifte oder virale DNA, die mit der zellulären DNA interferiert, entstehen. Es können also auch Viren, die ja Körperzellen als Wirtszellen benötigen, die Entstehung solcher Onkogene hervorrufen.

Viren benützen menschliche Zellen als Wirt und bauen ihre Nukleinsäuren in menschliche ein, um sich vermehren zu können. Dadurch können Genabschnitte verändert werden.

Tumorsuppressorgene sind Gene, die die Proliferation der Zelle hemmen und die Differenzierung fördern; auch sie wirken dadurch **tumorhemmend**. Werden diese Gene verändert oder gehen sie verloren, wird das Tumorwachstum in der Folge gefördert und die Differenzierung des betroffenen Gewebes verhindert. Entdifferenzierung und schnelles Wachstum sind Symptome maligner Tumoren! Entdifferenzierungen führen zunächst zu Dysplasien und Anaplasien, der Differenzierungsgrad ist auch ein Maß für die Bösartigkeit eines Tumors. Je weniger differenziert, desto maligner.

Differenzierung
Entwicklung eines wenig spezialisierten Gewebes zu einem höher spezialisierten Gewebe

Protoonkogene sind normale Gene, die regulierend auf die Zellteilung einwirken, sie verhindern die Tumorbildung.

Onkogene sind veränderte Gene, die eine Tumorbildung auslösen können.

Tumorsuppressorgene sind Gene, die durch Hemmung der Proliferation und Förderung der Differenzierung das Tumorwachstum hemmen.

Ein weiterer wichtiger Faktor, um veränderte Zellen an ihrer Vermehrung zu hindern, besteht darin, sie dem programmierten Zelltod zuzuführen. Diesen Vorgang steuern apoptose**regulierende Gene**. Funktionieren auch diese Gene nicht mehr, dann ist den entstandenen Tumorzellen ein langes Leben mit vielen Teilungen beschieden, was fatale Folgen haben kann.

Apoptose
programmierter Zelltod

Entstehen aus den Protoonkogenen Onkogene oder verlieren die Tumorsuppressorgene ihre Wirksamkeit, kommt es zu einer ungehinderten Proliferation von Zellen. Durch die erhöhte Teilungsrate steigt wiederum die Wahrscheinlichkeit von Mutationen. Diese veränderten Zellen teilen sich nun ungehemmt und werden durch eine zusätzliche Blockade des apoptoseregulierenden Gens überleben. Handelt es sich um Krebszellen, steht einer Tumorentstehung nichts mehr im Wege.

12.5.3 Vererbte Mutation von Tumorgenen

Einige dieser veränderten Gene, die an der Entstehung von Tumoren beteiligt sind, werden vererbt und führen bei den Betroffenen zu einem erhöhten Risiko, an bestimmten Tumoren zu erkranken. Dazu gehören die BRCA-Gene (Breast-Cancer-Gene) bei genetisch bedingtem Mammakarzinom und Ovarialkarzinom (Eierstockkrebs), das RB-Gen (Retinoblastom-Gen), das einen bösartigen Tumor der Retina (Netzhaut des Auges) hervorruft, und das APC-Gen (Adenomatöse-Polyposis-Coli-Gen) für die Entstehung bösartiger Darmtumoren. Diese Gene finden wir in den Gonosomen (Geschlechtszellen) und in den Autosomen. Sie treten also **familiär gehäuft** auf.

somatisch
den Körper betreffend

Somatische **Mutationen** sind Mutationen der Gene der Körperzellen und werden nur an die Tochterzellen der betroffenen Zelle weitergegeben. Somatische Mutationen haben deshalb **nur** Auswirkungen auf den Organismus, in dem sie stattgefunden haben, das heißt, somatische Mutationen werden nicht an die Nachkommen vererbt. Normale Körperzellen können sich in ungebremst wuchernde Krebszellen umwandeln und vermehren.

Keimzelle
Eizelle, Spermienzelle

Keimbahnmutationen betreffen die Eizelle und die Spermienzelle und können dadurch vererbt werden, haben aber keine Auswirkungen auf den Organismus, in dem sie entstanden sind.

12.5.3.1 Ursachen für die Entstehung von Onkogenen

Transformation
Umwandlung einer normalen Zelle in eine Krebszelle

Werden durch die Wirkung tumorproduzierender Noxen Zellen transformiert, und versagt die Wachstumskontrolle des Organismus, dann entsteht ein maligner Tumor. Zwischen der Transformation und der Tumorentstehung können Jahre vergehen **(Latenzzeit)**. Man kann nicht vorhersagen, wie lange nach einer Exposition eine Krebserkrankung auftreten kann.

Onkogene können spontan bei der Zellteilung oder durch Karzinogene induziert entstehen.

Spontane somatische Mutation bedeutet, dass Onkogene durch Zufall bei der Zellteilung entstehen. Sie betrifft zunächst nur das Erbgut einer Zelle, wird aber von dieser durch Zellteilung an alle eventuell entstehenden Tochterzellen weitergegeben.

Induzierte somatische Mutationen werden durch Mutagene (physikalisch oder chemisch) ausgelöst. Auch durch Viren entstandene Onkogene sind induzierte Mutationen.

12.5.3.2 Mechanismen zur Ausschaltung von Onkogenen

Der Organismus hat verschiedene Möglichkeiten, entstandene Onkogene zu eliminieren. In den meisten Fällen werden veränderte Zellen durch körpereigene Verteidigungssysteme ausgeschalten.

In erster Linie werden veränderte Zellen von unserem Immunsystem erkannt und durch **Makrophagen** phagozytiert und abgebaut. Zusätzlich können zelleigene Reparatursysteme die geschädigte DNA reparieren und **Anti-Onkogene**, die schon genannten **Tumorsuppressorgene**, die Wirksamkeit der Onkogene unterdrücken. Erst wenn alle diese Mechanismen versagen, wird ein Onkogen zur ernsthaften Gefahr.

Maligne Neoplasien können entstehen, wenn Mutationen, die in normalen Zellen die Zellproliferation entgleisen lassen, nicht repariert werden können.

12.5.4 Risikofaktoren für die Entstehung von Tumoren

Den Vorgang der Umwandlung einer normalen Zelle in eine Krebszelle bezeichnet man als **maligne Transformation.** Die Vorgänge, die bei der Entstehung maligner Tumoren ablaufen, nennt man **Karzinogenese.**

Wie bereits erwähnt, können unterschiedlichste Ursachen zur Entstehung bösartiger (maligner) Zellen führen – genetische, chemische, physikalische und virale Noxen.

Noxe
schädigende Substanz oder schädigender Umstand

12.5.4.1 Genetische Faktoren

Zellen besitzen **Supressorgene**, also Unterdrückergene, die helfen, die Tumorentstehung zu verhindern. Durch Mutationen können diese Gene ihre Wirksamkeit verlieren. Werden diese veränderten Gene vererbt, sind also die Keimzellen von diesen Mutationen betroffen, steigt im Laufe des Lebens das Krebsrisiko und es können familiär gehäufte Tumoren entstehen.

Bei manchen Krebsarten besteht ein erhöhtes Risiko, wenn Verwandte ersten Grades an bestimmten Tumoren erkrankt sind; noch größer ist das Erkrankungsrisiko, wenn zwei Verwandte ersten Grades erkrankt sind (etwa Vater und Mutter). Dies gilt zum Beispiel für einige Arten des Colonkarzinoms, wobei bei der **familiären Dickdarmadenomatose** ein autosomal dominant vererbbarer Gendefekt am Chromosom 5 vorliegt. Es kommt zum Auftreten multipler Adenome der Dickdarmschleimhaut, die eine obligate Präkanzerose darstellen, das heißt, sie werden früher oder später mit über 30 %iger Wahrscheinlichkeit bösartig.

Auch bei einigen Formen des **Mammakarzinoms** ist eine familiäre Häufung durch das Vorhandensein der MC-Gene bewiesen.

autosomal dominant vererbt
Erkrankung wird mit 50 % Wahrscheinlichkeit vererbt, wenn nur ein Elternteil heterozygot betroffen ist; 75 % beträgt die Wahrscheinlichkeit, wenn beide Eltern ein krankes Allel besitzen.

obligate Präkanzerose
Entartungsrisiko > 30 %

fakultative Präkanzerose
Entartungsrisiko < 30 %

Typisch für familiäre Tumorsyndrome ist der relativ frühe Krankheitsbeginn, häufig vor dem 40. Lebensjahr.

12.5.4.2 Chemische Noxen

Die Liste chemischer Karzinogene ist lang, daher werden hier nur einige erwähnt, die jedem aus dem Alltag geläufig sind:

Chemische Gifte können entweder direkt schädlich auf die Zellen wirken oder Enzyme aktivieren, die das Entstehen von Tumoren bewirken.

So enthält der **Zigarettenrauch** eine Vielzahl kanzerogener Stoffe, wie Teer und Ruß, die für die Entstehung zahlreicher Tumoren, wie Mundhöhlen- und Zungenkrebs, Bronchuskarzinomen, aber aufgrund der Ausscheidung dieser Stoffe über den Urin auch für Nieren- und Harnblasenkarzinome verantwortlich sein können. Ähnliche Inhaltsstoffe kann man in Auto- und Industrieabgasen nachweisen.

Auch der übermäßige und chronische Genuss von **Alkohol** kann zu bösartigen Tumoren des Ösophagus, der Leber und des Pankreas führen.

Vielen Menschen ist auch nicht bewusst, dass **Nitrite**, die vor allem zur Konservierung von Wurstwaren verwendet werden, im menschlichen Organismus zu kanzerogenen Nitrosaminen umgewandelt werden. Vitamin C hat nachweislich eine protektive Wirkung. Nicht zufällig wird zum Selchfleisch Vitamin-C-reiches Sauerkraut oder Senf gereicht, dem eine ähnliche schützende Wirkung zugeschrieben wird. **Aflatoxine**, Gifte, die von Schimmelpilzen synthetisiert werden, können Ursache für die Entstehung von Leberzellkarzinomen sein.

Selbstverständlich kann sich in der Atemluft, besonders im städtischen Bereich oder in Industriezonen, eine Vielzahl von kanzerogen wirksamen Stoffen wie Ruß, Kohlenwasserstoffe oder **Feinstaub** befinden. Viele Pflanzenschutzmittel, die wir mit der Nahrung oder mit dem Trinkwasser aufnehmen, und Insektenvernichtungsmittel, die wir achtlos versprühen, beinhalten Stoffe, die direkt oder über die beim Abbau im Organismus entstandenen Metaboliten krebserregend sind.

Auch **Hormonen** konnte ein ursächlicher Zusammenhang mit der Entstehung bestimmter Krebserkrankungen nachgewiesen werden. Werden etwa Östrogene zur Behandlung von Beschwerden in der Menopause eingenommen, steigt das Risiko, an einem Mammakarzinom oder an einem Endometriumkarzinom zu erkranken.

Mamma
Brustdrüse

Endometrium
Gebärmutterschleimhaut

Basaliom
semimaligner Hauttumor

Melanom
maligner Tumor, ausgehend von den Melanozyten

12.5.4.3 Physikalische Noxen

Als Beispiele für physikalische Karzinogene sind der UV-Anteil von natürlichem Sonnenlicht und von Bräunungslampen in Solarien, von Röntgenstrahlen und von radioaktiver Strahlung zu erwähnen. Besonders die **kurzwelligen UVB-Strahlen** sind für die Entstehung (halb)maligner Hauttumoren wie Basaliomen, Plattenepithelkarzinomen und Melanomen an sonnenexponierten Körperregionen verantwortlich.

Ionisierende Strahlen und **Röntgenstrahlen** führen zur Bildung von freien Radikalen in den Zellen, die zu DNA-Veränderungen führen und so die Ursache für malignes Zellwachstum sein können.

Arbeiterinnen in holzverarbeitenden Betrieben können kanzerogenen Stäuben von Eichen- oder Buchenholz ausgesetzt sein, Dachdecker waren bis zu deren Verarbeitungsverbot mit den gefährlichen Fasern von Asbest konfrontiert, die durch Inhalation Karzinome der Atemwege und der Pleura verursachen können.

Freie Radikale entstehen im Organismus bei Stoffwechselvorgängen oder durch äußere Einflüsse auf den Organismus. Bei freien Radikalen handelt es sich um Atome oder Moleküle, die ungepaarte Elektronen besitzen. Da Atome oder Moleküle immer einen neutralen Zustand anstreben, bei dem sich positive und negative Ladungen ausgleichen, sind freie Radikale besonders reaktionsfähig. Diese Tatsache ist nicht zwingend schädlich, es können aber für den Organismus ungünstige Reaktionen ablaufen, die bei der Karzinomentstehung und bei Alterungsprozessen eine Rolle spielen.

12.5.4.4 Infektionen mit onkogenen Viren

RNA-Viren greifen auf die DNA ihrer Wirtszellen zurück, um ihre eigenen Nukleinsäuren vervielfältigen zu können. Dabei können Onkogene in der Wirtszelle aktiviert werden. DNA-Viren können die menschlichen Gene ungünstig verändern, indem Abschnitte ihrer DNA in die DNA befallener Körperzellen eingebaut werden. Auf diesem Wege können sowohl Onkogene aktiviert, als auch Protoonkogene in ihrer Aktivität vermindert werden.

So kann beispielsweise das Humane-Papilloma-Virus (HPV) an der Entstehung des Gebärmutterhalskarzinoms oder eines Kehlkopfkarzinoms und das Epstein-Barr-Virus, welches nach einem Pfeiffer'schen Drüsenfieber in den Lymphknoten persistiert, an der Entstehung eines malignen Lymphoms beteiligt sein. Hepatitis-B- und -C-Viren können Ursache einer chronischen Hepatitis und von Leberzellkarzinomen sein.

12.5.5 Eigenschaften maligner Tumoren

In diesem Kapitel wird noch einmal ausführlich auf die **makroskopischen** und **mikroskopischen Veränderungen** maligner Tumoren und auf ihr Wachstumsverhalten eingegangen.

Bösartige Tumoren fallen durch ein schnelles Wachstum und ein Durchbrechen der Organgrenzen auf. Dieses aggressive und infiltrierend zerstörerische Wachstum führt gemeinsam mit der Tendenz zur Metastasierung zu einem raschen Ausbreiten bösartiger Tumoren.

Makroskopisch zeigen maligne Tumoren eine bunte Schnittfläche durch Zelluntergänge und Einblutungen in das Tumorgewebe.

makroskopisch
mit bloßem Auge sichtbar

mikroskopisch
unter dem Mikroskop sichtbar

Mikroskopisch fallen atypische Zellen mit vergrößerten, unterschiedlich geformten (polymorphen) und unterschiedlich gefärbten (polychromatischen) Zellkernen auf. Als Zeichen der erhöhten Teilungsaktivitäten findet man vermehrt Mitosen und vergrößerte Zellkörperchen (Nukleoli). Maligne Zellen verlieren ihre Fähigkeit zur Differenzierung und nähern sich immer mehr dem unreifen Fetalgewebe an.

Bösartige Tumorzellen durchbrechen die Basalmembran und wachsen so infiltrierend und destruierend in umliegende Gewebe und Organe ein. Gutartige Zellen stellen hingegen bei engem Zellkontakt die Proliferation ein und bleiben daher auf das betroffene Organ begrenzt.

12.5.5.1 Wachstum, Invasion und Metastasierung von Tumoren

Angiogenese
Bildung neuer Blutgefäße durch Aussprossen aus bestehenden; Gefäßentstehung

Normalerweise teilen sich in gesundem Gewebe nur Stammzellen, ausdifferenzierte Zellen haben diese Fähigkeit verloren. Tumorzellen erhalten diese Möglichkeit jedoch während der Kanzerogenese zurück. Die veränderten Zellen teilen sich schneller als unveränderte, es kommt zur Proliferation. Für das Wachstum von Tumoren ist aber zusätzlich eine ausreichende Blutversorgung notwendig, da sie sonst zugrunde gehen würden. Diese gesteigerte Versorgung wird durch Angiogenese sichergestellt.

Ein weiteres Kriterium für ein ungehemmtes Tumorwachstum ist das Unvermögen der körpereigenen Abwehrsysteme, die Neubildung zu zerstören; das Immunsystem wird unterdrückt.

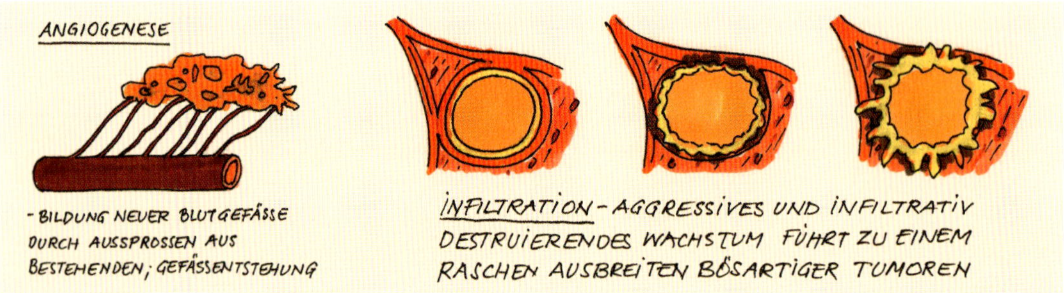

Abbildung 72
Angiogenese und Infiltration

Angiogenese

Durch **Wachstumsfaktoren**, die vom Tumor gebildet werden, kommt es in der Umgebung von Tumoren zur Aussprossung neuer Gefäße aus bereits vorhandenen. Durch diese neuen Kapillaren wird der Tumor ausreichend mit Nährstoffen versorgt, außerdem wird durch die gute Durchblutung die Metastasierung begünstigt. Große Tumoren, für die die Blutversorgung nicht mehr ausreicht, zeigen in ihrem Zentrum Nekrosen und Einblutungen.

Tumorimmunologie

Kleine Tumoren werden vom Immunsystem meist toleriert, wodurch dem Tumorwachstum im frühen Stadium nichts entgegengesetzt wird. Erst in fortgeschrittenen Stadien, wenn sehr viele Tumorantigene in den Organismus gelangt sind, reagiert das Immunsystem mit einem **Anstieg der Ab-**

wehrzellen im Blut, das Tumorwachstum ist dann allerdings in den meisten Fällen nicht mehr aufzuhalten. In sehr seltenen Fällen kommt es durch eine Aktivierung der körpereigenen Abwehrsysteme zu einer Regression des Tumors. Neueste Therapieansätze zielen auf eine Stärkung körpereigener Abwehrmechanismen zur Tumorbekämpfung anstatt der üblichen Therapiemethoden wie Chemotherapie oder Strahlentherapie, da diese für den Organismus sehr belastend sind und das Immunsystem zusätzlich schwächen.

Regression
Rückbildung

Tumorinvasion

Physiologisch wird die Zellteilung in Geweben gebremst, wenn proliferierende Zellen einander berühren. Diese Hemmung ist bei malignen Tumorzellen aufgehoben, sie durchbrechen Basalmembranen und Organgrenzen und wachsen durch **ungehemmte Zellteilung** in ihre gesunde Umgebung ein.

Metastasierung

Bösartige Tumoren metastasieren überwiegend auf lymphogenem und hämatogenem Weg, wofür sie zuerst in Blut- oder Lymphbahnen einbrechen. Tumorzellen verlieren außerdem zunehmend ihre Fähigkeit zur Bildung eines festen Zellverbandes untereinander, lösen sich leicht aus ihrem Verband, werden mit dem Blut oder mit der Lymphe mitgerissen und können sich so in anderen, oft weit entfernten Organen ansiedeln. Kann diese verschleppte Tumorzelle wiederum an Ort und Stelle eine Angiogenese bewirken, dann bildet sich eine **Tochtergeschwulst**.

Metastase, Filia
Tochtergeschwulst

lymphogen
über die Lymphbahnen

hämatogen
auf dem Blutweg

Meist werden zuerst die regionalen Lymphknoten vom Metastasenbefall betroffen, losgelöste Tumorzellen gelangen in der Folge über weitere Lymphbahnen in den Ductus thoracicus, der in das Venensystem mündet. Sind die Tumorzellen einmal im Blut, gelangen sie auf hämatogenem Weg in die Organe.

Ductus thoracicus
Milchbrustgang; Sammelgefäß der Lymphe, mündet am Zusammenfluss der linken Vena jugularis und Vena subclavia

Metastasenlokalisation

In welchen Organen Metastasen gebildet werden, hängt einerseits vom Weg der Metastasierung, andererseits von einer gewissen „Vorliebe" einzelner Tumoren ab, bestimmte Organe zu befallen.

Lymphogene Metastasierung

Bricht ein Tumor in die Lymphbahnen ein, so werden in erster Linie die **lokalen** Lymphknoten befallen. Erst in zweiter Linie findet man Metastasen auch in **entfernten** Lymphknoten.

Aus diesem Grund werden bei kleinen Mammakarzinomen zuerst nur die sogenannten Wächterlymphknoten oder Sentinel-Lymphknoten entfernt. Wenn diese tumorfrei sind, können die anderen Lymphknoten in der Achselhöhle belassen werden. Sind sie befallen, werden weitere Lymphknoten entfernt.

Wächterlymphknoten
sind die erste „Filterstation" im Abflussgebiet von Tumoren.

sentinel
(englisch): Wächter

Wachsen die Tumorzellen entlang der Lymphbahnen, spricht man von einer **Lymphangiosis carcinomatosa**. Werden die Tumorzellen über den Ductus thoracicus in das Venensystem eingeschwemmt, beginnt auch hier eine hämatogene Metastasierung.

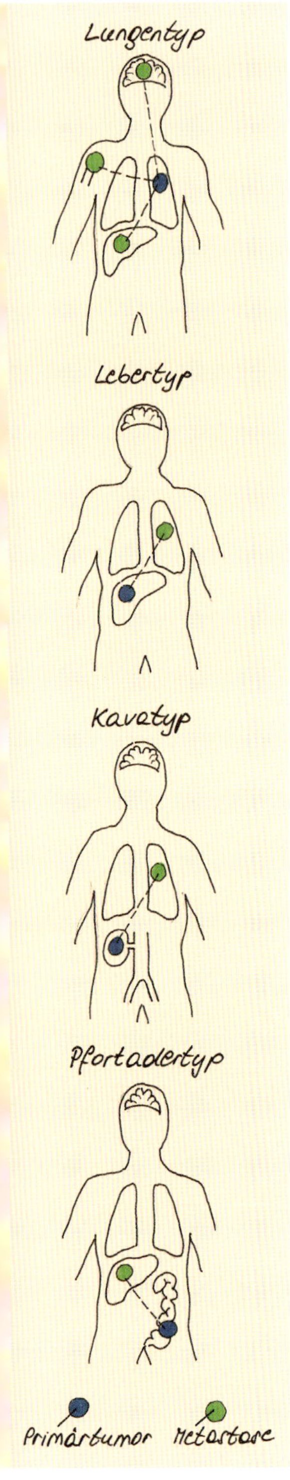

Abbildung 73
Wege der hämatogenen Metastasierung

Hämatogene Metastasierung

Der Ausbreitungsweg der hämatogenen Metastasierung und damit der Befall weiterer Organe ist von der Lage des Primärtumors abhängig.

- Pfortadertyp: Bricht ein Tumor in das Gefäßsystem ein, dessen Abfluss in die V. portae mündet, dann entstehen primär Lebermetastasen und in der Folge über den Abfluss der V. cava inferior sekundär Lungenmetastasen. Magen-, Dünn- und Dickdarmtumoren metastasieren entsprechend ihrem venösen Abfluss über die Pfortader in die Leber.
- Kavatyp: Fließt das Blut über das Gebiet der V. cava superior und der V. cava inferior ab, dann entstehen Lungenmetastasen. Tiefliegende Rektumkarzinome metastasieren ebenfalls primär in die Lungen, da das Blut aus diesem Darmabschnitt nicht über die Pfortader, sondern über die untere Hohlvene abfließt.
- Lungentyp: Eine Metastasierung primärer Lungentumore über die Lungenvenen führt über das linke Herz zu einer arteriellen Ausbreitung der Metastasen in den ganzen Körper.
- Lebertyp: Primärtumoren in der Leber führen primär zu Lungenmetastasen und von dort sekundär zu einer Ausbreitung im gesamten Körper, entsprechend dem Lungentyp.
- Vertebraler Typ: Prostatakarzinome metastasieren vorwiegend in die Wirbelkörper und in den Beckenknochen.
- Abtropfmetastasen: Lösen sich Tumorzellen von einer Organoberfläche, können sie entsprechend der Schwerkraft hinuntertropfen und andere Organe befallen. Diese Möglichkeit wird beim Krukenberg-Tumor der Ovarien diskutiert, der im Rahmen eines Siegelringzellkarzinoms des Magens (eines Schleim-produzierenden Tumors) auftritt.

Eigenschaften maligner Tumoren

- Zell- und Kernatypien
- ungehemmte Proliferation durch den Wegfall der Supressorgene und die vermehrte Bildung von Wachstumsfaktoren
- infiltrierend-destruierendes Wachstum, da sie die Basalmembran durchbrechen und in umliegende Gewebe und Organe einwachsen
- Gefäßinvasion durch das Einwachsen der Tumorzellen in das Gefäßsystem
- Metastasierung; Bildung von Tochtergeschwülsten

12.5.6 Tumorfolgen

Tumoren zeigen durch ihr lokal zerstörendes Wachstum und durch die Produktion systemisch wirksamer Substanzen oder Hormone sowohl lokale als auch systemische Reaktionen.

12.5.6.1 Lokale Tumorfolgen

Lokales Einwachsen in benachbarte Strukturen und Verdrängen der Umgebung führen zu einer Beeinträchtigung der Funktion aller betroffenen Organe. So können Tumornekrosen zu lebensbedrohlichen Blutungen und Infektionen, Stenosen (Einengungen) zu einem Verschluss von Hohlorganen oder Ausführungsgängen mit Sekretstau führen.

12.5.6.2 Systemische Tumorfolgen

Manche Tumoren produzieren Stoffe oder Hormone, die Auswirkungen auf den ganzen Körper haben können. Diese im Rahmen von Krebserkrankungen auftretenden Allgemeinerscheinungen bezeichnet man als **paraneoplastisches Syndrom**. Dazu gehören Veränderungen der Blutzusammensetzung, Entgleisungen des Hormonsystems oder Störungen des Nervensystems. So kann es auf hormonellem Wege zu Störungen des Kalziumstoffwechsels und durch Überproduktion von Insulin zu einem Abfall des Blutzuckerspiegels (Hypoglykämie) kommen, es können aber auch Lähmungserscheinungen und Muskelschwäche auftreten.

Einige Tumoren aktivieren Gerinnungsfaktoren, wodurch es zu spontanen Thrombosen und Embolien mit dramatischen Folgen kommen kann. Andere Tumoren hemmen die Blutgerinnung, wodurch in der Folge lebensbedrohende unstillbare Blutungen auftreten.

Im Rahmen von Tumorerkrankungen kommt es häufig zu einem massiven Gewichtsverlust, der sogenannten Tumorkachexie, zu Fieberschüben und zu erhöhter Infektionsneigung.

12.5.6.3 Tumorrezidiv

Tritt nach chirurgischer Entfernung ein Tumor an derselben Stelle erneut auf, spricht man von einem Tumorrezidiv. Die Ursache für solche wiederkehrenden Tumoren liegt im Zurückbleiben von Tumorzellen im Operationsgebiet. Tumoren können oft bedingt durch ihre Lage und Ausdehnung nicht vollständig aus dem gesunden Gewebe entfernt werden.

Von einem **Frührezidiv** sprechen wir, wenn der Tumor bereits nach Wochen bis Monaten erneut zu wachsen beginnt. Dies ist der Fall, wenn trotz Therapie reichlich Tumorzellen zurückgeblieben sind oder wenn es sich um Zellen eines hochmalignen Tumors handelt.

Ein **Spätrezidiv** ist das Wiederauftreten eines Tumors erst nach Jahren.

12.5.7 Tumormarker

Tumormarker sind Antigene, Enzyme oder Stoffwechselprodukte, die vom Tumor selbst gebildet werden und im Blut oder im Gewebe nachweisbar sind.

Tumormarker werden zu **Verlaufskontrollen** herangezogen, lediglich der PSA-Wert wird auch im Rahmen einer Vorsorgeuntersuchung der Prostata bestimmt.

Tabelle 28
Tumormarker für verschiedene Tumoren

Tumormarker	Tumor
Alpha-1-Fetoprotein (AFP)	Leberzellkarzinom, Keimzelltumoren
Humanes Choriongonadotropin Beta (Beta-HCG)	Keimzelltumoren des Ovars, Hodentumoren
Carbohydrat-Antigen (CA 15-3)	Mammakarzinom, Ovarialkarzinom
CA 19-9, CA 50	Pankreaskarzinom
Carcino-embryonales Antigen (CEA)	Kolon- und Rektumkarzinom, Pankreaskarzinom, Adenokarzinom der Lunge
Prostataspezifisches Antigen (PSA)	Prostatakarzinom

12.5.8 Klassifikation von Tumoren

Die Zellen **benigner Tumoren** sind in Aussehen und Größe dem Muttergewebe sehr ähnlich, also gut differenziert. Diese Tumoren sind gut verschieblich und meist von einer deutlichen Kapsel umgeben. Man findet kaum Mitosen, sie wachsen nicht infiltrativ, aber verdrängend und lassen sich abhängig von ihrer anatomischen Lage im Allgemeinen im Ganzen entfernen.

Merke: Gutartige Tumoren werden durch die Silbe -om benannt, bösartige Epitheltumoren erkennt man an der Endung -karzinom, bösartige merenchymale Tumoren an der Endung -sarkom!

Tabelle 29
Beispiele gutartiger Tumore

<table>
<tr><th>Gewebe</th><th colspan="2">Bezeichnung</th></tr>
<tr><td>Epithelgewebe</td><td colspan="2">Papillom</td></tr>
<tr><td>Drüsengewebe</td><td>Adenom</td><td rowspan="2">Fibroadenom</td></tr>
<tr><td>Bindegewebe</td><td>Fibrom</td></tr>
<tr><td>Fettgewebe</td><td colspan="2">Lipom</td></tr>
<tr><td>Knorpelgewebe</td><td colspan="2">Chondrom</td></tr>
<tr><td>Knochengewebe</td><td colspan="2">Osteom</td></tr>
<tr><td>Muskelgewebe
Quergestreifte Muskulatur
Glatte Muskulatur</td><td colspan="2">Myom
Rhabdomyom
Leiomyom</td></tr>
<tr><td>Blutgefäße</td><td colspan="2">Angiom</td></tr>
<tr><td>Nervengewebe</td><td colspan="2">Neurinom</td></tr>
<tr><td>Stützzellen peripherer Nerven</td><td colspan="2">Schwannom</td></tr>
<tr><td>Hirnhaut</td><td colspan="2">Meningeom</td></tr>
</table>

Die Zellen **maligner Tumoren** zeigen polymorphe Gestalt und Größe (undifferenzierte Zellen), man findet häufig Mitosen und perifokale Entzündungen. Solche Tumoren haben keine Kapsel, sie sind nicht verschieblich und wachsen in das umliegende Gewebe ein.

Maligne Tumoren der Epithelien sind **Karzinome**, jene der mesenchymalen Gewebe heißen **Sarkome**.

Tabelle 30
Beispiele maligner Tumore

Gewebe	Bezeichnung
Maligne Tumore epithelialen Ursprungs – Karzinome	
Plattenepithel der Haut	Plattenepithelkarzinom
Basalzellen der Haut	Basalzellkarzinom
Drüsenepithel der Schleimhäute	Magenkarzinom, Rektumkarzinom, Bronchuskarzinom, ...
Drüsenepithel kompakter Organe	Mammakarzinom (Brustdrüse), Prostatakarzinom (Vorsteherdrüse), Pankreaskarzinom (Bauchspeicheldrüse), ...
Maligne Tumore mesenchymalen Ursprungs – Sarkome	
Bindegewebe	Fibrosarkom
Fettgewebe	Liposarkom
Knorpelgewebe	Chondrosarkom
Knochengewebe	Osteosarkom
Muskelgewebe	Myosarkom
Quergestreifte Muskulatur	Rhabdomyosarkom
Glatte Muskulatur	Leiomyosarkom
Blutgefäße	Angiosarkom

Tabelle 31
Häufige Tumore anderer Terminologie

Tumorbezeichnung	Beschreibung des Tumors
Melanom	Melanome oder auch maligne Melanome genannte Tumoren sind trotz ihrer Endung *-om* bösartige Tumoren der Melanozyten, der Pigmentzellen. Man findet diese Tumoren an der Haut (schwarzer Hautkrebs), aber auch an Schleimhäuten und dem Pigmentepithel der Aderhaut des Auges. Gutartige pigmentierte Hauttumoren (Muttermale) tragen die Bezeichnung Naevus.
Gliom	Als Gliome bezeichnet man eine vielfältige Gruppe von Tumoren der Stützzellen (Gliazellen) des zentralen Nervensystems mit sehr unterschiedlicher Malignität. Astrozytome (Grad I) zeichnen sich z. B. durch einen niedrigen Malignitätsgrad aus, Gliablastome (Grad IV) sind hochmaligne.
Phäochromozytom	Das Phäochromozytom ist ein hormonproduzierender Tumor des Nebennierenmarks und ist in etwa 90 % der Fälle gutartig. Durch die massive Ausschüttung von Adrenalin und Noradrenalin führt er aber zu massiven Beschwerden wie Bluthochdruck, Herzrasen und körperlicher Unruhe. Etwa 10 % treten als maligne Phäochromozytome auf.

12.5.9 Tumorstadien

Die Bestimmung des Tumorstadiums ist wesentlich für die Prognose und für die Therapie und wird für jeden Tumor, meist nach der Operation, durchgeführt. Dafür werden die lokale Ausdehnung, die Tumorausbreitung, die Metastasierung und der Differenzierungsgrad der Tumorzellen bestimmt.

12.5.9.1 Staging

Staging
Bestimmung des Tumorstadiums

Beim Staging wird das **Tumorstadium** und seine Ausbreitung bestimmt. Dies erfolgt anhand des TNM-Systems, das die lokale Ausbreitung des **Tu**mors (T), den Lymphknotenbefall (Lympho **N**oduli, N) und den Grad der **M**etastasierung (M) bewertet (T = Tumor, N = Noduli, M = Metastasen).

Tabelle 32
TNM-Klassifikation

TNM-Klassifikation	
T – Primärtumor	
TX	Primärtumor kann nicht beurteilt werden
TO	kein Anhaltspunkt für Primärtumor
Tis	Carcinoma/Tumor in situ
T1, T2, T3, T4	zunehmende Größe und/oder lokale Ausdehnung des Primärtumors
N – Regionäre Lymphknoten	
NX	regionäre Lymphknoten können nicht beurteilt werden
NO	keine regionären Lymphknotenmetastasen
N1, N2, N3	zunehmender Befall regionärer Lymphknoten
M – Fernmetastasen	
MX	das Vorliegen von Fernmetastasen kann nicht beurteilt werden
MO	keine Fernmetastasen
M1	Fernmetastasen

Internationale Einteilung der Krankheitsstadien bei Krebserkrankungen (Tumor, Nodus, Metastasen)	
TO	kein Anhalt für Primärtumor
Tis	Carcinoma in situ
T1	Tumorgröße 2 cm oder weniger
T2	Tumorgröße mehr als 2 cm, aber nicht mehr als 5 cm in größter Ausdehnung
T3	mehr als 5 cm in größter Ausdehnung
T4	Tumor jeder Größe mit direkter Ausdehnung auf die Brustwand oder Haut oder entzündliches Karzinom
TX	Primärtumor kann nicht beurteilt werden

Statt Tis wird auch die Bezeichnung Cis für Carcinoma in situ verwendet.

Ein Cis ist auf das Organ beschränkt, zeigt keine Infiltration in die Umgebung und weist keine Metastasenbildung auf.

12.5.9.2 Grading

Das Grading, die Bestimmung des **Malignität**sgrades, bezeichnet den histologischen Differenzierungsgrad eines Tumors, der ein Maß für die Bösartigkeit darstellt. Je unähnlicher ein Tumor seinem Ursprungsgewebe ist, desto undifferenzierter und dementsprechend bösartiger ist er.

Grading
Bestimmung des Differenzierungsgrades

Tabelle 33
G – Histopathologischer Differenzierungsgrad

G – Histopathologischer Differenzierungsgrad („Grading")	
GX	Differenzierungsgrad kann nicht bestimmt werden
G1	gut oder hoch differenziert (prognostisch günstig!)
G2	mäßig differenziert
G3	schlecht differenziert
G4	undifferenziert (Anaplasie, prognostisch ungünstig!)

12.5.9.3 5-Jahres-Überlebensrate

Die 5-Jahres-Überlebensrate ist ein statistischer Wert, der den Anteil an Patienten angibt, die die ersten fünf Jahre nach Diagnosestellung einer Krebserkrankung überleben. Sie ist auch von prognostischem Wert. 5-Jahres-Überlebensraten werden auch bei anderen Erkrankungen als Krebserkrankungen angegeben.

Bei einigen Krebserkrankungen wird auch die 10-Jahres-Überlebensrate herangezogen, da Rezidive erst relativ spät auftreten können.

> *„Das relative 5-Jahres-Überleben nahm in den vergangenen Jahrzehnten deutlich zu. Während nach einer Diagnosestellung im Jahr 1986 das relative 5-Jahres-Überleben eines Krebspatienten bei 43% lag, stieg es mit dem Diagnosejahr 2006 auf 61%. Dabei entspricht ein Wert von 100% der Überlebenswahrscheinlichkeit der Gesamtbevölkerung. Je höher das relative Überleben von Krebspatientinnen und Krebspatienten ist, desto eher gelten für sie dieselben Sterbewahrscheinlichkeiten wie für alle anderen Österreicher. Anders ausgedrückt, verglichen mit der allgemeinen Überlebenswahrscheinlichkeit für einen Zeitraum von fünf Jahren war die Überlebenswahrscheinlichkeit von im Jahr 1986 an Krebs erkrankten Personen nur 0,43 mal so hoch, von 2006 an Krebs erkrankten Personen dagegen 0,61 mal so hoch."*
>
> *(Vgl. http://www.statistik.at/web_de/statistiken/gesundheit/krebserkrankungen/ueberleben_mit_krebs/index.html, 30.11.2013)*

Vertiefung des Lernstoffes

Es wird oft behauptet, dass jeder Mensch irgendwann an einem bösartigen Tumor erkrankt, wenn er ihn nur erlebt. Daraus können wir schließen, dass sich im Alter die schädigenden Einflüsse auf unsere Zellen summieren und die Wahrscheinlichkeit für eine Krebsentstehung steigt. Es gibt jedoch eine Vielzahl von Tumoren, die ihren Häufigkeitsgipfel nicht im Alter, sondern in jugendlichen Jahren, ja sogar in der Kindheit haben. Also muss es neben dem Alter noch andere Krebsauslöser geben, die es zu erforschen gilt. Aber nicht jede Neubildung ist potenziell gefährlich: Viele Tumoren zeigen ein harmloses Verhalten, ihre Heilung ist leicht zu erreichen; andere zeigen lokal bösartiges Verhalten, metastasieren aber im Gegensatz zu malignen Tumoren nicht. Anhand des unterschiedlichen Wachstumsverhaltens und der Art der Ausbreitung kann eine klare Grenze zwischen benignen, semimalignen und malignen Tumoren gezogen werden.

1. Vergleichen Sie die Begriffe Tumor, Geschwulst und Neoplasie.
2. Beschreiben Sie die wichtigsten Kriterien, die gutartige Tumoren von semimalignen und malignen Tumoren unterscheiden.
3. Welche epidemiologischen Kriterien spielen bei der Tumorentstehung eine Rolle?
4. Welche Mechanismen laufen bei der Umwandlung einer gesunden Körperzelle in eine Krebszelle ab?
5. Warum betreffen Mutationen im einen Fall nur den Organismus, in dem sie stattfinden, im anderen Fall die nachfolgenden Generationen?
6. Erklären Sie, warum nicht jede neu entstandene Tumorzelle zu einer Krebserkrankung führen muss.
7. Maligne Tumoren zeigen ein typisches Verhalten im Wachstum und in der Ausbreitung. Erklären Sie, warum Tumoren so zerstörerisch wachsen können, warum dieses Wachstum nicht gebremst werden kann und auf welchem Wege Metastasen entstehen können.
8. Was versteht man unter Wächterlymphknoten?
9. Welche hämatogenen Ausbreitungswege der Metastasierung kennen Sie?
10. Was sind Tumormarker?
11. Was bedeuten die Begriffe Grading und Staging von Tumoren, welche Aussagen können dadurch getroffen werden?
12. Unterscheiden Sie die Begriffe Karzinom und Sarkom.

Nennstiel, Simon (2019): BASICS Allgemeine Pathologie. Urban & Fischer/Elsevier.

Teufel, Andreas (2013): BASICS Humangenetik. Urban & Fischer.

Internet: http://de.wikibooks.org/wiki/Pathologie:_Tumorpathologie

13 Störungen des Kreislaufs

Nach dem Studium dieses Kapitels sollten Sie ...

... die Grundlagen der Blutdruckregulation und Blutgerinnung beherrschen.

... den Pathomechanismus der unterschiedlichen Arten von Ödemen erklären können.

... Ergüsse von Ödemen unterscheiden können.

... die unterschiedlichen Möglichkeiten einer Dehydratation und einer Hyperhydratation ableiten können.

... die Definition, die Ursachen und die Folgen der Hypertonie kennen.

... die Pathogenese und die unterschiedlichen Arten des Schocks erklären können.

... die verschiedenen Arten von Blutungen zuordnen können.

... die Krankheitsbilder der häufigsten Koagulopathien beschreiben können.

... Pathogenese, Risikofaktoren und Folgen der Arteriosklerose und der Thrombose kennen.

... Thrombose und Embolie unterscheiden können.

... lokale arterielle und venöse Störungen der lokalen Durchblutung erklären können.

13.1 Grundlagen

Bevor wir uns der Pathologie des Herz-Kreislauf-Systems widmen, sollten wir den anatomischen Aufbau der Arterien, Venen und der Kapillaren sowie die physiologischen Abläufe in diesem System wiederholen, um zu verstehen, welche pathologischen Veränderungen welche Erkrankungen hervorrufen können.

13.1.1 Aufbau der Arterien

Arterien
Blutgefäße, die vom Herzen wegführen

Die Arterienwand ist aus drei Schichten aufgebaut, einer innen liegenden Tunica intima oder kurz **Intima**, einer außen liegenden Tunica externa oder **Adventitia**, die als lockere Bindegewebsschicht die Arterie in ihre Umgebung einbettet, und einer dazwischen liegenden Tunica media oder kurz **Media**, die aus glatten Muskelzellen und elastischen Fasern aufgebaut ist.

Die **Tunica interna** besteht im Grunde aus einer elastischen Basalmembran, auf der eine Schicht platter Endothelzellen fixiert ist. Die Zwischenräume zwischen den Zellen der Endothelschicht sind in Arterien geschlossen, die Kapillarwände sind je nach Lokalisation mehr oder weniger durchlässig. Arterienwände sind also, im Gegensatz zu Kapillaren, dicht.

Die muskuläre **Tunica media** unterscheidet sich je nach Größe und Lokalisation des Gefäßes. Die großen herznahen Arterien haben zwischen den glatten Muskelzellen zahlreiche elastische Fasern eingelagert, um auf die unterschiedlichen Druckverhältnisse während der Systole und der Diastole mit einer Änderung des Gefäßdurchmessers reagieren zu können und um bei jedem Herzschlag durchschnittlich 70 ml Schlagvolumen aufzunehmen.

Schlagvolumen
Blutvolumen, das pro Herzschlag in den kleinen und in den großen Kreislauf gepumpt wird

Periphere Arterien bestehen zum überwiegenden Teil aus dicht gepackten Muskelbündeln; durch Zusammenziehen und Entspannen dieser glatten Muskelfasern kann der Arteriendurchmesser geändert und dadurch der Druck im Gefäß, die Durchflussmenge und somit die Organdurchblutung gesteuert werden.

Die **Tunica externa** erfüllt letztlich die Aufgabe, die Arterien gut beweglich in ihre Umgebung einzubetten. Das lockere Bindegewebe der **Adventitia** umhüllt und fixiert die Arterien, ohne ihre Beweglichkeit wesentlich einzuschränken.

13.1.1.1 Windkesselfunktion der herznahen Arterien

Die bei herznahen Arterien überwiegenden elastischen Fasern ermöglichen eine Dehnung in der Systole und ein Zusammenziehen während der Diastole, wodurch ein **gleichmäßiger Blutstrom** möglich wird.

Systole
Austreibungsphase des Herzens

Diastole
Füllungsphase des Herzens

Die linke Herzkammer treibt während der Systole das Blut in die Aorta, wobei ihr elastischer Anfangsteil stark gedehnt wird. Mit dem Ende der Systole lässt die Dehnung der Aortenwand nach und der Blutstrom wird durch die in der Aortenwand gespeicherte Kraft in die nachfolgenden Gefäßabschnitte weitertransportiert. Dabei läuft die Ausweitung und die nachfolgende Kontraktion der Gefäßwand wellenförmig über die Aorta und nachfolgende mittelgroße Arterien weiter. So wird der durch die Systole hervorgerufene, diskontinuierliche, also portionsweise, Blutstrom in einen kontinuierlichen Fluss umgewandelt, die Organe werden gleichmäßig durchblutet – nicht ruckartig, den Herzaktionen entsprechend.

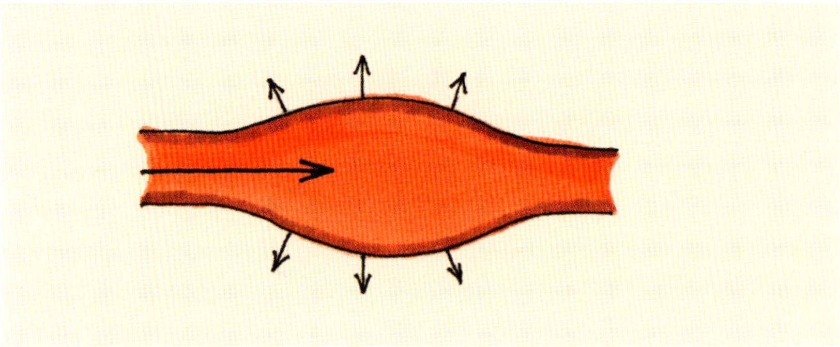

Abbildung 74 **Windkesselfunktion in herznahen Arterien**

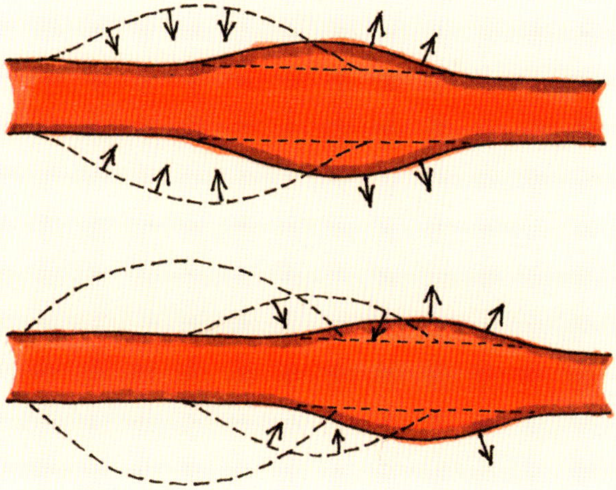

Das Herz ist keine Turbine, sondern eine Druck-Saug-Pumpe, daher fließt das Blut nicht kontinuierlich aus dem Herzen, sondern wird portionsweise ausgestoßen.

13.1.2 Aufbau der Venen

Venen zeigen im Wesentlichen den gleichen Wandaufbau wie Arterien, sie unterscheiden sich jedoch dadurch, dass sie wesentlich **dünnwandiger** und **sehr dehnbar** sind. Besonders die mittlere Muskelschicht ist in Venen viel schwächer ausgebildet als in Arterien, sie besteht aus glatter Muskulatur und weniger elastischen Fasern als in Arterien, dafür sind aber zusätzliche kollagene Fasern eingelagert – ein Grund dafür, dass Venenwände bei erhöhtem Druck zur Ausweitung neigen. Außerdem besitzen kleine und mittlere periphere Venen in ihrem Verlauf **Taschenklappen**, um den Bluttransport gegen die Schwerkraft in Richtung Herz zu ermöglichen. Die Klappen werden von Bindegewebe gebildet, sind von Endothel glatt überzogen und öffnen sich herzwärts. Bei Füllung von „oben" durch die zurückströmende Blutsäule wölben sich die Taschen und verschließen das Venenlumen, um ein Zurückfließen des Blutes in die Peripherie zu verhindern.

Venen
Blutgefäße, die zum Herzen führen

13.1.3 Kapillaren

Kapillaren sind sehr zarte, **wenige Mikrometer dicke Blutgefäße**, deren Wände lediglich aus einer Basalmembran und den daraufsitzenden Endothelzellen bestehen. Sie sind die mikroskopisch kleinsten Aufzweigungen der Gefäße, haben aber wegen ihrer großen Anzahl den größten Gesamtdurchmesser aller Blutgefäße, wodurch sowohl der Druck im Kapillarstromgebiet als auch die Strömungsgeschwindigkeit gering sind. Kapillaren sind den arteriellen und venösen Stromgebieten zwischengeschaltet, ihre Anzahl variiert stark nach der Art des Gewebes, das sie versorgen. So sind die Hornhaut und die Linse des Auges frei von Kapillaren, um ein ungetrübtes Sehen zu ermöglichen. Gut durchblutete Organe wie Leber und Niere sind entsprechend überaus reich an Kapillaren.

Je nach Organ müssen die Kapillaren einen mehr oder weniger regen Austausch von Flüssigkeit und darin gelösten Stoffen zwischen Blut und Gewebe ermöglichen, daher sind die Endothelzellen unterschiedlich dicht aneinander gelagert und man findet zwischen ihnen Öffnungen unterschiedlicher Größe. Deshalb und wegen der geringen Strömungsgeschwindigkeit kommt es im Kapillarstromgebiet vieler Organe zu einem regen Stoffaustausch. In der Niere etwa sind die „Poren" groß und durchlässig, um die Filtration des Primärharns aus dem Blut zu ermöglichen. Die Endothelzwischenräume im Gehirn sind hingegen eng und die Gefäße dadurch wesentlich dichter.

Primärharn
eiweißfreies Ultrafiltrat, wird im Glomerulum aus dem Blut gefiltert und beträgt etwa 170 l/Tag

Sekundärharn
der Harn, der nach der Rückresorption im Tubulussystem übrig bleibt und ausgeschieden wird, ca. 1,5 l/Tag

13.2 Physiologische Grundlagen

Unser Blutkreislauf hat im Wesentlichen die Aufgabe, die Gewebe des Körpers mit Sauerstoff und Nährstoffen zu versorgen und Kohlendioxid und Abbauprodukte des Stoffwechsels wieder aus den Geweben abzutransportieren und den Ausscheidungsorganen zuzuführen. Das zentrale Organ für den Sauerstoff- und Kohlendioxidaustausch ist natürlich die Lunge, andere Abbauprodukte werden über die Nieren und den Darm ausgeschieden.

Zwei Pumpen, das rechte und das linke Herz, sorgen unermüdlich dafür, dass der Blutstrom in Gang bleibt. Der Stoffaustausch zwischen Blut und Gewebe findet letztlich im Kapillarstromgebiet statt; durch Filtration gelangen die Nährstoffe in die Gewebe, durch Reabsorption werden die Abbauprodukte wieder an das Blut abgegeben.

13.2.1 Stoffaustausch im Kapillarstromgebiet

Am arteriellen Kapillarschenkel gelangen Flüssigkeit, Nährstoffe und Sauerstoff durch die für kleine Moleküle gut durchlässige Kapillarwand in die Gewebe. Diesen Vorgang bezeichnet man als **Filtration**.

hydrostatischer Druck
entsteht durch das Gewicht einer Flüssigkeit

Für das Auswärtsströmen des Filtrates ist der höhere hydrostatische Druck innerhalb der **arteriellen Kapillaren** gegenüber dem umgebenden Gewebe von wesentlicher Bedeutung. Der hydrostatische Druck ist jener Druck, der durch die Kontraktion des Herzens während der Systole erzeugt wird und auf die Blutsäule in den Arterien wirkt – kurz gesagt entspricht er dem arteriellen Blutdruck. Zusätzlich zu den Druckverhältnissen besteht ein Konzentrationsgefälle von Sauerstoff und Nährstoffen zwischen Blut und Gewebsflüssigkeit, was ein Auswärtsströmen dieser Substanzen aus den Kapillaren in das Gewebe zur Folge hat, da der Stoffaustausch immer vom Ort höherer Konzentration zum Ort niederer Konzentration erfolgt.

Die großen Eiweißmoleküle, Albumine und Blutzellen können die Kapillarwand nicht passieren und bleiben so in den Kapillaren zurück.

In der Folge kommt es nun im **venösen Kapillarschenkel** zu einem Einwärtsströmen von Flüssigkeit, Kohlendioxid und Stoffwechselendprodukten aus dem Gewebe in die Kapillaren. Dieser Vorgang wird als **Reabsorption** bezeichnet.

Da die großen Eiweißmoleküle in den Kapillaren zurückgeblieben sind, herrscht dort ein hoher **kolloidosmotischer Druck**, der dem hydrostatischen Druck in den Kapillaren entgegenwirkt. Das heißt, die Eiweiße „ziehen" Flüssigkeit mit den gelösten Stoffwechselprodukten aus dem Gewebe in die Kapillare hinein. Auch bei diesem Vorgang spielt der Konzentrationsunterschied zwischen Blut und Gewebsflüssigkeit eine wichtige Rolle, was ein Einwärtsströmen von Kohlendioxid und Abbauprodukten zur Folge hat. Bei Störungen der Vorgänge im Kapillarstromgebiet und dem dadurch bedingten Verbleib von Flüssigkeit im Gewebe kommt es zum Auftreten von Ödemen (siehe Kapitel 13.3).

kolloidosmotischer Druck
wird durch die vorhandenen Eiweißmoleküle in einer Lösung erzeugt; wirkt beim Stoffaustausch zwischen Blut und Gewebe dem hydrostatischen Druck entgegen

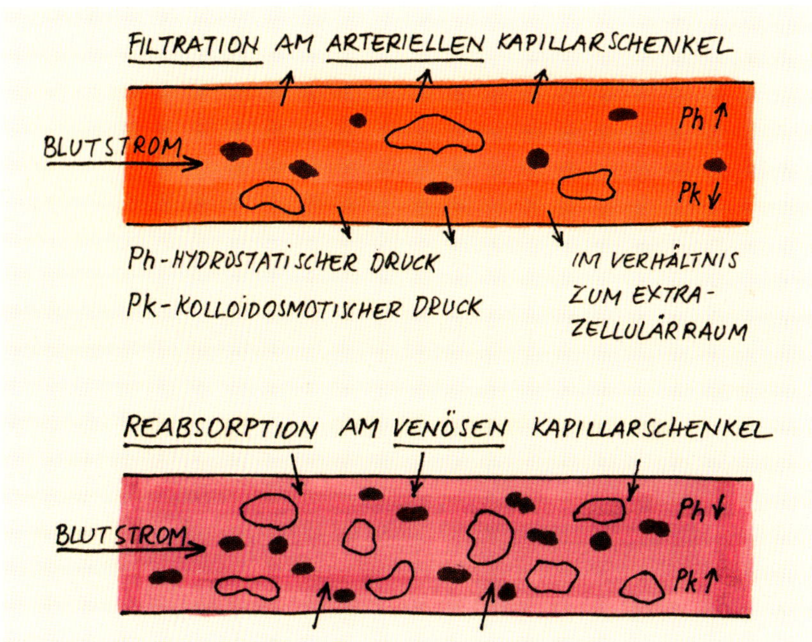

Abbildung 75
Filtration, Reabsorption

Ph↑/Ph↓: hoher/niedriger hydrostatischer Druck
Pk↑/Pk↓: hoher/niedriger kolloidosmotischer Druck

13.2.2 Blutdruckregulation

Der Blutdruck unterliegt schon unter physiologischen Bedingungen ständigen Schwankungen, um die Organdurchblutung der jeweiligen Belastungssituation anpassen zu können. Da ein zu geringer Wert die Durchblutung der Organe nicht mehr gewährleisten kann und andererseits zu hohe Werte Organschäden hervorrufen, sollte sich der Blutdruck innerhalb gewisser Grenzen bewegen.

Die Regulation des Blutdrucks wird vom Organismus über das Nerven- und das Hormonsystem gesteuert und kann kurzfristig, innerhalb von Sekunden, oder längerfristig ablaufen.

Pressorezeptoren oder Barorezeptoren
Sinneszellen in Gefäßwänden, die den Druck messen

Der Blutdruck ist das Produkt aus **Herzminutenvolumen** (Schlagkraft und Frequenz des Herzens) und dem **Gefäßwiderstand** (Weite und Elastizität der Gefäße). Daher kann über eine Änderung dieser Größen der Blutdruck reguliert werden. Die Messung des Blutdrucks im Organismus erfolgt über **Pressorezeptoren**, die die Wanddehnung von Aorta, Arteria carotis und anderer größerer Arterien messen. Diese Impulse werden von den Gefäßwänden ins Gehirn an das verlängerte Mark weitergeleitet, dort werden Regulationsmechanismen aktiviert. Bei starker Dehnung der Gefäßwand, also bei einem **hohen Druck** im Gefäßsystem, werden vermehrt Impulse an das verlängerte Mark gesendet und es wird entsprechend mit einer Blutdrucksenkung reagieren; bei **geringerer Dehnung** nehmen die Impulse ab.

vegetatives Nervensystem
autonomes Nervensystem zur Versorgung der Eingeweide; setzt sich aus Sympathikus und Parasympathikus zusammen

Ein plötzlicher Blutdruckabfall, wie er etwa beim schnellen Aufstehen aus dem Liegen auftreten kann, oder ebenso ein plötzlicher Anstieg des arteriellen Druckes, kann innerhalb von Sekunden über das **vegetative Nervensystem** reguliert werden.

So bewirkt ein **plötzlicher Blutdruckabfall** eine Aktivierung des Sympathikus und dadurch eine Steigerung des Herzminutenvolumens und gleichzeitig eine Gefäßverengung (Vasokonstriktion). Diese Mechanismen haben einen schnellen Blutdruckanstieg zur Folge.

Ein **plötzlicher Blutdruckanstieg** führt hingegen zu einer Verminderung der Aktivität des Sympathikus und dadurch zu einem Überwiegen des Parasympathikus. Es werden in der Folge sowohl das Herzminutenvolumen als auch die Wandspannung der arteriellen Blutgefäße reduziert, was einen Blutdruckabfall bewirkt. Den Regulationsmechanismus durch das vegetative Nervensystem bezeichnet man als **kurzfristige Blutdruckregulation**, da Reize über Nervenbahnen binnen Millisekunden ablaufen.

kurz- und mittelfristige Blutdruckregulation
Änderung des Gefäßdurchmessers

Hormone
Botenstoffe des Organismus, die von Hormondrüsen gebildet werden

Die **mittelfristige Blutdruckregulation** dauert etwas länger, sie wird nicht nur über das vegetative Nervensystem, sondern über **Hormone**, genauer gesagt über das **Renin-Angiotensin-System**, gesteuert. Durch eine Verminderung der Nierendurchblutung, wie das bei einem zu niedrigen Blutdruck der Fall ist, kommt es in der Niere zur Ausschüttung des Hormons Renin, welches zu einer Aktivierung des stark gefäßwirksamen Hormons Angiotensin II im Blut führt. Dieses Hormon bewirkt nun eine Vasokonstriktion (ein Engstellen der Gefäße) und in der Folge eine Blutdruckerhöhung. Auch die mittelfristige Regulation des Blutdrucks beruht also letztlich auf einer Änderung **des Gefäßdurchmessers**.

Stenose
Einengung

Stenosen der Nierenarterien bewirken ebenfalls eine Minderdurchblutung der Nieren und eine Aktivierung des Renins. Deshalb bei Hypertonie immer an die Möglichkeit einer Nierenarterienstenose denken!

Langfristig wird der Blutdruck durch eine **Volumenzunahme** im Gefäßsystem erhöht oder durch eine **Volumenverminderung** gesenkt.

Auch die langfristige Blutdruckregulation unterliegt einer Steuerung durch Hormone des Renin-Angiotensin-Aldosteron-Systems.

langfristige Blutdruckregulation
Änderung des Blutvolumens

Das vorher besprochene Hormon Renin bewirkt über die Aktivierung des Angiotensin II eine vermehrte Freisetzung von Aldosteron aus der Nebennierenrinde, welches wiederum eine vermehrte Natrium- und Wasserretention in der Niere bewirkt und dadurch das Blutvolumen erhöht und den Blutdruck ansteigen lässt.

Zusätzlich vermindert das Hormon **Adiuretin** (antidiuretisches Hormon) aus dem Hypothalamus die Flüssigkeitsausscheidung durch die Niere, wodurch ebenso der Blutdruck steigt.

Umgekehrt werden bei hohem Blutdruck entsprechend Aldosteron und Adiuretin vermindert freigesetzt, wodurch vermehrt Flüssigkeit ausgeschieden wird; das nun verringerte Blutvolumen hat ein Absinken des Blutdrucks zur Folge.

Beispiel

In einem Gartenschlauch erhöht sich der Druck, wenn man den Durchmesser durch Zusammendrücken vermindert. Man kann aber den Druck im Schlauch auch erhöhen, indem man den Wasserhahn weiter öffnet. Je mehr Flüssigkeit durch einen Gartenschlauch rinnt, umso höher ist der Druck im Schlauch; je weniger durchfließt, umso geringer ist der Druck!

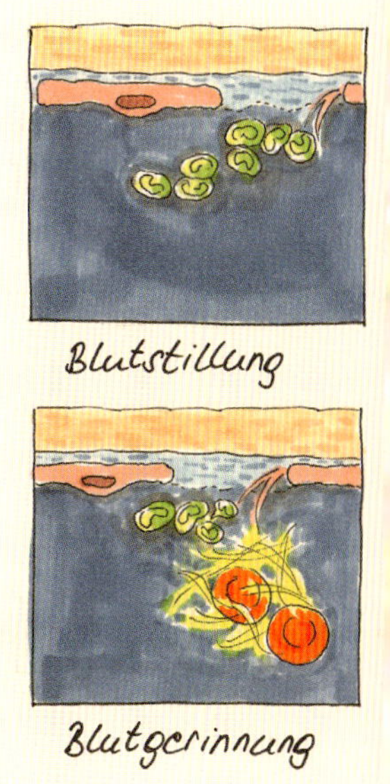

Abbildung 76
Blutstillung und Blutgerinnung

13.2.3 Hämostase – Blutstillung und Blutgerinnung

Nach Verletzungen der Gefäßwand beginnt eine Kette von biochemischen Reaktionen abzulaufen, an deren Ende der **Wundverschluss** steht. Zahlreiche Substanzen aus dem verletzten Gewebe und aus dem Blut werden aktiviert und greifen in einem hochkomplexen Ablauf ineinander. Diese **Blutgerinnungsfaktoren** sind in ihrer inaktiven Form im Blut bereits vorhanden und können sehr schnell in ihre aktive Form umgewandelt werden.

Das Vorliegen der inaktiven Vorstufen bewahrt den Organismus vor der unkontrollierten Bildung von Blutgerinnseln in den Gefäßen.

So werden gleich nach dem Auftreten einer Verletzung Substanzen aus der Gefäßwand freigesetzt, die eine **Vasokonstriktion** und eine damit einhergehende lokale **Verlangsamung** des Blutstromes bewirken. Dadurch können sich Thrombozyten am Ort der Verletzung anlagern, wobei die abgelagerten Blutplättchen wiederum Stoffe freisetzen, die weitere „Thrombos“ anlocken und zum weiteren Anlagern animieren. Die Blutplättchen bilden

Thrombozyten
Blutplättchen

Pseudopodien
Scheinfüßchen; Zytoplasmaausstülpungen der Zellen

Pseudopodien aus, mit denen sie aneinanderhaften. Dieser sogenannte **weiße Thrombozytenthrombus** verschließt die Wunde fürs Erste.

Erst nach diesem vorläufigen Wundverschluss kommt es zur eigentlichen **Blutgerinnung** und damit zu einem stabilen Verschluss der Wunde. Ziel dieses Vorganges ist die Bildung von **Fibrin**, wobei insgesamt **13 Gerinnungsfaktoren (Faktor I–XIII)** nacheinander aktiviert werden müssen. Die nun entstandenen Fibrinfäden lagern sich an dem weißen Thrombus ab und bilden ein Maschenwerk, in das sich nun auch Erythrozyten und Leukozyten einlagern, es entsteht ein **roter Thrombus**. Durch Zusammenziehen der Fibrinfäden wird dieser Thrombus stabil. Für den Ablauf der Gerinnungskaskade ist zusätzlich noch Kalzium notwendig, eine Tatsache, die uns später noch interessieren wird.

In diesen Thrombus wandern mit der Zeit Bindegewebszellen ein, er wird **bindegewebig organisiert** und wächst dadurch an der Gefäßwand an, wenn er nicht vorher mit dem Blutstrom mitgerissen wird.

13.3 Ödeme

Interstitium, interstitieller Raum
Raum zwischen den Zellen, Zwischenzellraum

Ödeme sind **Flüssigkeitsansammlungen im** interstitiellen Raum, wobei die Subkutis oder Organgewebe betroffen sein können.

> Vom Ödem abzugrenzen ist der Erguss, bei dem die Flüssigkeit in vorhandene Körperhöhlen austritt.

Betroffene Gewebe sind geschwollen; befindet sich das Ödem an der Körperoberfläche, dann weisen die betroffenen Hautareale ein teigiges oder auch pralles Aussehen und typische Dellen nach einem Fingerdruck auf, die nur langsam wieder verschwinden. Ursächlich liegen Ödemen eine erhöhte Filtrationsrate von Flüssigkeit ins Gewebe oder eine verminderte Reabsorption von Flüssigkeit aus dem Gewebe in das Gefäßsystem zugrunde; es kommen demnach ein erhöhter hydrostatischer Druck im Blutgefäßsystem oder im Lymphsystem, eine übermäßige Durchlässigkeit der Gefäßwand, ein verminderter osmotischer Druck in den Blutgefäßen oder ein gestörter Lymphabfluss als Auslöser infrage.

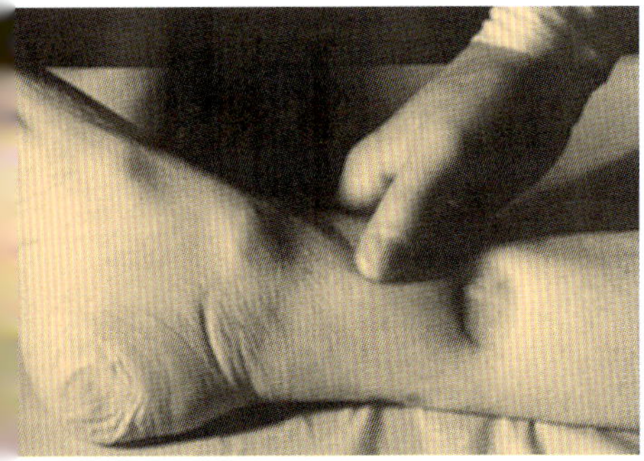

Abbildung 77
Beinödeme

Es soll jedoch nicht unerwähnt bleiben, dass bei einem Elektrolytanstieg innerhalb von Zellen Flüssigkeit aus dem extrazellulären in den intrazellulären Raum verschoben wird und es so zu einem Zellödem kommen kann (siehe auch Kap. 13.5).

13.3.1 Blutstauungsödeme

Durch einen erhöhten hydrostatischen Druck im venösen Kapillarschenkel kommt es zu einer **Behinderung des Einströmens** von Flüssigkeit aus dem Gewebe in das Gefäßsystem und damit zum Verbleib der Flüssigkeit im Gewebe. Die Ursachen können lokaler Natur oder kardial, also durch eine verminderte Herzleistung, bedingt sein.

Als **lokale Abflusshindernisse** kommen in erster Linie Venenthrombosen infrage. Venen können aber auch von außen, etwa durch Tumoren, komprimiert werden. Der Blutfluss kann jedoch auch durch eine pathologische Erweiterung der Venen, wie wir sie bei Varizen vorfinden, behindert sein. Durch die erweiterten Gefäße und die dadurch nicht mehr schließenden Venenklappen kann das Blut aus den Beinen nicht mehr gegen die Schwerkraft zum Herzen transportiert werden; dadurch erhöht sich der Venendruck und Flüssigkeit bleibt im Gewebe zurück.

Kardial bedingten Abflussstörungen liegt eine Herzinsuffizienz zugrunde; das bedeutet, dass die Herzleistung herabgesetzt ist, wodurch das Blut aus der Peripherie nicht mehr vollständig Richtung Herz fließen kann, es staut zurück. So kommt es bei der **Rechtsherzinsuffizienz** zu einem Blutrückstau in die Hohlvenen, somit in den Körperkreislauf und in der Folge zu gestauten Halsvenen, Ödemen in den Beinen, zu einer Hepatomegalie und zu Rückstau des Blutes in den Verdauungstrakt mit Appetitlosigkeit und Malabsorption.

cor
(lat.) das Herz

kardial
das Herz betreffend

Varizen
erweiterte Venen; „Krampfadern"

Herzinsuffizienz
mit „Herzschwäche" gleichsetzbar

Hepatomegalie
Lebervergrößerung

Malabsorption
mangelhafte Aufnahme von aufgespaltenen Nahrungsbestandteilen durch die Darmschleimhaut

Hypoxie
Sauerstoffmangel im Blut und im Gewebe

Hyperkapnie
Anstieg des Kohlendioxids im Blut und Gewebe

Die **Linksherzinsuffizienz** verursacht einen Blutrückstau über die Lungenvenen in den Lungenkreislauf und erzeugt dadurch ein Lungenödem mit Atemnot und gestörter Diffusion der Atemgase zwischen Atemluft und Blut mit Hypoxie und Hyperkapnie.

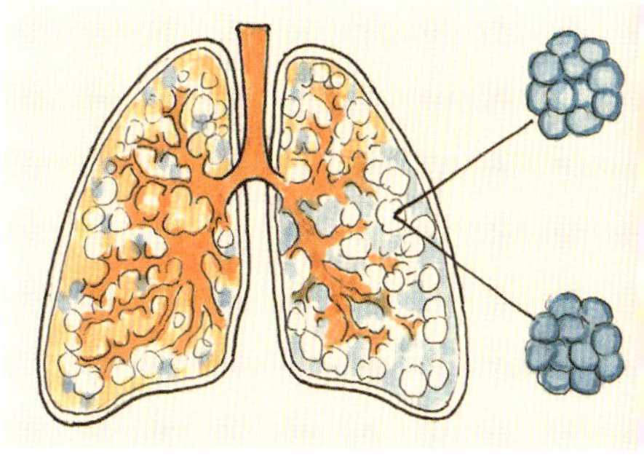

Abbildung 78 **Lungenödem**

13.3.2 Lymphstauungsödeme

Da auch die Lymphgefäße einen nicht unbeträchtlichen Teil der Gewebsflüssigkeit abtransportieren und zurück in das Venensystem bringen, entstehen durch Abflusshindernisse im Bereich der Lymphbahnen oder Lymphknoten **Lymphödeme**. Lymphbahnen sind durch zahlreiche Kollateralen miteinander verbunden, weshalb Lymphödeme erst nach massiver Beeinträchtigung dieses Gefäßsystems entstehen.

Kollateralen
Umgehungsgefäße

Lymphödeme können **primär** entstehen, wenn Lymphbahnen an Extremitäten oder anderen Körperregionen nicht oder nur unzureichend angelegt sind; sie können aber auch **sekundär** im Rahmen zahlreicher Erkrankungen verändert werden, wodurch der Abfluss entlang der Lymphbahnen nicht mehr ausreichend gewährleistet ist.

iatrogen
durch ärztliche Behandlung verursacht

Sekundär können Lymphknoten und Lymphbahnen etwa von Metastasen befallen sein; sie können im Rahmen entzündlicher Veränderungen oder iatrogen durch Entfernen oder nach Bestrahlung ihre Funktion einbüßen.

Da Tumoren häufig entlang der Lymphbahnen in die Lymphknoten metastasieren, kann ein Lymphstauungsödem sowohl durch die Verlegung des Gefäßlumens durch die Metastase selbst oder durch die Entfernung der betroffenen Lymphknoten verursacht sein. So tritt nach Entfernung der axillären Lymphknoten beim Mammakarzinom fast regelmäßig eine beträchtliche Schwellung der betroffenen Extremität auf.

Auch nach Bestrahlung von Tumoren kommt es im Bestrahlungsgebiet nicht selten zu einer entzündlich bedingten Verödung der Lymphgefäße mit nachfolgendem Ödem.

Lymphangitis
Entzündung der Lymphgefäße

Andere Ursachen einer entzündlichen Lymphangitis mit nachfolgendem Abflusshindernis wären der Befall durch Parasiten, wie bei der Bilharziose oder durch Fadenwürmer, die in den Tropen beim Baden in kontaminierten Gewässern über die Haut des Menschen eindringen.

Durch Erkrankungen der Lymphgefäße hervorgerufene Schwellungen von Extremitäten oder anderen Körperteilen können derart massiv ausgeprägt sein, dass dafür der Begriff „Elephantiasis“ geprägt wurde.

13.3.3 Hungerödem

kolloidosmotischer Druck
onkotischer Druck, der durch Eiweiß aufgebaut wird

Ascites
Bauchwassersucht

Beim Hungerödem steht vor allem der **Mangel an Eiweiß** in der Ernährung im Vordergrund, das heißt, dass nicht nur bei absolutem Nahrungsmangel, sondern auch bei einseitiger eiweißarmer Kost Hungerödeme entstehen können. Ausschlaggebend ist das Absinken der Bluteiweiße und der daraus resultierende **verminderte** kolloidosmotische, onkotische Druck, wodurch nicht genügend Flüssigkeit aus dem Gewebe in die Gefäße „gesaugt“ werden kann. Zusätzlich treten bei den betroffenen Personen häufig Wasseransammlungen in der Bauchhöhle, ein sogenannter Aszites, auf. Dabei handelt es sich jedoch um einen Erguss.

So sehen wir Eiweißmangelödeme bei Menschen, die an Hunger oder an Essstörungen leiden. Auch vegane oder einseitige Diäten können zu Hungerödemen führen. Den sogenannten **Kwashiorkor**, eine ausgeprägte Erscheinungsform der Eiweißmangelernährung, finden wir in Regionen der Erde, wo der Hunger überwiegend durch Mais oder andere eiweißarme Getreide gestillt werden muss. Durch die einseitige Ernährung können Albumine nicht mehr synthetisiert werden und der kolloidosmotische Druck im Gefäßsystem sinkt. An diesen Menschen fallen vor allem der aufgetriebene Bauch infolge des Ascites und die geschwollenen ödematösen Beine auf.

Der Begriff Kwashiorkor bedeutet in der ghanaischen Ga-Sprache *„die Krankheit, die ein Kind bekommt, wenn ein neues Kind geboren wird"*.

(http://de.wikipedia.org/wiki/Kwashiorkor, 30.11.2013)

Diese Bezeichnung bringt die Ursache der Erkrankung auf den Punkt: Der Eiweißmangel tritt auf, wenn die Mutter ihr Kind nicht mehr stillt und ihm dadurch die einzige Eiweißquelle entzogen wird.

Ein ähnliches Bild bieten Menschen mit Leberzirrhose, deren Leber nicht mehr in der Lage ist, Eiweiße zu synthetisieren.

Osmose

Zwei durch eine semipermeable (halbdurchlässige) Membran getrennte Flüssigkeitsräume erreichen einen Konzentrationsausgleich, indem die Flüssigkeit aus der niedrig konzentrierten Flüssigkeit bis zum Konzentrationsausgleich zur höher konzentrierten Flüssigkeit wandert, wenn die Poren der Membran für große Teilchen (Eiweiße) zu klein sind. Der Druck (Sog), der durch die Eiweiße auf die Flüssigkeit ausgeübt wird, ist der kolloidosmotische Druck.

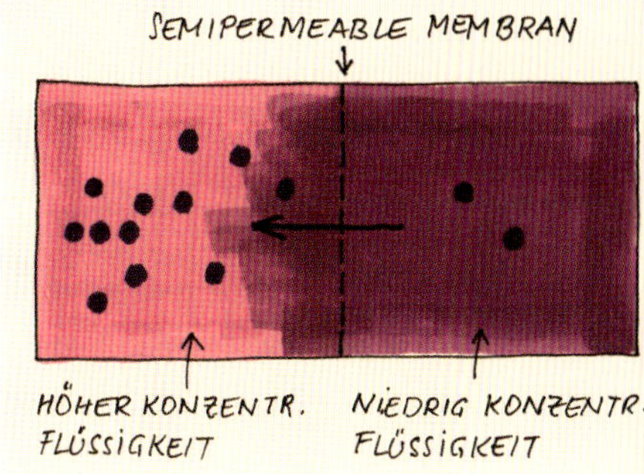

Abbildung 79
Osmose

13.3.4 Renales Ödem

Bei bestimmten Nierenerkrankungen kommt es durch den Verlust der Konzentrations- und Ausscheidungsleistung der Niere zu vermehrter Retention von Kochsalz und Wasser im Körper und/oder zu einem vermehrten Eiweißverlust. Beides bewirkt Wasseransammlungen im Gewebe und fördert damit die Entstehung von Ödemen.

Typisch ist das Auftreten von Lidödemen bei Nierenerkrankungen.

13.3.5 Toxisches und entzündliches Ödem

Durch **Gifte und Allergene**, die durch Infektionen mit Bakterien, durch Insektenstiche und Schlangenbisse in den Organismus eingebracht werden, kommt es im Rahmen von Entzündungen durch eine Weitstellung der Kapillaren zu einer Strömungsverlangsamung des Blutes und durch eine Permeabilitätserhöhung der Kapillarwände zu einem vermehrten Durchtreten von Flüssigkeit in das Gewebe. Am gefährlichsten sind das Auftreten von Hirnödemen, Lungenödemen oder Ödemen im Rachen- und Kehlkopfbereich, die ein rasches Handeln notwendig machen; am häufigsten findet man jedoch lokale Ödeme im Bereich der Einstich- oder Bissstelle.

13.4 Erguss

Unter Erguss versteht man Flüssigkeitsansammlungen in bereits bestehenden **Körperhöhlen**. Er kann die gleichen hämodynamischen Ursachen wie die Stauungsödeme haben, durch entzündliche Gefäßschäden verursacht werden oder durch Tumoren oder Metastasen bedingt sein.

Transsudate
findet man vornehmlich beim Stauungserguss und bei durch Leberzirrhose und Mangelernährung bedingten Ergüssen.

Exsudate
treten vor allem entzündlich und im Rahmen von Tumorerkrankungen auf.

Entsprechend ihrer Ursache können Ergüsse unterschiedlich zusammengesetzt sein. Von einem Transsudat sprechen wir, wenn es sich um eine klare, leicht gelbliche, **eiweißarme** Flüssigkeit handelt, die vornehmlich durch einen erhöhten intravasalen Druck oder durch Eiweißmangel im Blut entsteht (Stauungserguss, Leberzirrhose, Mangelernährung). In diesem Fall sind die Gefäßwände intakt, es können im Grunde nur Flüssigkeit und ganz kleine (niedermolekulare) Eiweiße nach außen treten. Ein Exsudat entsteht durch eine erhöhte Durchlässigkeit der Kapillarwände, weshalb dieser Erguss **eiweißreich** ist. Ursächlich kommen Entzündungen, die ja im Kapillarstromgebiet ablaufen, infrage. Ein **hämorrhagischer** Erguss entsteht, wenn zusätzlich Blut in die Körperhöhle übertritt, wie das bei Verletzungen, massiven Entzündungen und wiederum Tumoren der Fall sein kann. Diese Ergüsse sind leicht an der rötlichen Färbung zu erkennen. **Eitrige Ergüsse** erscheinen trüb-gelblich – und man findet vermehrt Entzündungszellen und Bakterien im Exsudat.

13.4.1 Ascites – Bauchwassersucht

portale Hypertension
Druckerhöhung im Pfortaderkreislauf

Flüssigkeitsansammlungen in der Bauchhöhle sind typisch für die Leberzirrhose, wobei die portale Hypertension einen Flüssigkeitsaustritt aus den Kapillaren bewirkt. Wegen des Eiweißmangels durch die verminderte Syntheseleistung der geschädigten Leber sinkt gleichzeitig der kolloidosmotische Druck in den Gefäßen ab, was eine mangelhafte Rückresorption von Flüssigkeit zur Folge hat. Beim Ascites handelt es sich um ein Transsudat, wenn er aufgrund einer Leberzirrhose entstanden ist, und um ein Exsudat, wenn eine Entzündung die Ursache ist.

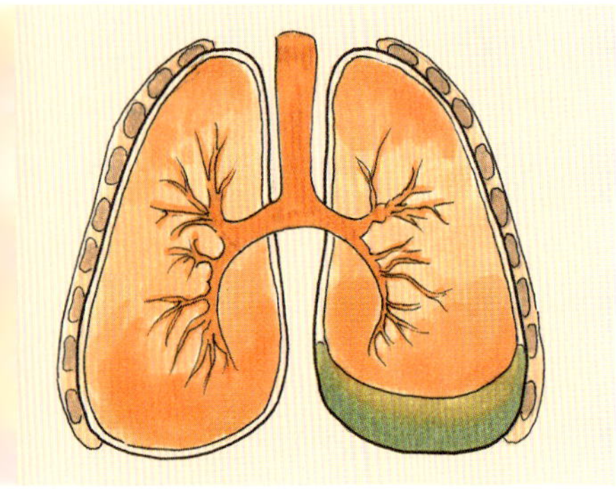

Abbildung 80
Pleuraerguss

13.4.2 Pleuraerguss

Unter einem Pleuraerguss versteht man Flüssigkeitsansammlungen im Pleuraspalt durch Entzündungen der Pleura, Stauung im Lungenkreislauf oder durch Befall der Pleura und der Lunge mit Tumoren oder Metastasen.

Ergüsse können auch im Herzbeutel als **Perikarderguss** oder im Bereich von Gelenken auftreten.

13.5 Störungen des Wasser- und Elektrolythaushaltes

Der menschliche Körper besteht in Abhängigkeit seines Fettanteiles zu ungefähr 60–75 % aus Wasser, wobei Muskulatur wesentlich wasserhaltiger ist als Fettgewebe. Der Körper verliert im Laufe des Lebens prozentuell an Wasser: So besteht ein Säugling noch aus 75 % Wasser, ein alter Mensch aus etwa 10–15 % weniger Wasser. Etwa ein Drittel des Körperwassers ist extrazellulär, zwei Drittel sind intrazellulär.

extrazellulär
außerhalb der Körperzellen; dazu gehört die Flüssigkeit, die sich um die Zellen und in den Körperhöhlen befindet, und das Plasma in den Gefäßen

intrazellulär
Zellflüssigkeit

Aber nicht nur der Wasseranteil, sondern auch der Anteil an unterschiedlichen Elektrolyten muss in den verschiedenen Flüssigkeitsräumen konstant gehalten werden. Die Niere ist das Organ, das den Wasser- und Elektrolythaushalt letztlich steuert.

Sowohl ein Überschreiten als auch ein Unterschreiten dieser Wasseranteile wirkt sich ungünstig auf den Organismus aus und ist nur in relativ engen Grenzen mit dem Leben vereinbar.

13.5.1 Dehydratation

Eine Dehydratation ist wörtlich übersetzt eine Entwässerung des Körpers, also ein Austrocknen, eine Exsikkose.

Eine Dehydratation kann ziemlich schnell auftreten, wenn wir dem Körper nicht genügend Flüssigkeit zuführen und zusätzlich vermehrt Wasser verlieren. Viele Krankheiten können zu solchen Zuständen führen, denken wir nur an heftiges Schwitzen im Fieber, massives Erbrechen oder häufige Durchfälle. Besonders alte Menschen und Kinder sind gefährdet, auszutrocknen. Eine wichtige Maßnahme ist daher, diese Patientengruppen zum Trinken zu animieren oder notfalls mit intravenöser Flüssigkeitszufuhr gegenzusteuern.

Aber nicht nur im Krankheitsfall, auch beim Sport oder an heißen Sommertagen darf auf die vermehrte Flüssigkeitszufuhr nicht vergessen werden.

Leitsymptom einer bestehenden Exsikkose sind **stehende Hautfalten**, das heißt eine frisch gezogene Hautfalte auf dem Handrücken bleibt „stehen".

Zunehmend treten Gewichtsverlust, vermindertes Wasserlassen (Oligurie, evtl. Anurie), Krämpfe und Obstipation (Verstopfung) auf. Durch das Eindicken des Blutes kann es zur Entstehung von Thrombosen und bei schwerer Exsikkose zunehmend zu **Schocksymptomen** mit Apathie bis zur Bewusstlosigkeit kommen.

Oligurie
verminderte Harnausscheidung von weniger als 500 ml/24 Stunden

Anurie
weniger als 100 ml Harn in 24 Stunden

Eine Dehydratation bedeutet aber nicht nur den isolierten Verlust von Wasser, es kann gleichzeitig zu einer Verschiebung der Elektrolyte, also Salze, zwischen den verschiedenen Flüssigkeitsräumen kommen.

13.5.1.1 Isotone Dehydratation

isoton
gleicher osmotischer Druck wie das Blutplasma

Unter einer **isotonen** Dehydratation versteht man den Verlust von Wasser und Salz im **gleichen Ausmaß**. Dabei kommt es zu keiner Verschiebung von Wasser zwischen den Flüssigkeitsräumen, also zwischen der Flüssigkeit, die sich innerhalb der Zelle befindet und jener, die außerhalb der Zelle lokalisiert ist, da sich die Zusammensetzung (Konzentration) der Körperflüssigkeiten nicht ändert. Erbrechen oder auch Durchfälle können unter bestimmten Voraussetzungen zu einer isotonen Dehydratation führen – eben genau dann, wenn isotone Flüssigkeit im Übermaß verloren geht.

> 1 Liter Blut enthält 9 Gramm Kochsalz, die Grundlage des Blutplasmas ist also eine 0,9 %ige Kochsalzlösung. Deshalb müssen Infusionslösungen ebenfalls isotone 0,9 %ige Kochsalzlösungen sein, um die Konzentration im Extrazellulärraum nicht zu verändern.

13.5.1.2 Hypertone Dehydratation (Wasserdefizit)

hyperton
größerer osmotischer Druck als das Blutplasma

Wenn der Organismus **mehr Wasser als Salz** verliert, sprechen wir von einer **hypertonen** Dehydratation. Sie tritt zum Beispiel beim starken Schwitzen, bei wässrigen Durchfällen oder im Durst auf. Die Salzkonzentration in den Körperflüssigkeiten ist also erhöht, insgesamt besteht ein Mangel an Flüssigkeit. Aufgrund des unterschiedlichen Salzgehaltes der Flüssigkeit innerhalb der Zellen und der extrazellulären Flüssigkeit kommt es zu einer Verschiebung der Zellflüssigkeit in den Extrazellulärraum. Die Zellen schrumpfen, es kommt zu einer gestörten Zellfunktion. Da Nervenzellen besonders empfindlich reagieren, kann es zu Benommenheit, Verwirrtheit und Bewusstlosigkeit kommen.

hypoton
geringerer osmotischer Druck als das Blutplasma

Bei dieser Form der Dehydration verschiebt sich Flüssigkeit vom Extrazellulärraum in den höher konzentrierten Intrazellulärraum. Die Zellen schwellen an und können platzen.

13.5.1.3 Hypotone Dehydratation (Salzdefizit)

Verliert der Körper vermehrt hypertone, also hoch konzentrierte Flüssigkeit, kommt es zur **hypotonen** Dehydratation, einem **Flüssigkeitsmangel bei gleichzeitigem Salzverlust**. Sie kann nach heftigem Erbrechen und Schwitzen auftreten, insbesondere wenn der Durst nur durch Leitungswasser gestillt wird. Es wäre wesentlich vernünftiger, die verloren gegangenen Salze durch isotone Getränke zu ersetzen.

13.5.2 Hyperhydratation

> Unter einer Hyperhydratation versteht man eine „Überwässerung" des Organismus, die wieder je nach Ursache isoton, hypoton oder hyperton sein kann.

13.5.2.1 Isotone Hyperhydratation

Bei der isotonen Hyperhydratation bleibt das Verhältnis von Wasser und Natrium in der Körperflüssigkeit unverändert, das Gesamtvolumen ist aber vermehrt; das heißt, es besteht sowohl ein **Salz- als auch ein Wasserüberschuss**. Eine isotone Hyperhydratation tritt auf, wenn vermehrt Körperwasser eingelagert wird, was bei einer Herzinsuffizienz durch den erhöhten kapillaren Druck, bei einer Leberzirrhose wegen des Mangels an Albuminen oder beim Nierenversagen auftreten kann.

Illustrationen zur **Dehydratation** und **Hyperhydratation** befinden sich im Anhang auf S. 229 und S. 230.

Herzinsuffizienz
Herzschwäche, Herzversagen

13.5.2.2 Hypertone Hyperhydratation (Salzüberschuss)

Eine hypertone Hyperhydratation ist durch einen extrazellulären Natriumüberschuss bedingt, wodurch den Zellen Wasser entzogen wird. Das Gesamtvolumen nimmt zu, es kommt aber zu einer Volumenverschiebung in den extrazellulären Raum.

So steigt zum Beispiel beim Trinken von Meerwasser oder iatrogen durch die Infusion von Salzlösungen Natrium in der Körperflüssigkeit an. Infolgedessen kommt es zu einem Wasserausstrom entlang des Konzentrationsgefälles aus den Zellen in den Extrazellularraum. Die Folge ist ein „Austrocknen" der Zellen und somit auch der roten Blutkörperchen, wodurch nicht mehr genügend Sauerstoff in die Gewebe transportiert werden kann. Dies führt zu einem Sauerstoffmangel in den Geweben („innere Erstickung"). Eine hypertone Hyperhydratation ist jedoch selten.

iatrogen
durch ärztliches Einwirken hervorgerufen

13.5.2.3 Hypotone Hyperhydratation (Wasserüberschuss)

Eine hypotone Hyperhydratation liegt vor, wenn durch einen Überschuss an Wasser der **Natriumspiegel im Blut absinkt**. Als Ursache kommen ein Nierenversagen, übermäßiges Trinken von salzarmem oder destilliertem Wasser oder iatrogenes Verabreichen von hypotonen Infusionen infrage. Durch den erniedrigten extrazellulären Salzgehalt strömt Wasser wieder entlang des Konzentrationsgefälles, diesmal aber in die Körperzellen hinein, und die Zellen schwellen an.

Die Überwässerung kann zu Erbrechen, Durchfall, Ödemen und Koma infolge eines Hirnödems führen.

Beispiel

Isotone Flüssigkeiten enthalten gleich viele Elektrolyte wie das Blut, hypertone mehr und hypotone weniger. Bei Flüssigkeitsverlust, etwa bei Durchfallerkrankungen oder beim Sport, ist es sinnvoll, isotone Getränke (Elektrolytlösungen) zu sich zu nehmen. Salzlösungen oder konzentrierte Fruchtsäfte sind hingegen hyperton und daher keine optimalen Durstlöscher.

13.6 Blutdruck

13.6.1 Physiologie der Blutdruckregulation

Der Druck des Blutes im Gefäßsystem sollte so hoch sein, dass eine optimale Versorgung der Organe gewährleistet ist, und niedrig genug, um keine Schäden an Gefäßwänden und Organen anrichten zu können. So hat die WHO Grenzen festgelegt, die sie als optimal für die Gesundheit erachtet, und solche, die noch als normal angesehen werden. Bei Überschreiten dieser Normalwerte stehen je nach Schwere der Bluthochdruckerkrankung unterschiedliche Therapieansätze zur Verfügung, die den erhöhten Blutdruck senken sollen. So stellen Bewegung, Gewichtsreduktion und salzarme Kost, neben den vielen Möglichkeiten der medikamentösen Therapie, wesentliche Pfeiler in der Behandlung der Hypertonie dar.

An der Entstehung des Blutdruckes sind rein physikalisch gesehen der Gefäßwiderstand, die Herzleistung und das Blutvolumen beteiligt. Die Regulation des Blutdruckes im Organismus beeinflusst diese Parameter. Um den Blutdruck regulieren zu können, muss dieser erst durch Rezeptoren in den Blutgefäßen gemessen werden. Die Messergebnisse müssen im Gehirn, genauer gesagt im verlängerten Mark, verarbeitet werden, so kann darauf reagiert werden.

Prinzipiell stehen dem menschlichen Körper nun zwei Wege zur Verfügung, um einerseits die Gefäßspannung und die Pumpleistung des Herzens, andererseits das Blutvolumen regulieren und dadurch modulierend eingreifen zu können. Das wären einerseits das **vegetative Nervensystem**, also die Aktivität des **Sympathikus** und des **Parasympathikus**, andererseits **Hormone**, die die Ausscheidungsleistung der Nieren steuern. Nachdem diese Methoden unterschiedlich schnell wirken, unterscheiden wir die kurzfristige von der mittelfristigen und langfristigen Blutdruckregulation.

Sympathikus
steigert die Leistungsfähigkeit des Körpers; bereitet ihn auf „Flucht und Kampf" vor

Parasympathikus
Gegenspieler des Sympathikus, wirkt in Ruhe

Barorezeptoren, Pressorezeptoren
Sinneszellen, die den Druck in den Arterien messen

Kurzfristige Blutdruckregulation bedeutet ein wirklich sekundenschnelles Eingreifen, das nur über das Nervensystem, das in Millisekunden Reize weiterleiten kann, möglich ist. **Barorezeptoren** in Gefäßwänden und im Herzen messen die Wandspannung und damit den Blutdruck; je höher der Druck, umso mehr Reize werden an das verlängerte Mark weitergeleitet, was zur Folge hat, dass die **Sympathikuswirkung nachlässt** und die Parasympathikuswirkung zunimmt. Durch die daraus resultierende Vasodilatation (das Weitstellen der Blutgefäße) und das Absinken der Herzfrequenz sinkt der Blutdruck.

Die **Vasodilatation** ist eine Gefäßweitstellung, in deren Folge der Blutdruck sinkt.

Die **Vasokonstriktion** ist eine Engerstellung der Gefäße, wodurch der invasale Druck ansteigt.

Melden die Barorezeptoren jedoch Hinweise auf einen zu niedrigen Blutdruck, kommt es über eine **Aktivierung des Sympathikus** zu einer Vasokonstriktion (Gefäßverengung) und einer Erhöhung der Herzfrequenz und somit zum Blutdruckanstieg. Dieses Phänomen können wir beobachten, wenn wir zu schnell aus dem Liegen aufstehen und uns ein wenig schummrig wird. In Sekundenschnelle wird der Blutdruck ansteigen und unser Gehirn wieder ausreichend mit Sauerstoff versorgt.

Die **mittelfristige und langfristige Blutdruckregulation** wird über das **Renin-Angiotensin-Aldosteron-System** gesteuert; Hormone brauchen Zeit, um an ihren Zielort zu gelangen. Der Auslöser, der dieses System in Gang bringt, ist eine verminderte Durchblutung der Nieren, wie sie auch bei niedrigem Blutdruck stattfindet.

Ren
(lat.) Niere

Renin, wie der Name schon sagt, wird in der Niere gebildet und spaltet im Blut das Angiotensinogen in Angiotensin I, welches wiederum vom Angiotensin Converting Enzyme (ACE) in das Angiotensin II umgewandelt wird. Dieses Angiotensin II bewirkt eine Vasokonstriktion, es verengt also die Gefäße, und ist somit für die mittelfristige Blutdrucksteigerung verantwortlich. In einem weiteren Schritt setzt Angiotensin II aus der Nebennierenrinde das Hormon Aldosteron frei, welches eine Salz- und Wasserretention in der Niere bewirkt, wodurch das Blutvolumen und damit auch der Blutdruck steigt. Dieser Vorgang wird als **langfristige Blutdruckregulation** bezeichnet.

Funktionieren die oben besprochenen Regelsysteme nicht, dann ist der Blutdruck entweder zu hoch (Hypertonie) oder zu niedrig (Hypotonie).

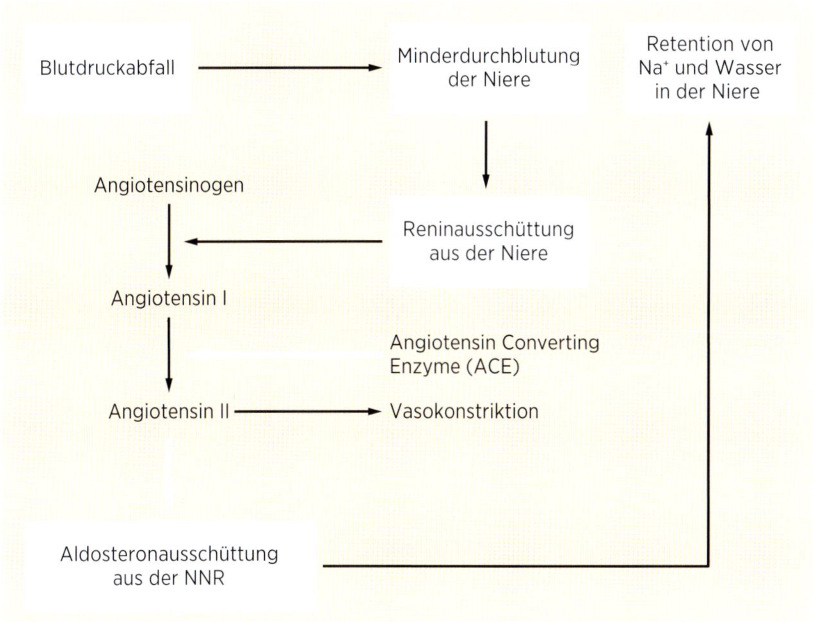

Abbildung 81 **Renin-Angiotensin-Aldosteronsystem**

13.6.2 Hypertonie – Bluthochdruck

Von Bluthochdruck sprechen wir, wenn der Druck im Gefäßsystem den „normalen" Druck übersteigt. Das ist dann der Fall, wenn bei drei zeitlich unterschiedlichen Messungen der **systolische Wert von 140 mmHg** und der **diastolische Wert von 90 mmHg** überschritten wird. Als ideal gilt ein Wert bis 120/80.

Tabelle 34
Richtwerte für Blutdruck

	mmHg - systolisch	mmHg - diastolisch
ideal	< 120	< 80
normal	< 130	< 90
hochnormal	bis 139	bis 89
Hypertonie	> 140	> 90

Der Blutdruck wird nach der im 19. Jahrhundert vom italienischen Arzt Scipione **Riva Rocci** entwickelten Methode gemessen und ist daher durch die beiden Buchstaben **RR** abgekürzt.

Ein **Bluthochdruck** entsteht dann, wenn entweder ein erhöhtes zirkulierendes Blutvolumen oder eine Erhöhung des peripheren Gefäßwiderstandes oder des Schlagvolumens des Herzens vorliegt.

In 90 % der Fälle von Bluthochdruck lassen sich keine konkreten Ursachen finden, nur 10 % haben eine organisch nachvollziehbare Ursache. Liegt keine organische Ursache für eine Hypertonie vor, dann sprechen wir von einer primären oder essenziellen Hypertonie.

primäre (essenzielle) Hypertonie
Bluthochdruck ohne erkennbare organische Ursache

sekundäre (symptomatische) Hypertonie
tritt infolge einer organischen Erkrankung auf

Wahrscheinlich liegt ursächlich eine genetische Disposition vor, die dann in Kombination mit anderen Risikofaktoren, wie Rauchen, Adipositas, hohem Salzkonsum oder auch hormonellen Einflüssen, zu einem Bluthochdruck führt.

Sekundäre Hypertonien beruhen auf einer organischen Ursache, die die oben genannten Regulationsmechanismen aus dem Gleichgewicht bringt.

Bei eingeschränkter Nierendurchblutung durch eine Stenose (Engstelle) der Nierenarterie oder bei einer Erkrankung der Glomerula liegt eine **renale Hypertonie** vor. Es kommt zu einer Aktivierung des Renin-Angiotensin-Aldosteron-Systems und in der Folge zu einer Blutdrucksteigerung.

Von einer **endokrinen Hypertonie** sprechen wir bei einem Anstieg blutdrucksteigernder Hormone, wie dem Cortisol bei Morbus Cushing oder den Schilddrüsenhormonen bei Hyperthyreose, die zu einer Vasokonstriktion und dadurch zu einem Blutdruckanstieg führen.

Morbus Cushing
Überproduktion der Glukokortikoide in der Nebennierenrinde

Hyperthyreose
Überproduktion der Schilddrüsenhormone

Kardiovaskulär kann eine Hypertonie zum Beispiel durch die fehlende Windkesselfunktion oder durch einen Elastizitätsverlust der Arterien bedingt sein.

Das Tückische an der Hypertonie ist, dass sie häufig lange unbemerkt bleibt, da sie **kaum Frühsymptome** zeigt, massive Blutdrucksteigerungen ausgenommen. Ein erhöhter Bluthochdruck wird in der Regel bei Routineuntersuchungen zufällig entdeckt, was als Glücksfall zu werten ist, oft genug wird die Hypertonie erst durch das Auftreten von Folgeerkrankungen diagnostiziert.

Unspezifische Symptome der arteriellen Hypertonie sind je nach Ausprägung der Blutdrucksteigerung Kopfschmerzen, Schwindel, Nasenbluten, Brustschmerzen, Kurzatmigkeit und Sehstörungen.

Die **Folgeerkrankungen** beruhen auf einer Schädigung der Gefäßwände, die zur Arteriosklerose, zum Herzinfarkt und Schlaganfall führen.

Veränderungen kleinerer Arterien führen an der Niere zur Nephropathie mit Schädigung der Nierenkörperchen (Glomeruli) oder am Auge zur Retinopathie durch Schädigung der Netzhaut.

Nephropathie
Erkrankung der Niere

Glomerulum
Nierenkörperchen; funktionelle Einheit zur Bildung des Primärharns

Retinopathie
Erkrankung der Netzhaut

orthos
richtig, aufrecht

stase
Stehen

13.6.3 Hypotonie, orthostatische Dysregulation

Ein zu niedriger Blutdruck, die Hypotonie, ist weit weniger gefährlich als die Hypertonie, da sie zu keinen Organschäden führt. Bei Patienten mit niedrigem Blutdruck kann es jedoch, besonders beim schnellen Aufstehen aus dem Liegen oder Sitzen oder durch die Gefäßerweiterung bei Hitze, zu Anpassungsstörungen des Blutdrucks und durch die plötzliche Minderdurchblutung des Gehirns zum Kollaps kommen; man spricht von **orthostatischer Dysregulation**.

13.6.4 Schock

Beim Schock sinkt der Blutdruck im Rahmen unterschiedlicher Ereignisse so stark ab, dass die Durchblutung lebensnotwendiger Organe wegen eines Versagens des Kreislaufs nicht mehr aufrechterhalten werden kann. Es kommt zu einem **Sauerstoffmangel in den Geweben** mit nachfolgender Schädigung der Organe.

Obwohl die Ursachen des Schocks so mannigfaltig sind, ist der pathophysiologische Ablauf im Prinzip immer derselbe:

13.6.4.1 Pathogenese des Schocks

Durch das **akute Kreislaufversagen** kommt es zunächst zu einem generalisierten Abfall des Blutdrucks, den der Organismus durch Aktivierung des Sympathikus zu kompensieren versucht. Durch den erhöhten Sympathikotonus kommt es zu einer Vasokonstriktion der peripheren Gefäße und zur **Kreislaufzentralisation**. Das bedeutet, dass periphere Organe wie die Haut und die Extremitäten kaum mehr durchblutet werden, sie fühlen sich kalt und feucht an. In den zentralen Organen, wie Hirn, Herz und Lunge, kann die Durchblutung durch diese Maßnahme vorerst aufrechterhalten werden. Durch die Minderdurchblutung der peripheren Organe kommt es zu einer Schädigung dieser Gewebe und zur Freisetzung gefäßerweiternder Abbauprodukte, die in der Folge eine **Gefäßerweiterung** bewirken. Durch die Vasodilatation und durch Permeabilitätserhöhung tritt vermehrt Flüssigkeit ins Gewebe aus und der Blutdruck sinkt weiter ab.

Der **verlangsamte Blutfluss** und der **Flüssigkeitsverlust** aus den Gefäßen führen zum Eindicken des Blutes und zur Bildung kleiner **Thromben**. Dieser Vorgang verbraucht die im Blut vorhandenen Gerinnungsfaktoren, wodurch es letztlich zum Auftreten von Petechien an der Haut und zu Blutungen im gesamten Organismus kommen kann (Verbrauchskoagulopathie). Die massive Störung der Mikrozirkulation führt zu einem Multiorganversagen und ohne rechtzeitige Therapie zum Tod der Patientin.

Petechien
kleine punktförmige Blutungen an der Haut

Verbrauchskoagulopathie
Durch den Verbrauch von Gerinnungsfaktoren kommt es zu generalisierten Blutungen.

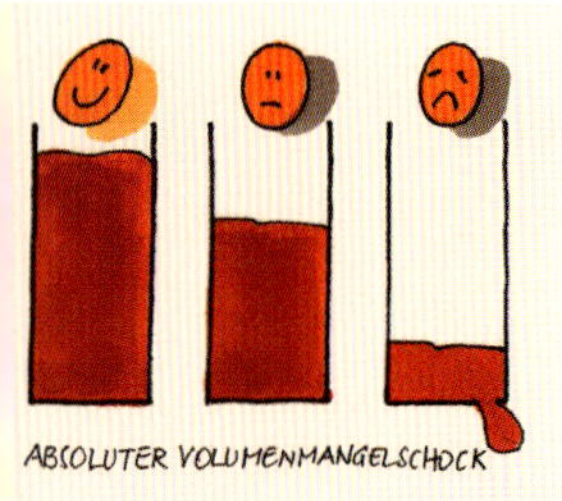

Abbildung 82
Absoluter Volumenmangelschock

absoluter Volumenmangel
Flüssigkeit ist tatsächlich aus dem Körper verloren gegangen

ZNS
zentrales Nervensystem; Gehirn und Rückenmark

PNS
peripheres Nervensystem; Hirnnerven und Spinalnerven

13.6.4.2 Schockursachen

Bei akuter Einschränkung der Herzleistung, wie das z. B. beim Herzinfarkt oder bei malignen Rhythmusstörungen der Fall ist, kommt es zum **kardiogenen**, also **herzbedingten Schock**. Es ist naheliegend, dass der Blutdruck und damit die Organdurchblutung beim Versagen der Pumpleistung des Herzens rasch absinkt. Es kommt zum Kreislaufversagen mit zunehmendem Auftreten einer Schocksymptomatik.

Ein absoluter Volumenmangel**schock** tritt klassischerweise nach Blutungen auf, wobei je nach Geschwindigkeit des Geschehens 10–40 % Blutverlust zum Schock führen. Es können aber auch Verbrennungen durch den Verlust von Blutplasma zu einem Volumenmangelschock führen.

Ein **relativer Volumenmangelschock** liegt vor, wenn Blut oder Plasma nicht wirklich aus dem Gefäßsystem verloren gehen, aber durch massive Gefäßerweiterung nicht mehr genügend Flüssigkeit im Verhältnis zum vergrößerten Gefäßvolumen vorhanden ist. Sowohl beim allergischen als auch beim septisch toxischen Schock kommt es durch die Freisetzung von Histamin aus den Abwehrzellen zur Gefäßerweiterung und so zu einem relativen Volumenmangel.

Auch beim **neurogenen Schock** kommt es zu einer Vasodilatation; durch Schädigung des ZNS oder durch Schreck oder Schmerz funktioniert die vegetative Kreislaufregulation nicht mehr.

Tabelle 35
Schockursachen

Schockart	Schockursache
Kardiogener Schock	Herzversagen
Absoluter Volumenmangelschock	Blutung, Verbrennungen
Relativer Volumenmangelschock	Allergene, Toxine
Neurogener Schock	Schädigung des ZNS, Schreck, Schmerz

13.6.4.3 Schocksymptome

Oligurie
geringe Harnproduktion

Anurie
keine Harnproduktion

Zyanose
bläuliche Verfärbung der Haut, Schleimhäute und Lippen durch Sauerstoffmangel

Rhexisblutung
Zerreißblutung

Im Stadium der Kreislaufzentralisation fällt die blasse, kühle und von kaltem Schweiß bedeckte Haut auf, zusätzlich tritt Tachykardie wegen des Blutdruckabfalls auf. Die Harnproduktion ist herabgesetzt, erst kommt es zur Oligurie, in der Folge zur Anurie. Im weiteren Verlauf treten Bewusstseinstrübungen, Zyanose und letztlich Pulslosigkeit und Koma auf.

13.7 Hämorrhagie – Blutung

Unter Hämorrhagie oder Blutung versteht man das **Austreten von Blut aus dem Gefäßsystem** an eine innere oder äußere Körperoberfläche, ins Gewebe oder in vorhandene Körperhöhlen.

Blutungen können einerseits durch Verletzungen von Blutgefäßen auftreten, es kommt zu sogenannten Rhexisblutungen. Blutgefäße können durch traumatische Ereignisse wie Schlag- oder Stichverletzungen, durch chronische Überlastung der Gefäßwände bei der Hypertonie, aber auch bei pathologischen Veränderungen der Gefäßwand durch Entzündungen, im Rahmen einer Arteriosklerose oder bei angeborener Wandschwäche in Aneurysmen zerreißen.

Andererseits kann es auch aus makroskopisch unveränderten Gefäßen zu Blutaustritten kommen, wenn eine pathologische **Blutungsneigung** vorliegt. Solche Diapedeseblutungen treten bei Störungen des Gerinnungssystems, bei Erkrankungen oder Mangel der Thrombozyten, durch Permeabilitätsstörungen der Gefäßwände, hervorgerufen durch Toxine oder Medikamente, durch Sauerstoffmangel, Infektionskrankheiten oder bei Vitamin-C-Mangel auf.

Aneurysma
Ausweitung der Arterienwand

Diapedeseblutung
Durchtrittsblutung

Skorbut
Vitamin-C-Mangelerkrankung

Das Krankheitsbild, bei dem es zu massiven und langanhaltenden Diapedeseblutungen an der Haut, an den Schleimhäuten des Verdauungstraktes und der Atemwege, den serösen Häuten und den Hirnhäuten kommen kann, wird als **hämorrhagische Diathese** bezeichnet.

13.7.1 Morphologie der Blutung

Oberflächliche Haut- oder Schleimhautblutungen können durch Diapedese, also einen Blutaustritt durch unverletzte aber dennoch „undichte" Gefäßwände, zustandekommen. Wir unterscheiden nach ihrer Ausprägung unterschiedliche **Oberflächenblutungen**:

- Petechien sind eindimensionale, einzelne punktförmige Blutungen an der Haut und an Schleimhäuten.
- Unter Purpura versteht man ein generalisiertes Auftreten von Petechien in großer Zahl.
- Ekchymosen sind kleinflächige zweidimensionale Blutungen an der Haut oder an den Schleimhäuten.
- Als Suffusionen oder Sugillationen bezeichnet man großflächige zweidimensionale Blutungen.

Blutungen ins Gewebe: Hämatome sind dreidimensionale Blutungen ins Gewebe (blauer Fleck). Hämatome entstehen häufig durch traumatische Gefäßverletzungen, sind also häufig Rhexisblutungen.

Unter **hämorrhagischer Diathese** versteht man eine generalisierte Blutungsneigung bei Mangel oder Störung der Thrombozyten oder Gerinnungsfaktoren. Die Gefäßwände werden dadurch durchlässig, Blut tritt aus.

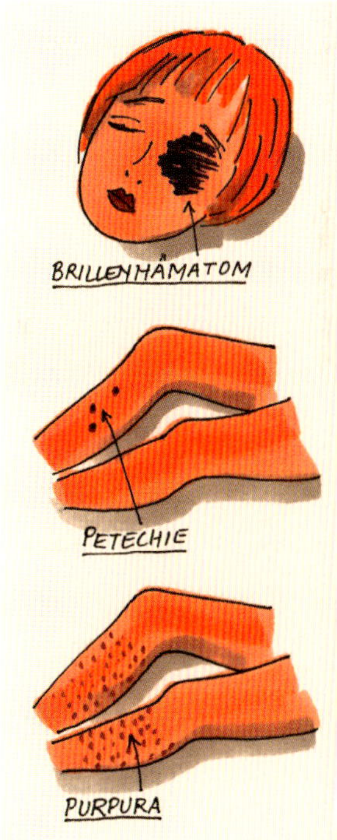

Abbildung 83
Brillenhämatom, Petechie, Purpura

13.7.2 Häufige Lokalisationen von Blutungen

Epistaxis (Nasenbluten)

Traumatische Verletzungen der Nasenschleimhaut, Entzündungen, allgemeine Blutungsneigung, Hypertonie oder Tumoren können Ursachen von Nasenbluten sein. Auch bei einem Schädelbasisbruch kommt es häufig zu Nasenbluten durch Zerreißen von Gefäßen.

Blutkoagel
gestocktes Blut; Blutklumpen

Hämoptoe (Bluthusten) und Hämoptyse (blutiges Sputum)

Blutbeimengungen zum Sputum können aus der Mundhöhle, der Nase, dem Verdauungstrakt, aber auch aus den unteren Atemwegen stammen. Geringe Blutbeimengungen zum Sputum können auf entzündliche Vorgänge wie eine Bronchitis oder eine Pneumonie hinweisen. Beim Bluthusten kommen die Blutungen auf jeden Fall aus den Atemwegen und sind im Allgemeinen hellrot und häufig schaumig durch die beigemengte Luft. Manchmal finden sich Beimischungen von geronnenem Blut. Eine Hämoptoe muss auf jeden Fall abgeklärt werden, der Verdacht auf einen Lungeninfarkt, ein Bronchuskarzinom oder eine Lungentuberkulose ist groß.

Hämatemesis (Bluterbrechen)

Aufgrund der Farbe lässt sich ein Bluthusten aus den Atemwegen gut vom Bluterbrechen aus dem Magen unterscheiden. Blut aus dem Magen wird durch die Magensäure dunkelbraun **kaffeesatzartig** verändert. Stammt das Blut jedoch aus dem Ösophagus, ohne vor dem Erbrechen verschluckt worden zu sein, dann erscheint es **hellrot**. Ursachen für Bluterbrechen können Ösophagusvarizen, ein Magenkarzinom oder ein Magengeschwür sein.

Ösophagusvarizen
erweiterte Venen in der Speiseröhre durch Druckerhöhung im Pfortaderkreislauf

Meläna (Blutstuhl)

Stammt das Blut aus dem Magen oder den oberen Darmabschnitten, wird das Hämoglobin durch die Magensäure in Hämatin umgewandelt und der Stuhl erscheint schwarz, **teerartig** und hat einen charakteristischen unangenehmen Geruch. Selten kann es auch bei tiefer gelegenen Blutungen im Dünn- und Dickdarm durch Bakterien zur Hämatinbildung und zu Teerstühlen kommen. Sonst sind Blutauflagerungen am Stuhl, die aus dem Darm stammen, wie etwa Hämorrhoidalblutungen, rot.

Hämorrhoiden
knotige Gefäßerweiterungen im Bereich des Afters

Hämaturie (blutiger Harn)

Ein blutiger Harn kann ein Hinweis auf zahlreiche pathologische Prozesse wie Entzündungen, Steine oder Karzinome der Niere oder der ableitenden Harnwege sein.

13.7.3 Hämorrhagische Diathese

Die erhöhte spontane Blutungsbereitschaft ohne traumatische Verletzung von Gefäßen kann durch eine fehlende Aktivierbarkeit von Gerinnungsfaktoren (Koagulopathie) im Blut, durch Verminderung der Thrombozytenanzahl (Thrombozytopenie), Störung der Thrombozytenfunktion (Thrombozytopathie) oder durch Veränderungen an den Blutgefäßen (vaskuläre Diathese) bedingt sein.

13.7.3.1 Koagulopathie

Unter einer Koagulopathie versteht man eine verstärkte Blutungsneigung, die entweder durch eine **Verminderung oder Störung der Gerinnungsfaktoren** oder durch eine **Vermehrung gerinnungshemmender Faktoren** hervorgerufen wird. Sie kann angeboren oder erworben sein.

Bei der Blutgerinnung müssen 13 Faktoren kaskadenartig aktiviert werden, damit es zum Wundverschluss kommen kann. Im letzten Schritt wird das **Fibrinogen zum Fibrin** umgewandelt, wodurch die Wunde endgültig verschlossen werden kann. Fehlt auch nur einer der Faktoren, ist die Blutstillung zumindest stark verzögert.

kaskadenartig
wasserfallartig, stufenweise

Angeborene Koagulopathien

Bei der Hämophilie **A** liegt ein angeborener Mangel an Faktor VIII (antihämophiles Globulin), bei der Hämophilie B ein Mangel an Faktor IX (Christmas-Faktor) vor. Beide Erkrankungen werden **X-chromosomal rezessiv** vererbt, die Krankheit kommt deshalb nur bei Männern zur vollen Ausprägung, da ihnen ein zweites gesundes X-Chromosom fehlt. **Frauen** sind in der Regel **nur Trägerinnen** der Erkrankung, ganz seltene homozygote Fälle sind zwar beschrieben, in der Regel sind homozygote Feten jedoch nicht lebensfähig. Die Betroffenen leiden unter spontanen oder nach Bagatelltraumen auftretenden massiven Hämatomen, Gelenksblutungen und Hautblutungen.

Hämophilie
siehe dazu auch Kapitel 6.5 „Chromosomale Störungen – Chromosomenaberrationen“

homozygot
beide Allele sind betroffen

Frauen besitzen zwei X-Chromosomen, Männer ein X- und ein Y-Chromosom.

Erworbene Koagulopathien

Durch einen Mangel an **Vitamin K** können die Faktoren II, VII, IX und XII der Gerinnungskaskade nicht gebildet werden, da für ihre Synthese in der Leber dieses Vitamin notwendig ist. Vitamin K gehört zu den **fettlöslichen Vitaminen**. Da Vitamin K kaum plazentagängig ist und auch in der Muttermilch nicht ausreichend vorkommt, kann es beim Neugeborenen zu einem Mangel und dadurch zu spontanen Blutungen kommen.

Prophylaktisch werden für Neugeborene in Österreich 3 × 2 mg VK (Vitamin K) (Tag 1, Tag 4–6, Woche 4–6) oral empfohlen, wodurch Blutungen weitgehend verhindert werden können.
https://www.springermedizin.at/vitamin-k-prophylaxe-bei-neugeborenen-update-2013/14916614

Andererseits können auch **Lebererkrankungen** durch die Störung der Syntheseleistung zu einem Mangel an Blutgerinnungsfaktoren führen. **Therapeutisch** wird die Hemmung des Vitamin K und des Prothrombins genützt, um die Gerinnungsfähigkeit des Blutes zu vermindern. Marcoumar® ist das bekannteste Medikament dieser Gruppe der Cumarinderivate.

Vitamin K
kommt in zahlreichen Gemüsen wie Spinat, Kohl oder Champignons vor, was während einer Marcoumar®-Therapie beachtet werden muss.

Verbrauchskoagulopathien

Durch eine Aktivierung des Gerinnungssystems verschiedenster Ursache kann es zum Auftreten von zahlreichen Mikrothromben in den kleinen Gefäßen und dadurch zu einem **Verbrauch der Gerinnungsfaktoren** und der Thrombozyten kommen. Durch den dadurch entstandenen Mangel an Gerinnungsfaktoren und Blutplättchen und die gleichzeitige Aktivierung der Fibrinolyse kommt es zu einer Störung der **Blutgerinnung** mit teils massiven Hautblutungen und Blutungen ins Gewebe.

Fibrinolyse
Auflösen des Fibrins durch Enzyme

Auslöser einer Verbrauchskoagulopathie können Infektionen mit gramnegativen Bakterien, Schockzustände, großflächige Verbrennungen, Polytraumen, Operationen an Herz, Lunge, Prostata, Leber und Pankreas sowie Geburtskomplikationen sein, wobei gerinnungsaktivierende Substanzen aus diesen Organen ins Blut eingeschwemmt werden.

Waterhouse-Friderichsen-Syndrom

Dabei handelt es sich um eine Verbrauchskoagulopathie als eine gefürchtete Komplikation einer Meningokokkensepsis (Meningokokken sind gramnegative Diplokokken).

13.7.3.2 Thrombozytopathien und Thrombozytopenien

Thrombozytopathien sind Erkrankungen, die auf einer Funktionsbeeinträchtigung der Thrombozyten beruhen. Wir behandeln in diesem Kapitel aber auch das Absinken der Thrombozytenzahl, die **Thrombozytopenie**.

In beiden Fällen kommt es zu einer gesteigerten Blutungsneigung, sei es durch den Mangel an Blutplättchen oder die Störung der Thrombozytenfunktion, die für die Ausbildung eines Thrombus oder für die Dichtigkeit der Gefäßwände unbedingt nötig ist.

Thrombozytopenien

Unter Thrombozytopenie versteht man eine **verminderte Thrombozytenanzahl**. Dieser Mangel an Thrombozyten kann selten **angeboren** sein, häufiger kommt es jedoch zu **Bildungsstörungen** der Blutplättchen bei bösartigen Erkrankungen des Knochenmarks (Leukämie), bei Vitamin-B12- und Folsäure-Mangel oder durch Beeinträchtigung des Knochenmarks durch Toxine oder ionisierende Strahlen.

Leukämie
bösartige Erkrankung der weißen Blutzellen; durch die Infiltration des Knochenmarks kann es zu Bildungsstörungen aller Blutzellen kommen

Thrombozytopenien können auch durch **Antikörper** gegen Blutplättchen, deren Auftreten durch Infektionen ausgelöst wird (wie bei der **idiopathischen thrombozytopenischen Purpura**), hervorgerufen werden.

Hauptmerkmal ist eine autoimmunologische Zerstörung von Thrombozyten in der Milz. Es kommt zum Auftreten von Petechien bis hin zu größeren Blutungen.

Thrombozytopathien

Thrombozytopathien sind **Funktionsstörungen der Thrombozyten** und der Blutgerinnung ohne Verminderung der Thrombozytenzahl. Viele Medikamente, wie **Acetylsalicylsäure**, Diclofenac oder Penicillin, hemmen die Funktion der Blutplättchen.

Aspirin® wird aus diesem Grund auch therapeutisch bei arteriellen Durchblutungsstörungen angewandt, es sollte daher vor chirurgischen oder zahnmedizinischen Eingriffen rechtzeitig abgesetzt werden.

Aspirin®
Acetylsalicylsäure

13.8 Arteriosklerose

Die Arteriosklerose ist eine häufige Ursache von Herz-Kreislauf-Erkrankungen und somit Auslöser zahlreicher Todesfälle, hauptsächlich in den Industrieländern. Wörtlich bedeutet Arteriosklerose „Verhärtung von Arterien", die mit einer Lumeneinengung und Behinderung des Blutflusses einhergeht. Zur **Verhärtung der Gefäßwände** kommt es durch einen Umbau der Arterienwand, und zwar vorwiegend ihrer innersten Schicht, der Tunica intima (siehe Kap. 13.1.1: Aufbau der Arterien).

Lumen
Innenlichtung; „Gefäßdurchmesser"

Im Rahmen einer Arteriosklerose kommt es zur Einlagerung von Lipiden (Fetten) und kollagenen Bindegewebsfasern in die Intima, teilweise kann auch die Media verändert sein.

Betroffen sind vor allem die großen Körperarterien, aber auch kleinere Arterien des Herzens, des Gehirns und der Nieren zeigen diese Veränderungen. Mit fortgeschrittenem Alter findet man bei jedem Menschen mehr oder weniger ausgeprägte Stadien der **Gefäßverkalkung**, es handelt sich in gewisser Weise um einen degenerativen Prozess, der aber durch genetische Faktoren, Ernährungs- und Lebensgewohnheiten beeinflusst wird.

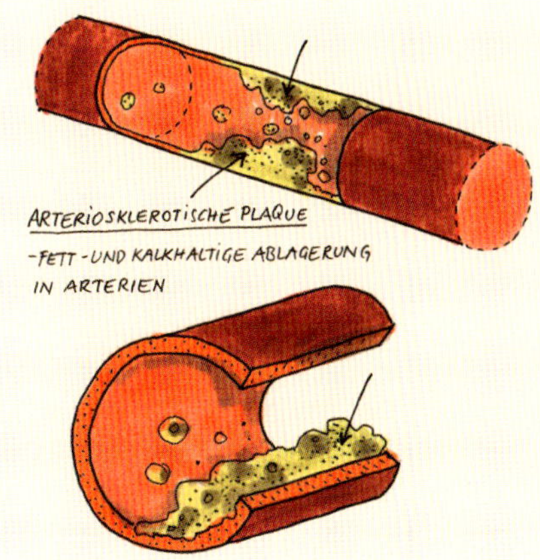

Abbildung 84
Arteriosklerotische Plaque

Die WHO definiert die **Arteriosklerose** als eine variable Kombination von Intimaveränderungen, bestehend aus herdförmigen Ansammlungen von Fettsubstanzen, komplexen Kohlenhydraten, Blut und Blutbestandteilen, Bindegewebe und Kalziumablagerungen, verbunden mit Veränderungen der Arterienmedia.

13.8.1 Pathogenese

Am Anfang der Entstehung einer Arteriosklerose steht die Schädigung des Gefäßendothels, der innersten Schicht glatter platter Endothelzellen, die eine optimale Blutströmung ermöglichen sollen. Durch diese **Endothelschädigung** können vermehrt Fette durch die Intima in tiefer liegende Gefäßwandschichten (Tunica media) treten und dort liegenbleiben. Besonders Cholesterin, und dabei wiederum die LDL („low density lipoproteins", also Lipoproteine geringer Dichte), lagern sich ab und werden von Makrophagen als Fremdstoffe erkannt und phagozytiert.

Diese Makrophagen, die nun viele Fettvakuolen beinhalten, werden aufgrund ihres Aussehens als **Schaumzellen** bezeichnet. In diesem Stadium sind die arteriosklerotischen Veränderungen teilweise noch reversibel, später nicht mehr. Alte Schaumzellen werden nekrotisch und bilden eine arteriosklerotische Plaque oder werden wegen der Fettablagerung **Atherom** genannt. Man spricht daher auch von **Atherosklerose**. In diese Plaque wandern glatte Mus-

LDL
„low density lipoprotein", „schlechtes Cholesterin", wird in den Gefäßen abgelagert

HDL
„high density lipoprotein", „gutes Cholesterin", wird als Zellbaustein verwendet

arteriosklerotische Plaque
fett- und kalkhaltige Ablagerung in Arterien

kelzellen und Bindegewebszellen aus der Tunica media ein. Es kommt zur Bildung von **kollagener Faser**, zum Anlagern von Thrombozyten und zur Einlagerung von Kalzium. Durch Abbauvorgänge reißt die Endotheloberfläche ein, die Gefäßinnenseite wird rau und uneben. Dadurch können sich in der Folge Thrombozyten anlagern und ein Thrombus kann das schon durch die Plaque eingeengte Gefäß noch weiter verengen oder zur Gänze verschließen.

13.8.2 Risikofaktoren

Die Entstehung der Arteriosklerose ist eine **multifaktorielle** Erkrankung, bei der eine Reihe von **Risikofaktoren** eine ursächliche Rolle spielt, die teilweise unbeeinflussbar sind, zum Großteil aber durch Änderung der Lebensweise beeinflusst werden können.

13.8.2.1 Unbeeinflussbare Risikofaktoren

Dazu gehören genetische Faktoren wie die Anlage zur idiopathischen Hypertonie oder angeborene Störungen des Fettstoffwechsels, ebenso das Alter und auch männliches Geschlecht. Frauen sind bis zur Menopause aufgrund ihrer Hormone seltener von Arteriosklerose betroffen als Männer.

Menopause
Zeitpunkt der letzten Regelblutung

13.8.2.2 Beeinflussbare Risikofaktoren

Diese Faktoren sind in unserer Lebensweise begründet und lassen sich durch Änderung der Gewohnheiten zumindest günstig beeinflussen. Aufgrund statistischer Aussagen über das Risiko unterschiedlicher Einflüsse unterscheiden wir **Risikofaktoren erster Ordnung** mit hohem Risiko von **Risikofaktoren zweiter Ordnung** mit geringerem Risiko.

Risikofaktoren erster Ordnung	Risikofaktoren zweiter Ordnung
Hyperlipidämie: besonders hohe LDL-Werte bei niedrigem HDL	Adipositas (Fettleibigkeit)
Hypertonie (Bluthochdruck)	Bewegungsmangel
Diabetes mellitus (Zuckerkrankheit)	chronischer Stress
Zigarettenrauchen	genetische Faktoren
männliches Geschlecht	
Lebensalter	
Homocystein (Störung des Aminosäurestoffwechsels)	

Tabelle 36
Risikofaktoren erster und zweiter Ordnung

13.8.3 Folgen

13.8.3.1 Gefäßstenose

Durch die entstandene **Plaque** wird das Gefäß eingeengt, die Organdurchblutung vermindert und das zu versorgende Gewebe geschädigt. Häufig treten solche Gefäßveränderungen in den Herzkranzarterien, den Hirn- und Nierenarterien und in den Arterien der unteren Extremität auf.

13.8.3.2 Thrombusentstehung

Bricht die Oberfläche einer Plaque auf, dann lagern sich Thrombozyten an dieser Stelle an und es entsteht ein **Thrombus**, der das Gefäß zur Gänze verschließen kann. In der Folge treten je nach Lokalisation der Gefäßveränderung ein Myokardinfarkt, ein Insult oder **andere periphere arterielle Verschlusskrankheiten** auf. Löst sich ein Thrombus von der Gefäßwand und wird mit dem Blutstrom mitgerissen, besteht die Gefahr einer Embolie.

Myokardinfarkt
Herzinfarkt

Insult
Schlaganfall

13.8.3.3 Aneurysmen

Gefäßverkalkungen setzen die **Elastizität** des betroffenen Gefäßes herab und machen die Gefäßwand verletzlich. Es erhöht sich die Gefahr einer Aneurysmenbildung in der betroffenen Arterie. Ursächlich spielen jedoch auch Bindegewebsschwäche, Bluthochdruck oder Verletzungen der Gefäßwand eine wesentliche Rolle.

Aneurysmen sind Ausstülpungen der Gefäßwand. Man unterscheidet unterschiedliche Arten von Aneurysmen.

- Aneurysma verum oder wahres Aneurysma: Alle drei Schichten der Gefäßwand sind ausgeweitet, es besteht ein hohes Risiko einer Ruptur oder der Ausbildung von Thromben.
- Aneurysma spurium oder falsches Aneurysma: Durch Verletzung der inneren Gefäßwände entsteht ein pulsierendes Hämatom innerhalb der Adventitia; meist iatrogen (durch ärztliche Einwirkung) verursacht bei Punktionen, es besteht ebenfalls eine hohe Rupturneigung.
- Aneurysma dissecans oder dissezierendes Aneurysma: Das Blut wühlt sich in die Arterienwand und es entsteht ein zweites paralleles Lumen.

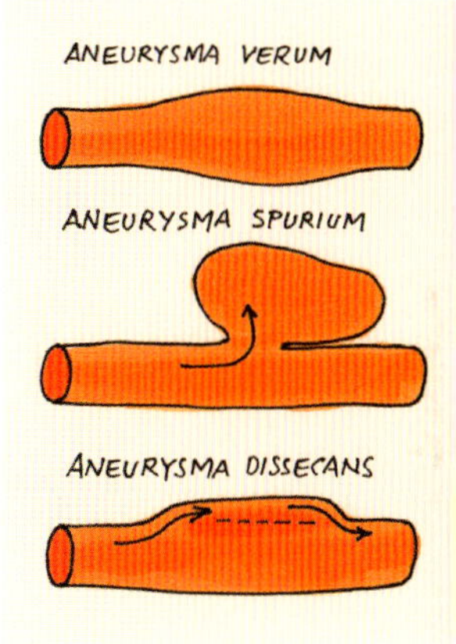

Abbildung 85
Aneurysma

Das Blut fließt dabei für eine gewisse Strecke nicht nur innerhalb des Gefäßes, sondern auch parallel dazu im umgebenden Bindegewebe. Es tritt also an einer Stelle teilweise aus dem Gefäß aus, fließt parallel und mündet dann wieder ins Gefäß.

Besonders im Bereich von Hirnarterien kommen angeborene Aneurysmen vor, die familiär gehäuft auftreten können und nicht selten schon im mittleren Lebensalter rupturieren.

13.9 Thrombose

Unter Thrombose versteht man eine intravasale, intravitale Blutgerinnung, das Blut gerinnt also innerhalb eines Blutgefäßes beim lebenden Menschen.

intravasal
innerhalb des Blutgefäßes

intravital
während des Lebens; beim Lebenden

Da das Blut sinnvollerweise nur zum Abdichten der Gefäßwände und zum Verschluss von Wunden gerinnen sollte, ist ein Thrombus eine Blutgerinnung am falschen Ort, nämlich im Blutgefäß, und zur falschen Zeit.

13.9.1 Ätiologie

Virchow'sche Trias
Schädigung der Gefäßwand, Störung der Blutströmung und Störung der Blutzusammensetzung

Thrombozytenadhäsion
Anlagern der Thrombozyten an der Gefäßwand

Unter dem Begriff Virchow'sche Trias werden die drei wesentlichen Ursachen, die zur Entstehung eines Thrombus führen, zusammengefasst: Dazu zählen die Schädigung der Gefäßwand, eine Störung der Blutströmung und die Störung der Blutzusammensetzung.

Schädigung der Gefäßwand: Endothelschäden führen zu Rauigkeiten an der Gefäßinnenseite, wodurch es zur Adhäsion von Blutplättchen kommen kann. Endothelschäden entstehen auf dem Boden einer Arteriosklerose oder können durch Traumen oder Entzündungen verursacht werden.

Störungen der Blutströmung: Wirbelbildungen, wie sie beim Vorhofflimmern, im Bereich von Gefäßwandausbuchtungen durch Aneurysmen, an Gefäßklappen oder an Gefäßaufzweigungen entstehen können, begünstigen das Entstehen von Thromben. Auch eine Verlangsamung des Blutstromes bei Inaktivität, Immobilität, in Varizen oder vor Stenosen kann zur Entstehung von Thromben führen.

Viskosität
Zähigkeit des Blutes

neoplastisch
neu gebildet

paraneoplastisch
im Zusammenhang mit einer Tumorerkrankung

Veränderungen der Blutzusammensetzung: Verschiedene Mechanismen führen zu einer Erhöhung der Zellzahl im Blut, wodurch die Viskosität zunimmt, das Blut dickt ein. So wird die Bildung der Erythrozyten bei Sauerstoffmangel in der Atemluft, etwa im **Hochgebirge** oder bei einigen **Lungenerkrankungen**, angeregt, um die Sauerstoffsättigung im Blut zu erhöhen. Ausgelöst wird dieser Mechanismus durch das Hormon **Erythropoetin** aus der Niere, das als EPO beim Doping denselben Zweck erfüllt. Das Blut kann aber auch bei neoplastischen Erkrankungen des hämatopoetischen Systems oder paraneoplastisch im Rahmen anderer Krebserkrankungen durch übermäßige Aktivierung von Gerinnungsfaktoren eindicken. Nach **Operationen** können durch das Einschwemmen von Gewebsfaktoren ins Blut aktive Gerinnungsfaktoren erhöht sein, Schwangerschaft und die Einnahme der Antibabypille erhöhen ebenfalls die Gerinnungsbereitschaft des Blutes. Auch Durst, heftiges Erbrechen und Durchfälle oder Schwitzen können aufgrund des Flüssigkeitsverlustes zum „Eindicken" des Blutes führen.

13.9.2 Zusammensetzung unterschiedlicher Thromben

Nach der auslösenden Ursache werden Thromben auf unterschiedlichen Wegen gebildet. Dieser Umstand hat auch Auswirkungen auf ihre Zusammensetzung und ihr Aussehen.

13.9.2.1 Abscheidungsthrombus

Schäden am Endothel, wie sie bei Arteriosklerose, entzündlichen Gefäßveränderungen oder nach Traumen auftreten können, bewirken ein **Anlagern von Blutplättchen** im Bereich der Läsion. Die bereits abgelagerten Thrombozyten regen weitere zur **Aggregation** an, es entsteht ein sogenannter **weißer Thrombus** aus Blutplättchen. Durch diesen Thrombozytenthrombus wird die Gerinnungskaskade im Plasma aktiviert, an deren Ende die Bildung von Fibrin steht. **Fibrin** legt sich wie ein Netz um den weißen Thrombus. In den Maschen dieses Netzes verfangen sich nun alle anderen Arten von Blutzellen, auch die Erythrozyten; es ist ein **roter Thrombus** entstanden. An diesen lagern sich wiederum Thrombozyten an und der Kreislauf beginnt von vorne. Aus diesem Grund zeigt der Abscheidungsthrombus einen **typischen schichtweisen Aufbau** von roten und weißen Thrombusschichten. Abscheidungsthromben haften meist fest an ihrer Unterlage und werden nicht so leicht mit dem Blutstrom mitgerissen.

13.9.2.2 Gerinnungsthrombus

Gerinnungsthromben entstehen, wie der Name schon sagt, durch Gerinnung der Blutsäule. Sie haben dadurch die gleiche Zusammensetzung wie das Blut und eine **gleichmäßig dunkelrote Färbung**.

Gerinnungsthromben entstehen an Orten verlangsamter Blutströmung, wie sie vor Gefäßstenosen oder in erweiterten Venen (Varizen) vorkommen. Durch die Minderversorgung mit Sauerstoff kommt es zur Aktivierung der Blutgerinnungsfaktoren, es entsteht wiederum Fibrin, das das netzartige Grundgerüst des Thrombus bildet, in dem nun alle Blutzellen, in der gleichen Verteilung wie im strömenden Blut, eingelagert werden. Gerinnungsthromben haften nicht fest an der Gefäßwand und können leicht mit dem Blutstrom mitgerissen und so der Ausgangspunkt einer Embolie werden.

13.9.2.3 Gemischter Thrombus

Ein gemischter Thrombus entsteht, wenn sich an einen **Abscheidungsthrombus**, durch die daraus resultierende Gefäßeinengung und somit Strömungsverlangsamung des Blutes, ein **Gerinnungsthrombus** anlagert.

13.9.2.4 Hyaliner Thrombus

Hyaline Thromben bestehen aus Thrombozyten und Fibrin und entstehen durch Aktivierung des Gerinnungssystems beim **Schock** in den kleinen Arteriolen, Kapillaren und Venolen. Durch die disseminierte Gerinnung in zahlreichen kleinen Gefäßen kommt es in der Folge zur Verbrauchskoagulopathie und zu multiplen Blutungen. Hyalin bedeutet, dass sie ein **gleichmäßiges glasiges Aussehen** haben (vgl. hyaliner Knorpel).

> **disseminiert**
> verstreut; in vielen Gefäßen gleichzeitig

13.9.3 Lokalisation von Thromben

Thromben können sowohl im **arteriellen** als auch im **venösen** Gefäßsystem, ja sogar im **Herzen** entstehen. Sie können an Ort und Stelle bleiben und zu Gefäßstenosen führen oder Gefäße zur Gänze verschließen. Sie können sich loslösen und in weiterer Folge in anderen Organen Gefäße verschließen.

> **Gefäßstenose**
> Einengung eines Blutgefäßes oder auch Lymphgefäßes

13.9.3.1 Kardiale Thrombose

Endokard
innerste Schicht des Herzens; Endothelschicht

Im Herzen können sich Thromben entsprechend der Virchow'schen Trias genauso auf dem Boden von **Endothelveränderungen** bei entzündlichen Erkrankungen des Endokards oder an veränderten Herzklappen bilden. Auch Änderungen der Blutströmung treten im Herzen auf. So kommt es beim **Vorhofflimmern** oder im Bereich von Ausweitungen der Herzwand nach Infarkten durch Blutverwirbelungen zum Ablagern von Thromben, die sogar frei im Herzen liegen und dadurch leicht mit dem Blutstrom mitgerissen werden und Ursache einer arteriellen Embolie werden können.

13.9.3.2 Arterielle Thrombose

Arteria coronaria, Koronararterie
Herzkranzarterie

Arteria carotis
Halsschlagader

Thromben in Arterien entstehen meist durch Endothelveränderungen auf dem Boden einer **Arteriosklerose**. Nach der Häufigkeit der Arterienverkalkung sind hauptsächlich die Aorta, die Koronararterien und die Arteria carotis betroffen. Sie führen zu einer Minderdurchblutung der nachgeschalteten Gewebe und können Ursache eines Herzinfarktes oder eines Schlaganfalles sein.

Arterielle Thromben entstehen aber auch in Gefäßaneurysmen durch Wirbelbildung des Blutes.

13.9.3.3 Venöse Thrombose

Varikose
Krampfadernleiden

Am häufigsten sind die **Beinvenen** von der Entstehung venöser Thromben betroffen. Venenthrombosen entstehen vorwiegend durch die Strömungsverlangsamung in ausgeweiteten Bein- und Beckenvenen bei Varikose oder durch Rückstau des Blutes im Rahmen einer Rechtsherzinsuffizienz. Thrombosen **oberflächlicher Beinvenen** sind meist schmerzhaft und gehen mit einer Venenentzündung einher, die an einem derben Strang erkennbar ist. Weitaus gefährlicher sind **tiefe Venenthrombosen** der unteren Extremität, die häufig erst nach einer durch sie verursachten Lungenembolie diagnostiziert werden. Eine oberflächliche Beinvenenthrombose bezeichnet man als **Thrombophlebitis**, die Thrombose entwickelt sich aufgrund der Entzündung der Vene. Eine Thrombose in den tiefen Beinvenen nennt man jedoch **Phlebothrombose.**

Bettlägrigkeit und langes Sitzen, etwa im Flugzeug, vielleicht noch in trockener Umgebung und ohne ausreichende Flüssigkeitszufuhr, begünstigen das Auftreten von Venenthrombosen.

Venenthrombosen der **oberen Extremität** treten fast nur im Rahmen von Entzündungen nach Venenkathetern (Venflon) auf.

Thrombosen der **Hirnvenen** können Ursache einer hämorrhagischen Infarzierung des Gehirns sein. Es kann durch das Abflusshindernis zu einem Schlaganfall durch Einbluten ins Gewebe kommen. Der Begriff der **Sinusvenenthrombose** ist seit der Impfung gegen das Coronavirus als mögliche

Nebenwirkung in das Bewusstsein vieler Menschen getreten. Man versteht darunter eine Thrombosierung des Blutes in den großen venösen Blutleitern des Gehirns (Sinus durae matris).

13.9.4 Schicksal von Thromben

13.9.4.1 Thrombusorganisation und Rekanalisation

Das Enzym Plasmin spaltet Fibrin und löst Thromben wieder auf.

Etwa ab dem fünften Tag nach seinem Entstehen wandern Bindegewebszellen und Kapillaren in den Thrombus ein und wandeln ihn zunehmend in Narbengewebe um. **Organisierte Thromben** sind bindegewebig umgewandelt und bereits fest an der Gefäßwand angewachsen, die Gefahr, sich loszureißen, ist großteils gebannt. Thromben können teilweise durch Enzyme auch wieder abgebaut werden, und das neu entstandene Lumen, also der wiedergewonnene Raum innerhalb des Blutgefäßes, kann von Endothelzellen ausgekleidet werden. Es entsteht ein wieder durchgängiges „Gefäßrohr". Häufig bleiben strickleiterartige Stränge übrig, das Gefäß wird dann nicht wieder vollkommen rekanalisiert.

13.9.4.2 Verkalkung

Können keine Kapillaren in den Thrombus einwachsen, wie das bei stark sklerotischen Gefäßen der Fall ist, dann wird der Thrombus nur unvollständig bindegewebig organisiert. Durch Einlagerung von Kalk entstehen sogenannte Phlebolithen, die sogar verknöchern können. Durch die Kalkeinlagerungen sind sie deutlich im Röntgen zu erkennen.

Phlebolith
Venenstein

13.9.4.3 Einschmelzung

Gelangen Granulozyten in den Thrombus, so kann es durch die lytischen Enzyme dieser Abwehrzellen zu einer Einschmelzung des Thrombus und zu einer eiterähnlichen Masse kommen. Diesen Vorgang beobachtet man hauptsächlich bei großen Thromben.

13.9.4.4 Wachstum und Losreißen eines Thrombus

Thromben können durch ständiges Neuanlagern von Thrombozyten und die Aktivierung des Fibrins wachsen und in der Folge ein Gefäß vollständig verschließen. Dadurch wird der Blutstrom unterbrochen und das zu versorgende Gewebe wird nekrotisch; es kommt im Rahmen eines arteriellen Verschlusses zum ischämischen Infarkt, beim Venenverschluss zur hämorrhagischen Infarzierung.

Thromben können aber auch ganz oder teilweise losgelöst und mit dem Blutstrom verschleppt werden, um dann in anderen Organen Gefäße zu verschließen. Dieser Vorgang der **Embolie** wird im folgenden Kapitel besprochen.

13.10 Embolie

Wird **Material unterschiedlichen Ursprungs** mit dem Blutstrom mitgerissen und bleibt es in einem Gefäß eines anderen Organs stecken und **verstopft** es, spricht man von einer Embolie. Das verschleppte Material selbst wird als Embolus bezeichnet.

Embolus
ein losgelöstes Blutgerinnsel oder anderes Material, das mit dem Blutstrom mitgerissen wurde

Thrombus
ein intravasal und intravital entstandenes Blutgerinnsel

Ein Embolus kann aus dem Körper selbst stammen, wie Thromben, Fruchtwasser, Fett oder Tumorzellen, oder er kann von außen in das Gefäßsystemgelangt sein. Dabei kann es sich um Luft, abgebrochene Katheterspitzen, Parasiten oder Bakterien handeln. Je nach Größe des Embolus und des dadurch verschlossenen Gefäßes sind die Folgen einer Embolie sehr unterschiedlich. Nach dem verschleppten Material und dem Ursprung im Gefäßsystem unterscheiden wir verschiedene Embolieformen.

13.10.1 Thromboembolie

Bei Thromboembolien handelt es sich um **Blutgerinnsel**, die mit dem Blutstrom mitgerissen werden und in jenem Gefäß stecken bleiben, dessen Durchmesser zu klein für die Passage des Gerinnsels ist. Dabei können durchaus größere Gefäße betroffen werden, wenn sich ein langer Thrombus zu einem Knäuel zusammenrollt. Nach ihrem Entstehungsort unterscheiden wir arterielle von venösen Thromboembolien.

Abbildung 86
Thromboembolie

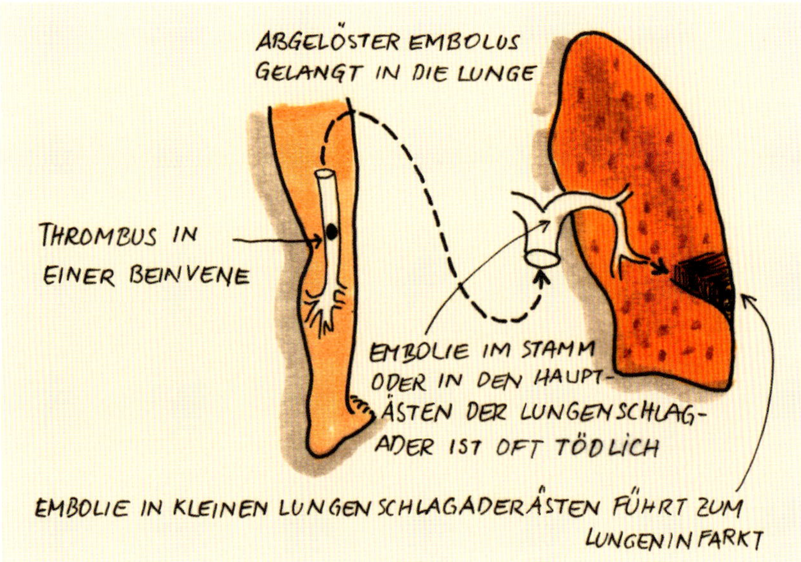

Arterielle Embolie
ein losgelöster Thrombus aus dem Herzen oder aus großen Arterien verstopft eine kleinere periphere Arterie

13.10.1.1 Arterielle Thromboembolie

Arterielle Emboli stammen entweder aus dem **Herzen** oder aus **herznahen großen Arterien**. Häufig entstehen die Thromben in den Vorhöfen bei Vorhofflimmern oder in den Ventrikeln bei einem Herzwandaneurysma.

Die Ursache für einen Thrombus aus den großen Arterien ist meist eine **Arteriosklerose.** Die Emboli aus dem linken Herzen werden nun in die Aorta und entlang der arteriellen Strombahn mitgeschwemmt und bleiben meist in den Arterien der unteren Extremität, in den Hirnarterien oder in den Eingeweidearterien des Bauchraumes stecken. Dadurch verursachen sie akute arterielle Verschlüsse der Bein- oder Mesenterialarterien oder sie sind Ursache für einen Schlaganfall, einen Milz- oder Niereninfarkt. Emboli, die aus dem rechten Herzen stammen, gelangen über den Truncus pulmonalis in die Lungenarterien und verursachen eine Lungenembolie.

Embolie
Erkrankung, die durch einen steckengebliebenen Embolus ausgelöst wird

Emboli
Mehrzahl von Embolus

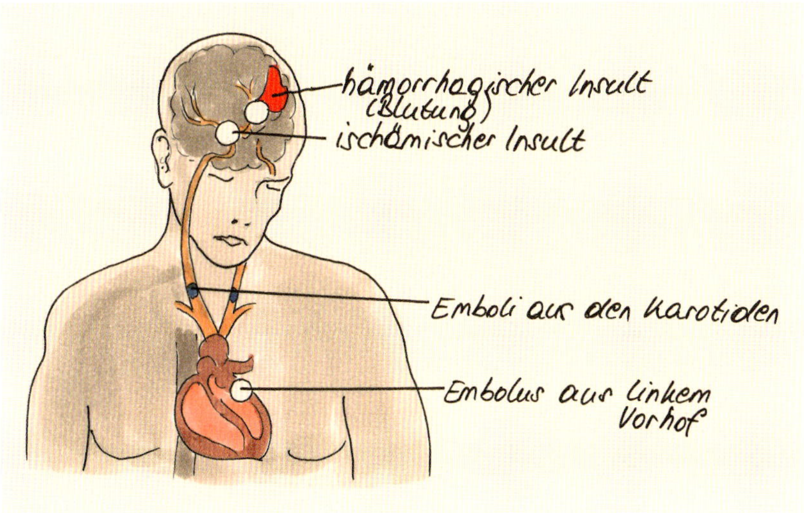

Abbildung 87
Hirnembolie

13.10.1.2 Venöse Thromboembolie

Venöse Embolien nehmen ihren Ursprung meist in den tiefen Bein- und Beckenvenen. Je herznaher der Thrombus entsteht, umso größer ist sein Kaliber aufgrund des größeren Gefäßdurchmessers.

Begünstigend sind Erkrankungen der Beinvenen (Varikose), Bettlägrigkeit, langes Sitzen, wie das etwa bei Transatlantikflügen der Fall ist, Adipositas und der Zustand nach Operationen.

venöse Embolie
ein Thrombus aus den Bein- oder Beckenvenen verstopft eine Lungenarterie

Durch **Druckerhöhung** infolge eines Anspannens der Wadenmuskulatur beim Aufstehen oder durch Aktivierung der Bauchpresse beim Stuhlgang oder während des Geburtsvorganges kann sich der Thrombus von der Gefäßwand lösen und über das rechte Herz in die Lungenarterien gelangen und so eine Lungenembolie verursachen. Alle Thromben aus den Venen gelangen über die Hohlvenen in das rechte Herz und bleiben in den Lungenarterien hängen. Große akute Lungenembolien führen vor allem zu einer Rechtsherzüberlastung und können reflektorisch durch Spasmen der Koronararterien einen **Sekundenherztod** zur Folge haben. Wird eine Lungenarterie unterbrochen, kann das zu versorgende Lungengewebe nicht mehr mit Blut und Sauerstoff versorgt werden, es stirbt ab (Lungeninfarkt).

Spasmus
krampfhafte Muskelkontraktion

Foramen ovale
Öffnung zwischen den Vorhöfen, um während der Embryonalzeit den Lungenkreislauf zu umgehen; schließt sich im Regelfall gleich nach der Geburt

Eine Sonderform ist die sogenannte **paradoxe Embolie**, bei der ein venöser Embolus durch ein offenes Foramen ovale in das linke Herz gelangt und so eine arterielle Embolie im großen Kreislauf verursachen kann.

13.10.2 Andere Embolieformen

13.10.2.1 Fruchtwasserembolie

Bei sehr starken Wehen, Kaiserschnitt oder Uterusruptur während der Geburt kann es zum Einschwemmen von Fruchtwasser in uterine Gefäße und dadurch in den **mütterlichen Kreislauf** kommen. In der Folge gelangt das Fruchtwasser in die Lungenarterien und führt zur **Lungenembolie.**

Fruchtwasserembolien sind selten, trotzdem sind sie in den Industrieländern der häufigste Auslöser der Müttersterblichkeit **während** der Geburt, vor allem bei medikamentöser Einleitung des Geburtsvorganges.

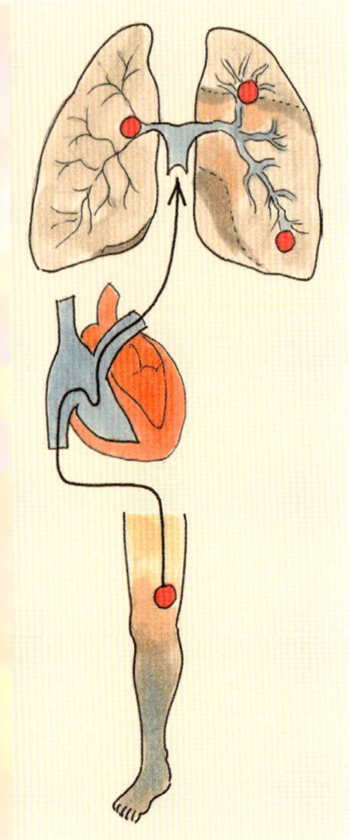

Abbildung 88
Lungenembolie

13.10.2.2 Fettembolie

Fettembolien können durch Übertritt von Fett aus dem Knochenmark oder aus den Weichteilen bei Knochenbrüchen und Polytraumen auftreten. Es bilden sich größere Fetttröpfchen, die die Lungenarterien verstopfen können.

13.10.2.3 Luftembolie

Bei Eröffnung herznaher Venen kann durch die Sogwirkung des Herzens Luft in den venösen Kreislauf und dadurch in das Herz kommen. Durch die Herzaktionen wird das Blut-Luft-Gemisch zu einem **Schaum** geschlagen, der dann wie ein Pfropf die Arterien verstopft. Luftembolien können auch iatrogen durch Einbringen von Luft während Infusionen entstehen.

13.11 Lokale Durchblutungsstörungen

Polytrauma
gleichzeitige Verletzungen an mehreren Körperregionen oder Organen

Ischämie
Blutleere

Hämorrhagie
Blutung (Blutstau)

Hypoxie
Minderversorgung des Gewebes mit Sauerstoff

Hypoxämie
Sauerstoffmangel im Blut

Lokale Durchblutungsstörungen entstehen entweder durch einen **zu geringen arteriellen Blutzustrom** oder durch einen **verminderten venösen Abfluss** und damit Rückstau des Blutes in das betroffene Gewebe.

Ist der arterielle Blutstrom gestört, sprechen wir von einer Ischämie. Ist der venöse Blutabfluss behindert, kommt es häufig zu Einblutungen in das Gewebe, zur Hämorrhagie. Die Folge für das betroffene Organ ist in beiden Fällen ein Sauerstoffmangel, die Hypoxie.

Ursachen können Gefäßeinengungen von innen sein, z. B. Stenosen, Thrombosen, Embolien, oder das Gefäß wird von außen eingeengt, wie z. B. durch Tumoren in der Umgebung größerer Gefäße.

13.11.1 Arterielle Durchblutungsstörungen – Ischämie

Ursachen für arterielle Durchblutungsstörungen können angeborene oder erworbene Gefäßstenosen, Thrombosen und Embolien sein. Das Gefäßlumen kann aber auch von außen durch zu enge Verbände oder durch Tumoren eingeengt sein.

13.11.1.1 Absolute Ischämie

Unter einer absoluten Ischämie versteht man eine **vollständige Unterbrechung** der arteriellen Durchblutung oder zumindest eine so weitgehende Einschränkung, dass die Gefahr eines Gewebsuntergangs durch Sauerstoffmangel besteht. Tritt sie akut auf und bleibt die Blutunterbrechung länger bestehen, kommt es zum **Infarkt**, der je nach Gewebe als eine Koagulations- oder eine Kolliquationsnekrose imponiert. Das Infarktareal zeigt wegen der Blutarmut eine deutliche Abblassung.

Wie schnell es bei einer Ischämie zum Auftreten irreversibler Gewebsnekrosen kommt, hängt von mehreren Faktoren ab. So reagiert Nervengewebe sehr schnell mit einem Gewebsuntergang auf Sauerstoffmangel, Herzmuskelzellen sind schon etwas toleranter. Außer vom Gewebe hängt der Zeitpunkt der Ausbildung einer Nekrose von der **Temperatur** und vom Vorhandensein von Kollateralen ab. Bei Unterkühlung kann sich der Zeitraum bis zum Auftreten einer irreversiblen Schädigung vervielfachen. Entsteht der Gefäßverschluss langsam über Wochen bis Monate und haben sich reichlich Umgehungskreisläufe ausgebildet, können diese im Fall eines plötzlichen Verschlusses für ausreichende Durchblutung sorgen.

Kollateralen
Blutgefäße, die bei Minderversorgung eines Organs die Durchblutung zum Teil übernehmen; Umgehungskreislauf

Die **Wiederbelebungszeit**, das ist die Zeitspanne, in der die Funktion der Organe nach einer Sauerstoffunterbrechung wieder vollständig hergestellt werden kann, variiert von Organ zu Organ. So beträgt sie beim Gehirn etwa 4–8 Minuten, beim Herzmuskel 15–30 Minuten und bei der Niere sogar 2 Stunden.

13.11.1.2 Relative Ischämie

Unter einer relativen Ischämie versteht man arterielle Durchblutungsstörungen, die nur **bei Belastung** zu einer Minderversorgung des betroffenen Organs führen. In Ruhe ist der Patient beschwerdefrei. Dieses Krankheitsbild kennen wir von der stabilen **Angina pectoris**, bei der es infolge von Anstrengung (z. B. Stiegensteigen oder das Tragen schwerer Lasten) zu einer Minderversorgung des Herzmuskels und ausstrahlenden Schmerzen im Brustbereich und zu Atemnot kommt.

Es können aber auch durch den **Abfall des Blutdrucks** oder infolge einer Anämie vorübergehende Symptome auftreten. So unterscheiden wir bei passagerer Blutarmut des Gehirns die **Transitorisch Ischämische Attacke** (TIA) und das **Prolongierte Reversible Ischämische Neurologische Defizit**

Anämie
„Blutarmut"; Mangel an Erythrozyten und/oder Hämoglobin

TIA
Transitorisch ischämische Attacke

PRIND
Prolongiertes reversibles ischämisches neurologisches Defizit

(PRIND). Beide Zustände sind reversibel, das PRIND dauert länger an als die TIA, beide sind Vorzeichen eines Schlaganfalles und müssen gewissenhaft abgeklärt werden.

Besteht die Ischämie über einen längeren Zeitraum, bilden sich häufig **Kollateralen** aus, die die Durchblutung unterstützen. Wissenschaftliche Studien haben gezeigt, dass bei Menschen, die sich viel bewegen, der Druck in kleinen „Parallelgefäßen" ansteigt und dadurch die Kollateralenbildung gefördert wird. So kann man durch ausreichende Bewegung die Ausbildung biologischer Bypässe fördern (vgl. z. B. Der Spiegel, 3/2010).

Akute Minderdurchblutungen treten auf, wenn der Blutfluss, wie bei einer Thrombose oder Embolie, zur Gänze gestoppt wird oder wenn die arterielle Durchblutung bei Belastung nicht mehr gewährleistet ist. Bei einer akuten Minderdurchblutung kommt es zu **Gewebsnekrosen**.

Atrophie
Gewebeschrumpfung

Chronisch arterielle Durchblutungsstörungen entwickeln sich häufig im Rahmen einer Arteriosklerose, es entstehen **Parenchymatrophien**.

Je nach Ischämieform entwickeln sich in unterschiedlichen Geweben bestimmte Krankheitsbilder:

	Akute absolute Ischämie	Akute relative Ischämie	Chronische Ischämie
Gehirn	Ischämischer Hirninfarkt	TIA, PRIND	Hirnatrophie: Demenz
Herz	Herzinfarkt	Angina pectoris	–
Untere Extremität	Akute arterielle Verschlusskrankheit	Claudicatio intermittens (Schaufensterkrankheit)	evtl. Kollateralen
Mesenterialarterien	Nekrose von Darmschlingen	Angina abdominalis	–
Niere	Niereninfarkt	–	Schrumpfniere

Tabelle 37
Krankheitsbilder nach Ischämieform

13.11.2 Behinderung des venösen Blutabflusses

systemisch
den ganzen Organismus betreffend

Abflussstörungen können entweder systemisch auftreten, wenn durch eine herabgesetzte Herzleistung das Blut in den Körperkreislauf oder die Lunge zurückstaut, oder lokal, wenn einzelne Venen durch Verlegung mit Thromben oder aufgrund von Stenosen das Blut nicht mehr abtransportieren können.

13.11.2.1 Venöse Abflussblockade

Bei einem plötzlich auftretenden venösen Abflusshindernis kommt es zur hämorrhagischen Infarzierung mit einem massiven **Blutrückstau** in das Versorgungsgebiet und mit Blutaustritt in das Gewebe sowie zur Ausbildung von Nekrosen.

Hodentorsion
Stieldrehung des Hodens und des Samenstrangs um die Längsachse

Hämorrhagische Infarzierungen treten häufig im Gehirn bei einer Thrombose der venösen Blutleiter, den Sinus durae matris, auf (Sinusvenenthrombose). Arterielle Gefäßverschlüsse führen aber auch im Gehirn zu ischämischen Infarkten. Bei Hodentorsion kann es zu einer hämorrhagischen Infarzierung des Hodens durch Abschnüren des venösen Abflusses kommen, da über die Arterien weiterhin Blut in den Hoden transportiert wird. Dadurch steigt der Druck in den Venen und es kann zu Blutaustritt kommen.

Hämorrhagische Infarkte können bei arteriellen Gefäßverschlüssen auftreten, wenn ausreichend Kollateralen vorhanden sind, die Blut in das betroffene Gewebe pumpen, oder in Organen mit doppelter arterieller Gefäßversorgung, wie Lunge und Leber, bei gleichzeitigem venösen Blutrückstau. Im Darm kommt es bei Verschluss von Mesenterialarterien durch die Blutversorgung aus mehreren arteriellen Stromgebieten ebenfalls zu hämorrhagischen Infarkten.

Hämorrhagisch infarzierte Organe sind mit Blut gefüllt und dunkelrot. Es blutet durch die Druckerhöhung in den Kapillaren in das Gewebe hinein.

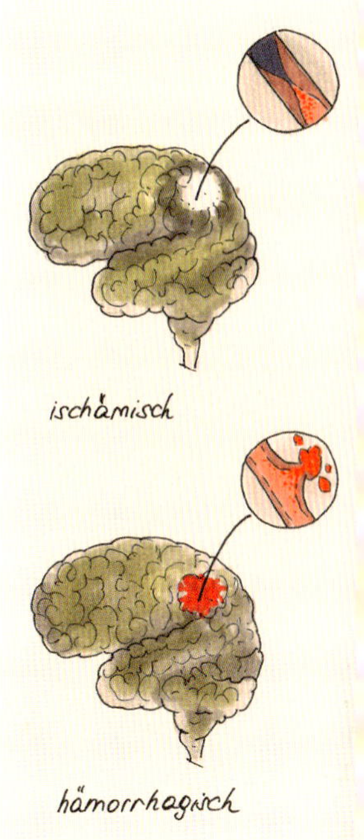

Abbildung 89
Ischämischer und hämorrhagischer Schlaganfall (Insult)

13.11.2.2 Venöse Abflussbehinderung

Bei einer Behinderung des venösen Abflusses kommt es nicht zu einer kompletten Unterbrechung der Vene, sondern nur zu einem Rückstau von Blut in das Organ. Die Folge ist eine Stauungshyperämie von Organen und Geweben. Die Organe sind vergrößert, schwer, rot-bläulich verfärbt und ihre eventuell vorhandene Kapsel ist schmerzhaft gespannt. Durch den Sauerstoffmangel kann es zu Gewebsatrophien kommen.

Venöse Abflussbehinderungen findet man vor allem bei der **chronisch venösen Insuffizienz** der Beinvenen; die Beine sind geschwollen und schmerzen besonders nach längerem Stehen oder am Abend. Die Haut an den betroffenen Stellen verfärbt sich braun-bläulich durch den Blutfarbstoff austretender Blutkörperchen, sie ist verletzlich und juckt. Häufig tritt ein **Stauungs**ekzem und in fortgeschrittenen Stadien das schlecht heilende Ulcus cruris auf.

Stauungshyperämie
Blutfülle durch venösen Rückstau

Ekzem
juckende Hautveränderung

Ulcus cruris
Unterschenkelgeschwür, „offenes Bein“

13.11.2.3 Kardial bedingte Stauungshyperämie

Bei Herzinsuffizienz wird das Blut nicht mehr ausreichend aus der Peripherie abtransportiert und staut in den Kreislauf zurück. Bei einer **Rechtsherzinsuffizienz** staut das Blut über die obere und untere Hohlvene in den großen Kreislauf oder Körperkreislauf zurück. Die Halsvenen treten hervor, die Haut ist bläulich verfärbt (Zyanose), die Beine sind geschwollen, Leber und Milz sind vergrößert. Als Ausdruck des erhöhten Venendruckes tritt Flüssigkeit in den Bauchraum (Ascites) und in den Pleuraspalt (Pleuraerguss) über.

Bei der **Linksherzinsuffizienz** ist der kleine Kreislauf und somit die Lunge betroffen. Das äußert sich in einem Lungenödem mit Atemnot, Hüsteln und Rasselgeräuschen beim Abhören mit dem Stethoskop.

Lungenödem
Austreten von Flüssigkeit in das Lungengewebe

Bei der **Globalinsuffizienz**, der Kombination einer Rechts- und Linksherzinsuffizienz, findet man eine kombinierte Symptomatik.

Vertiefung des Lernstoffes

Unser Kreislaufsystem unterliegt komplexen Mechanismen, um die optimale Durchblutung und damit die Versorgung mit Sauerstoff und Nährstoffen zu gewährleisten. Dafür ist ein Gefäßinnendruck in definierten Grenzen notwendig. Bei Überschreiten dieses Blutdrucks treten Schäden an Organen auf, die irreparabel sein können. Aber auch ein Absinken des Blutdruckes unter einen tolerierbaren Wert kann Organschäden bis zum letalen Ausgang zur Folge haben. Eine weitere Voraussetzung für eine optimale Leistung des Herz-Kreislauf-Systems ist die Dichtheit der Gefäße und die Zusammensetzung des Blutes. Werden sie beeinträchtigt, können Blutgerinnsel, Ödeme und Ergüsse die Folge sein. Der intravasale Raum steht mit den anderen Flüssigkeitskompartimenten im Körper in ständigem Austausch, wodurch es zu Flüssigkeitsverschiebungen zwischen diesen Räumen kommen kann. Dies spielt vor allem bei der Austrocknung und bei der Überwässerung des menschlichen Körpers eine entscheidende Rolle. Eine besondere Bedeutung kommt jedoch den arteriellen und venösen Störungen des Blutstroms zu. Die Arteriosklerose zählt zu den häufigsten Todesursachen in der westlichen Welt, ein profundes Wissen über Ursachen und Risikofaktoren dieser Erkrankung ist unabdingbar.

1. Unterscheiden Sie die Begriffe Ödem und Erguss.
2. In welchen Körperabschnitten findet man Ödeme bei der Rechtsherzinsuffizienz und bei der Linksherzinsuffizienz?
3. Warum treten nach Brustkrebs häufig Lymphstauungsödeme auf?
4. Was sind Wächterlymphknoten?
5. Erklären Sie, wie der hydrostatische und der kolloidosmotische Druck in den Gefäßen wirken und wodurch sie zustande kommen.
6. Was versteht man unter Kwashiorkor?
7. Unterscheiden Sie die Begriffe Exsudat und Transsudat. Unter welchen Bedingungen treten sie auf?
8. Wo und warum kommt es zum Auftreten eines Ascites und eines Pleuraergusses?
9. Welche Formen der Dehydratation kennen Sie? Nennen Sie jeweils Beispiele.
10. Welche Formen der Hyperhydratation kennen Sie? Nennen Sie jeweils Beispiele.
11. Welche Blutdruckwerte sind laut WHO optimal, welche sind normal?
12. Erklären Sie die Mechanismen der kurzfristigen, mittelfristigen und langfristigen Blutdruckregulation.
13. Was versteht man unter orthostatischer Dysregulation?
14. Welche Schockursachen kennen Sie?

15. Unterscheiden Sie die Rhexisblutung von der Diapedeseblutung.
16. Worin unterscheidet sich eine Petechie von der Purpura und einem Hämatom?
17. Epistaxis, Hämoptoe und Hämoptyse, Hämatemesis, Meläna und Hämaturie: Was versteckt sich hinter diesen Begriffen?
18. Erläutern Sie die Vererbung und die Symptome der Hämophilie.
19. Was ist das Waterhouse-Friderichsen-Syndrom?
20. Wie kann sich Aspirin® auf die Blutgerinnung auswirken?
21. Beschreiben Sie die Pathogenese der Arteriosklerose.
22. Nennen Sie die Risikofaktoren 1. und 2. Ordnung für die Entstehung einer Arteriosklerose.
23. Welche Ursachen zur Thrombusentstehung werden unter dem Begriff der Virchow'schen Trias zusammengefasst?
24. Wodurch unterscheidet sich der Abscheidungsthrombus vom Gerinnungsthrombus?
25. Worin unterscheidet sich ein Thrombus von einem Embolus?
26. Welche Ursachen für Embolien kennen Sie?
27. Erläutern Sie Ursachen und Folgen ischämischer und hämorrhagischer Infarkte und der hämorrhagischen Infarzierung und nennen Sie Beispiele.

Nennstiel, Simon (2019): BASICS Allgemeine Pathologie. Urban & Fischer/Elsevier.

Patel, Hinal (2021). Grundlagen der Herz-Kreislauf-Erkrankungen. Unser Wissen.

Internet: http://de.wikibooks.org/wiki/Pathologie:_Gef%C3%A4%C3%9Fe

14 Pathologie des Immunsystems

Nach dem Studium dieses Kapitels sollten Sie ...

... die pathologische Reaktion des Immunsystems bei Autoimmunerkrankungen erklären können.

... einige häufige Autoimmunerkrankungen nennen können.

... Überempfindlichkeitsreaktionen von Autoimmunerkrankungen unterscheiden können.

... die vier Typen von Überempfindlichkeitsreaktionen anhand von Beispielen ableiten können.

... die Ursachen angeborener und erworbener Immundefekte kennen und Beispiele nennen können.

14.1 Physiologische Grundlagen

Um einen Organismus gesund zu erhalten, bedarf es eines potenten **Abwehrsystems**, das einerseits in der Lage ist, eingedrungene Erreger und Parasiten **abzuwehren**, andererseits stark genug ist, die Kontrolle über veränderte Körperzellen und ihre Elimination zu steuern. Das Immunsystem funktioniert in einem definierten Rahmen: Ist es zu „großzügig", kann der Organismus nicht ausreichend geschützt werden; ist seine Toleranz zu gering, kann es sich gegen körpereigene Strukturen wenden und Ursache zahlreicher Autoimmunerkrankungen werden.

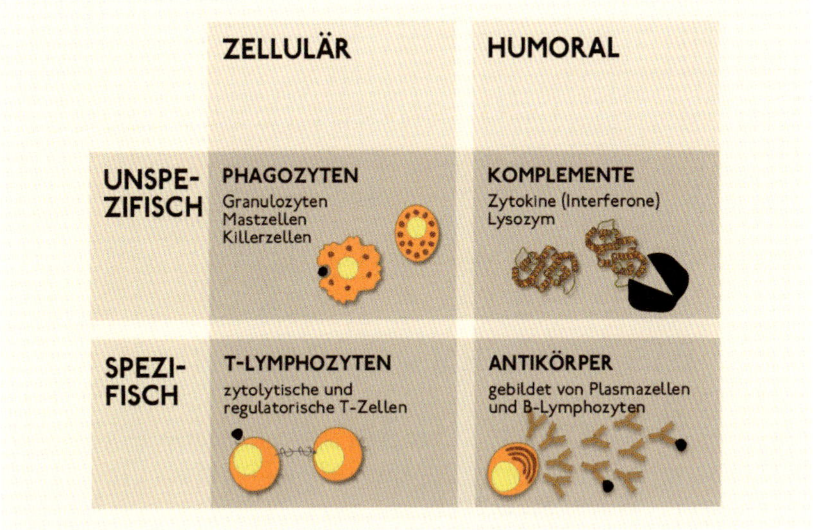

Abbildung 90 **Grundlagen der unspezifischen und der spezifischen Abwehr**

Das Immunsystem besteht aus unterschiedlichen Ebenen, die in gewisser Weise hintereinander geschaltet, aber dennoch komplex miteinander verwoben sind und sich so gegenseitig beeinflussen. Es besteht aus einer **ersten Abwehrschranke**, die viele Erreger von vornherein am Eindringen in den Organismus hindert. Wird diese Schranke durchbrochen, werden in der Folge zwei Systeme aktiv: die **angeborene und die erworbene** Immunität, die beide einen zellulären und einen humoralen Anteil besitzen und die im Kapitel 11.3.4 ausführlich besprochen wurden.

14.2 Autoimmunerkrankungen

Autoimmunerkrankungen treten auf, wenn sich das **Immunsystem gegen körpereigene Strukturen** wendet. In jedem Organismus gibt es Abwehrzellen, die das Potenzial in sich tragen, sich gegen den eigenen Organismus zu wenden. Normalerweise sind diese Zellen in sehr geringer Anzahl in jedem Körper vorhanden, sie werden aber nicht stimuliert. Es kann jedoch über andere **Auslöser**, wie das Durchmachen einiger Infektionskrankheiten, durch Tumorzellen oder durch die Einnahme bestimmter Medikamente, zu einer Stimulierung dieser Zellen kommen. Zusätzlich sind genetische und hormonelle Faktoren für diese Erkrankungen anzunehmen, da sie familiär gehäuft auftreten und mehr Frauen als Männer davon betroffen sind.

Einige bekannte Erkrankungen, die auf eine Autoimmunreaktion zurückzuführen sind und mit Zerstörung körpereigener Strukturen einhergehen, sind der Diabetes mellitus Typ I, die Hashimoto-Thyreoiditis, die Multiple Sklerose und Kollagenosen wie die Sklerodermie und der Lupus erythematodes.

Beim Diabetes mellitus Typ I werden die insulinproduzierenden Inselzellen des Pankreas durch Autoantikörper zerstört.

Glandula thyreoidea Schilddrüse

Die Hashimoto-Thyreoiditis ist eine Schilddrüsenerkrankung, hervorgerufen durch Autoantikörper.

Bei der Multiplen Sklerose kommt es zur Zerstörung der Myelinscheiden des Nervensystems.

Kollagenosen sind Erkrankungen des Bindegewebes.

14.3 Überempfindlichkeitsreaktionen

Überempfindlichkeitsreaktionen basieren auf einer **überschießenden Reaktion** unseres Immunsystems und können sowohl das zelluläre als auch das humorale Abwehrsystem betreffen.

Überempfindlichkeitsreaktionen setzen einen Erstkontakt mit dem Antigen voraus, bei dem es zu einer Sensibilisierung kommen kann. Erst ab dem zweiten Kontakt kommt es in so einem Fall zu einer allergischen Reaktion, da die Bildung von Antikörpern erst nach einem erstmaligen Kontakt mit dem Antigen einsetzt.

Eine Ausnahme stellt das ABO-Blutgruppensystem dar, dessen Antikörper ohne Kontakt mit den entsprechenden fremden Blutgruppenantigenen im Blut vorhanden sind.

So reagieren wir nie auf einen ersten Bienen- oder Wespenstich mit einer allergischen Reaktion, wir können aber sensibilisiert werden und ab dem zweiten eine heftige Immunantwort zeigen.

Überempfindlichkeitsreaktionen werden in vier Grundtypen unterteilt:

14.3.1 Typ I: Überempfindlichkeit vom Soforttyp

Bei der Typ-I-Reaktion kommt es zu allergischen Erscheinungen gegen an und für sich **harmlose Antigene** wie Pollen, Tierhaare, den Kot von Hausstaubmilben, Nahrungsmittelallergenen in Nüssen, Hühnereiern, Milch und Meeresfrüchten, Insektengifte oder Medikamente wie Penicillin **nach einem früheren Kontakt** mit dem Antigen. Bei diesem Typ handelt es sich um die typischen **Allergien**, die schon wenige Minuten nach der Exposition mit dem Antigen auftreten. Symptome sind Schwellung und Rötung von Haut und Schleimhäuten, Ausbildung juckender Quaddeln oder Ekzeme, Schleimsekretion in den Atemwegen, Atemnot, Erbrechen und Durchfälle. Kommt es zu einer überschießenden systemischen Reaktion mit plötzlichem Blutdruckabfall und Atemnot, sprechen wir vom **anaphylaktischen Schock**, der lebensbedrohend sein kann. Auch die atopische Dermatitis gehört zu diesem Formenkreis.

Quaddel
umschriebene ödematöse Schwellung der Haut

Atopie
genetisch festgelegte Neigung, an einer Allergie zu erkranken

atopische Dermatitis
Neurodermitis

14.3.2 Typ II: Überempfindlichkeit vom zytotoxischen Typ

Zu dieser Gruppe von Immunreaktionen gehören der **Transfusionszwischenfall** bei ABO-Unverträglichkeit, wenn die „falsche“ Blutgruppe transfundiert wurde, **die Rhesus-Inkompatibilität** eines Rh-positiven ungeborenen Kindes, wenn die Rh-negative Mutter in einer vorangegangenen Schwangerschaft Antikörper gegen den Rhesusfaktor gebildet hat und die idiopathische thrombozytopenische Purpura.

Die Blutgruppenantigene befinden sich an den Erythrozytenoberflächen, die Antikörper gegen die jeweils „anderen“ Blutgruppenantigene findet man dagegen im Plasma desselben Menschen. Bei Antigen-Antikörper-Kontakt, sei es durch die Transfusion eines nicht „passenden“ Blutes oder während Schwangerschaften mit bestimmter Rhesuskonstellation, kommt es zur Verklumpung und Lyse der roten Blutzellen.

Antikörper
gegen den Rhesusfaktor können nur von Rh-negativen Menschen gebildet werden, sie treten erst nach einem Kontakt mit dem Rhesusfaktor auf. Antikörper im ABO-System sind schon bald nach der Geburt im Blut vorhanden, ohne Kontakt mit den „falschen“ Antigenen.

Eine Rh-negative Frau kann Antikörper gegen Rhesusfaktor bilden, wenn sie ein Rh-positives Kind zur Welt gebracht hat oder wenn sie eine Transfusion mit Rh-positivem Blut erhalten hat. Bei jeder folgenden Schwangerschaft kann ein Rh-positiver Fetus durch die zirkulierenden Antikörper im mütterlichen Blut geschädigt werden, da diese Antikörper plazentagängig sind. Es kann zum Auftreten des Krankheitsbildes des **Morbus haemolyticus neonatorum** und des **Hydrops fetalis** kommen.

Hämolyse
Auflösen der roten Blutkörperchen

Ikterus
Gelbfärbung der Haut und Schleimhäute durch das bei der Hämolyse anfallende Bilirubin

Kernikterus
Bilirubinablagerung im Gehirn

Der Morbus haemolyticus neonatorum geht mit einer hämolytischen Anämie und Ikterus, unter Umständen auch mit einem Kernikterus einher.

Der Hydrops fetalis zeichnet sich durch ausgeprägte Ödeme und Ergüsse aus. Die Kinder sterben häufig bald nach der Geburt oder kommen tot zur Welt.

Von Interesse ist in diesem Zusammenhang, dass Rhesusantikörper die Plazentaschranke passieren können, Antikörper des ABO-Systems jedoch nicht. Die Erklärung dafür ist, dass Rhesusantikörper den kleinen IgG angehören, ABO-Antikörper jedoch große IgM-Antikörper sind.

idiopathisch
ohne bekannte Ursache

Bei der idiopathischen **thrombozytopenischen Purpura** kann es ohne bekannte Ursache und besonders bei Kindern im Rahmen von Infektionskrankheiten zur Bildung von **Antikörpern gegen Thrombozyten** kommen, die in der Folge zugrunde gehen. Es treten multiple disseminierte Haut- und Schleimhautblutungen auf, die sich in den meisten Fällen wieder spontan zurückbilden.

14.3.3 Typ III: Immunkomplextyp

Bei dieser Form einer Überempfindlichkeitsreaktion kommt es zur Entstehung und Ablagerung von **Antigen-Antikörper-Komplexen** in Geweben mit nachfolgender Entzündungsreaktion.

Als Auslöser kommen Antigene von Bakterien (Streptokokken), körpereigene Antigene oder Antigene aus der Umwelt infrage.

Glomerulonephritis
Entzündung der Nierenkörperchen

Endokarditis
Entzündung der innersten Schicht des Herzens und der Herzklappen

Alveolen
kleinste bläschenförmige Endaufzweigung der Bronchien

So kann es nach einer Scharlacherkrankung zur Ablagerung von AG-AK-Komplexen in der Niere und in der Folge zu einer Glomerulonephritis, im Bereich von Herzklappen zu einer Endokarditis und in Gelenken zu einer Arthritis kommen.

Die sogenannte **Farmerlunge** wird durch Antigene aus schimmelbefallenem Heu ausgelöst, sie führt zu einer allergischen Alveolitis mit Fieber, Husten und Atemnot.

14.3.4 Typ IV: Zellvermittelte Überempfindlichkeit vom verzögerten Typ

Bei der allergischen Reaktion vom **verzögerten Typ** kommt es erst Stunden bis Tage nach Kontakt mit dem Antigen zum Auftreten von Symptomen.

Diese Allergieform ist im Gegensatz zu allen anderen eine **zellvermittelte** Reaktion, sensibilisierte Immunzellen reagieren mit dem Antigen.

Zu dieser Form der allergischen Reaktion zählen die Kontaktdermatitis und die **Abstoßungsreaktion** gegen Transplantate.

Kontaktdermatitis
allergische Hautreaktion durch direkten Kontakt mit dem Allergen

Kontaktallergene können Metalle sein, wie bei der häufig auftretenden Nickelallergie; es kann sich auch um Stoffe pflanzlicher oder chemischer Natur handeln, wie sie sich in vielen Kosmetikprodukten und Salben finden. Im Bereich des betroffenen Hautareals kommt es zum Auftreten juckender Bläschen oder Ekzeme, zu Schwellung und Rötung.

Auch die Unverträglichkeit von Gluten bei der **Zöliakie** ist eine Überempfindlichkeitsreaktion dieses Typs.

Gluten
Klebereiweiß einiger Getreidesorten

14.4 Immundefekte

Das Immunsystem kann nicht nur überschießend reagieren, es kann auch **zu schwache** Reaktionen zeigen. Solche Immundefekte können angeboren oder erworben sein, sie führen einerseits zu häufig auftretenden **Infektionskrankheiten**, andererseits begünstigen sie die Entstehung **bösartiger Tumoren**.

14.4.1 Angeborene Immundefekte

Die schwerwiegendste Ausprägung angeborener Immunschwäche ist der **schwere kombinierte Immundefekt** (SCID), bei dem sowohl die T- als auch die B-Lymphozyten betroffen sind. Die Erkrankung tritt schon im frühesten Kindesalter auf, wenn die mütterlichen Antikörper im kindlichen Organismus „verbraucht" sind. Die erkrankten Kinder leiden an zahlreichen, wiederkehrenden Infektionskrankheiten und können nur unter **sterilen** Bedingungen leben; trotzdem versterben sie meist schon im ersten Lebensjahr, wenn keine Knochenmarktransplantation oder Gentherapie möglich ist.

SCID
schwerer kombinierter Immundefekt

Daneben gibt es noch eine Vielzahl angeborener Störungen der zellulären und der humoralen Abwehr, die sich in einer gesteigerten Infektanfälligkeit vor allem gegenüber Viren äußern.

14.4.2 Erworbene Immundefekte

Abgesehen davon, dass das Immunsystem im **Alter** teilweise seine Funktionen einbüßt, kann es vor allem iatrogen und bei Infektion mit dem HI-**Virus** zu einem erworbenen Immundefekt kommen.

So kommt es bei der Behandlung von Autoimmunerkrankungen oder bei der Unterdrückung von Abstoßungsreaktionen von Transplantaten durch die Gabe von Immunsuppressiva und nach **Chemotherapien** zum Absinken der Leukozytenzahl und humoraler Abwehrfaktoren im Blut.

iatrogen
durch ärztliche Behandlung verursacht

HIV
Humanes Immundefizienz-Virus

Immunsuppressiva
Medikamente zur Unterdrückung des Immunsystems

Literaturverzeichnis

Alberts, Bruce/Bray, Dennis/Hopkin, Karen/Johnson, Alexander/Lewis, Julian/Raff, Martin/Roberts, Keith/Walter, Peter (2012): Lehrbuch der Molekularen Zellbiologie. 4. Auflage. Wiley-VCH Verlag.

Bankl, Hans (2003): Allgemeine Pathologie. Lehrbuch für die Gesundheits- und Krankenpflege. Facultas.

Bankl, Hans (2004): Hygiene und Infektionslehre. Facultas.

Büttner, Reinhard/Thomas, Carlos (2003): Allgemeine Pathologie. 3. Auflage. Schattauer.

Caspar, Wolfgang (2007): Medizinische Terminologie. Lehr- und Arbeitsbuch. Thieme.

Dadak, Christian (Hg.) (2012): Sexualität, Reproduktion, Schwangerschaft, Geburt. 5. Auflage. facultas.wuv.

Handl, Gerald (2012): Angewandte Hygiene, Infektionslehre und Mikrobiologie. Ein Lehrbuch für Pflege- und Gesundheitsberufe. facultas.wuv.

Krams, Matthias/Frahm, Sven Olaf/Kellner, Udo/Mawrin, Christian (2013): Kurzlehrbuch Pathologie. 2. Auflage. Thieme.

Krois, Wilfried (Hg.) (2013): Tertialbuch Chirurgie. 3. Auflage. Verlag medizinstudium.at.

Leven, Karl-Heinz (2008): Geschichte der Medizin. Von der Antike bis zur Gegenwart. C. H. Beck Wissen.

Menche, Nicole (2012): Biologie, Anatomie, Physiologie. Urban & Fischer.

Nennstiel, Simon (2008): BASICS Allgemeine Pathologie. Urban & Fischer/Elsevier.

Reiche, Dagmar (2003): Roche Lexikon Medizin, 5. Auflage. Urban & Fischer.

Schmetzer, Oliver (2009): BASICS Immunologie. Urban & Fischer.

Seidler, Eduard/Leven, Karl-Heinz (2003): Geschichte der Medizin und Krankenpflege. Kohlhammer.

Steger, Florian (2011): Medizinische Terminologie. Vandenhoeck & Ruprecht/UTB.

Teufel, Andreas (2011): BASICS Humangenetik. Urban & Fischer.

Internetseiten

http://de.pons.eu/latein-deutsch/formalis
(Letzter Zugriff: 11. Oktober 2021).

http://de.wikibooks.org/wiki/Pathologie
(Letzter Zugriff: 11. Oktober 2021).

http://de.wikipedia.org/wiki/Giovanni_Battista_Morgagni
(Letzter Zugriff: 11. Oktober 2021).

http://www.aerzteblatt.de/nachrichten/
(Letzter Zugriff: 11. Oktober 2021).

https://www.ruhr-uni-bochum.de/de
(Letzter Zugriff: 11. Oktober 2021).

https://www.imp.uni-hannover.de/de/
(Letzter Zugriff: 11. Oktober 2021).

http://www.josephinum.ac.at
(Letzter Zugriff: 11. Oktober 2021).

Abbildungsverzeichnis

Tabellenverzeichnis

Anhang

Abbildung 91
Dehydratation
(siehe S. 193)

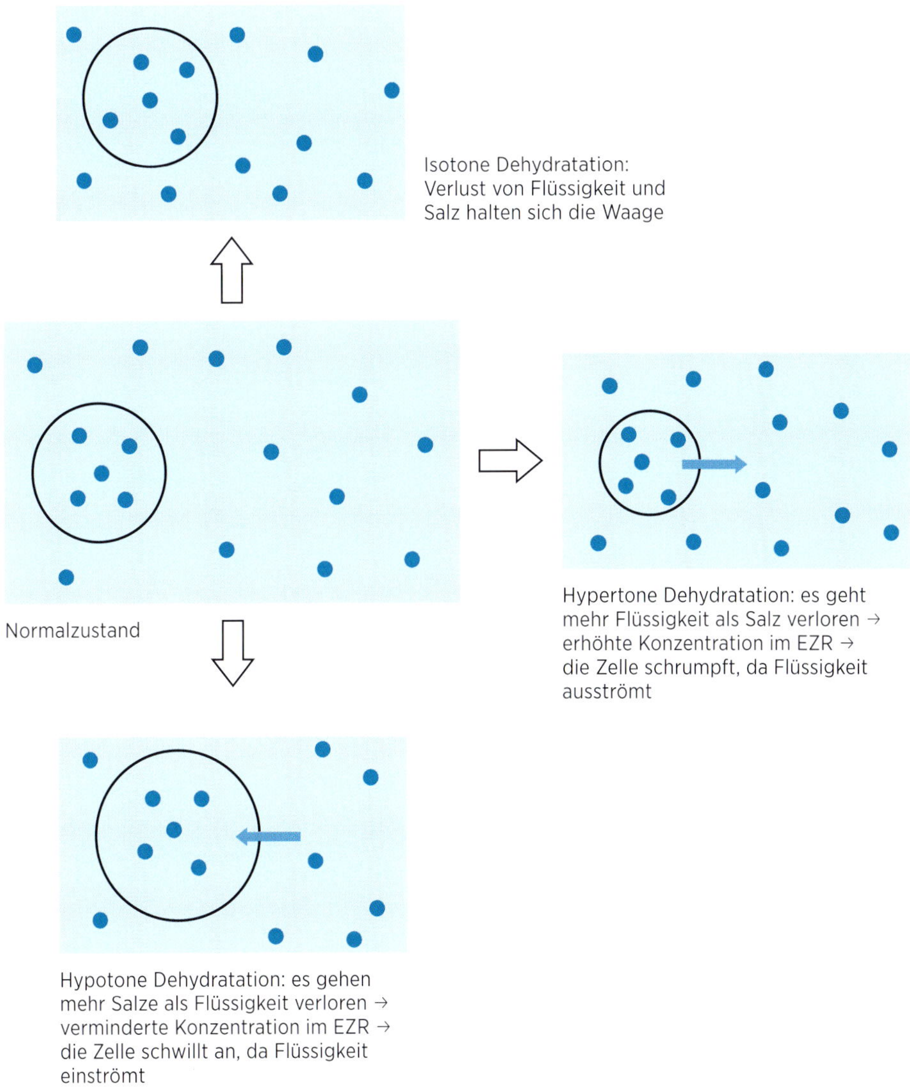

Abbildung 92
Hyperhydratation
(siehe S. 193)

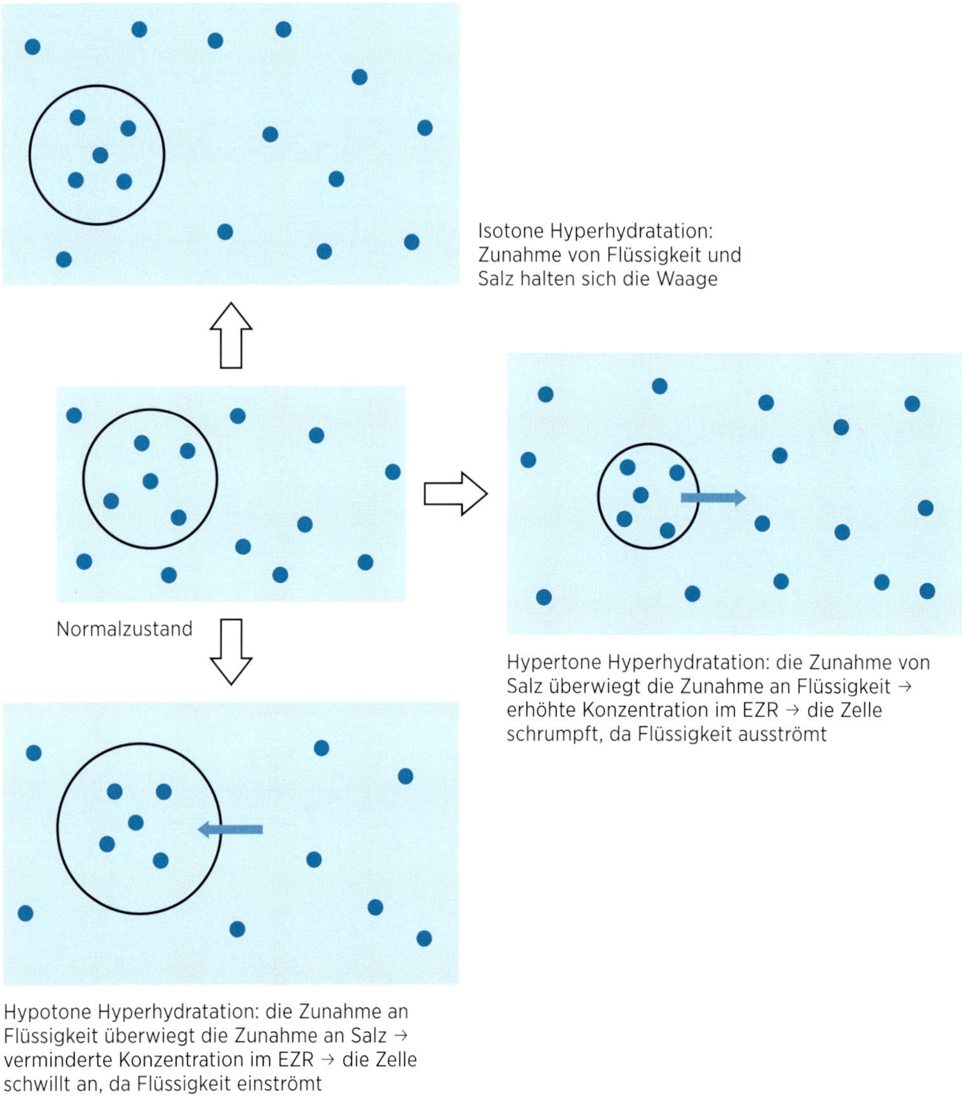

Isabel Haider-Strutz, Marianne Pataki

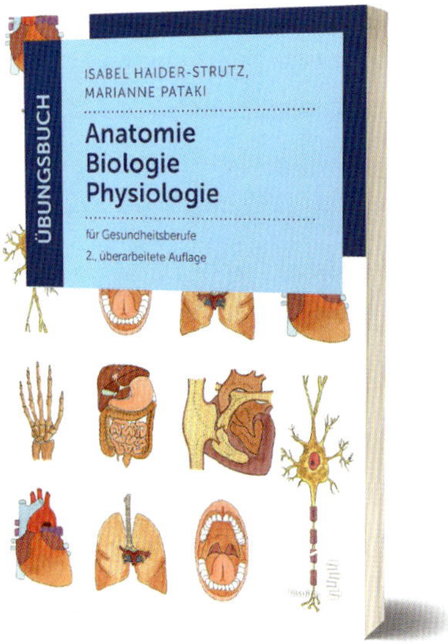

Übungsbuch

Anatomie – Biologie – Physiologie

für Gesundheitsberufe

Die ideale Ergänzung zum Lehrbuch oder als Prüfungsvorbereitung

Eine Möglichkeit zum Üben, Überprüfen von bereits Erlerntem und zum Erkennen von Wissenslücken – das ist die Idee hinter diesem Buch. Die Abfolge der Kapitel orientiert sich an jener des dazugehörigen Lehrbuches Anatomie, Biologie und Physiologie für Gesundheitsberufe. Der Inhalt setzt sich aus Bildern zum Beschriften, Lückentexten, Zuordnungsfragen, „Richtig oder Falsch"-Aufgaben und Übersetzungen von Fachbegriffen zusammen. Im Schlussteil des Übungsbuches sind die richtigen Antworten zu finden.

---

facultas 2021, 2., überarbeitete Auflage
112 Seiten, broschiert
EUR 19,90 (A) / 19,40 (D) / sFr 24,90 UVP
ISBN 978-3-7089-2041-2

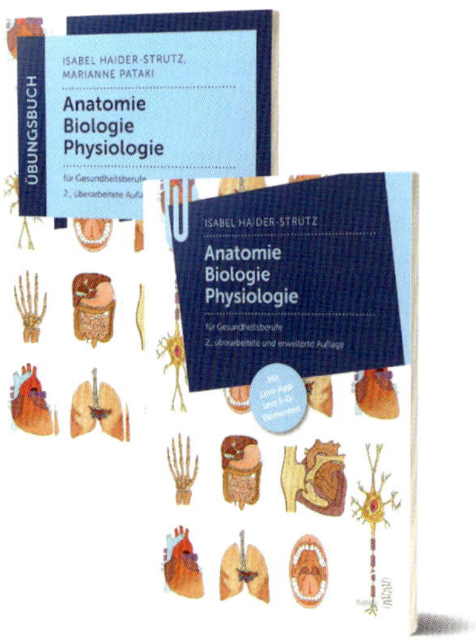

Isabel Haider-Strutz, Marianne Pataki

Lernpaket

Anatomie – Biologie – Physiologie

für Gesundheitsberufe

---

facultas 2021, 2., überarbeitete und erweiterte Auflage
464 Seiten, broschiert
EUR 54,90 (A) / 53,– (D) / sFr 66,– UVP
ISBN 978-3-7089-2042-9

Erhältlich im Buchhandel und auf
facultas.at

facultas